Questions! about Suction Dentures.

"Questions!" about Suction Dentures.

Katsushi Sato 저
노 관 태 역

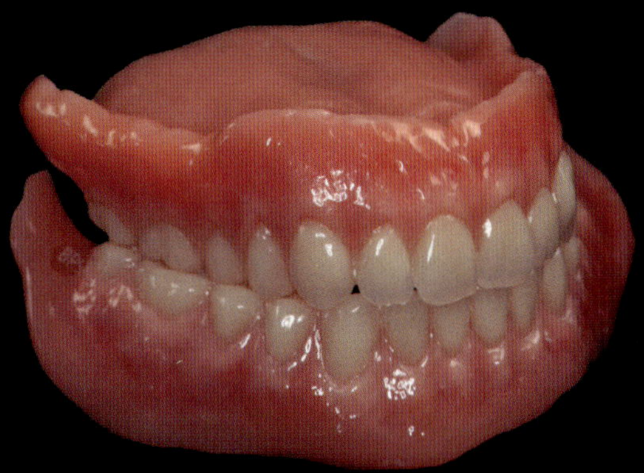

48 Q&A

모든 것은 어려운 무치악 환자의 미소를 위해!

대한나래출판사

DaehanNarae Publishing, Inc.

SK V1 Tower 1507
Younmujang 5 gagil 25, Sungdong-gu,
Seoul 04782, Korea
TEL: +82-2-922-7080
FAX: +82-2-922-0841
E-mail: nrpub@naver.com
Website: www.nrbooks.kr

Original Japanese Title: **Questions! about Suction Dentures.**

"Questions!" about Suction Dentures.

발행일 2023년 1월 5일
저자 Katsushi Sato
역자 노관태
발행인 최용원
편집디자인 이은의
표지디자인 이은의
교정·교열 김경미
발행처 **대한나래출판사** (등록 제2012-000051호/1994.6.10)
주소 서울시 성동구 연무장 5가길 25, 성수역 SK V1 Tower 1507호
전화 (02) 922-7080
팩스 (02) 922-0841
이메일 nrpub@naver.com
홈페이지 www.nrbooks.kr

ISBN 978-89-5741-888-8

정가 80,000원

Printed in Korea

저자 약력

Katsushi Sato (佐藤勝史)

사토치과의원 라 프랑스 오피스(야마가타현 히가시네시 개업)

◎ 주요 경력

1989년　쇼와대학교 치학부 졸

1998년　사토치과의원 라 프랑스 오피스 개원

2004, 2005년　일본악교합학회 일반강연 우수 발표상 수상

2007~2013년　일본악교합학회 테이블 클리닉(2009년 유료 핸즈온을 끼우다)

2014년　일본악교합학회 지정 강연
　　　　제7회 일본국제치과대회 강연

2016년　제4회 국제치과심포지엄 강연
　　　　대만 강연(타이베이 의학대학)

2018년　일본악교합학회 지정 강연
　　　　중국 강연(샤먼 의학원)
　　　　한국악관절교합학회 지정 강연(서울아산병원)

2019년　중국 강연(쓰촨성 청두)

일본악교합학회 교합 인정의, 지도의, 도호쿠 지부장
JPDA(Japan Plate Denture Association) 인정의, 지도의
JCPG(일본임상치주요법 집담회) 이사
GC 총의치 세미나 강사
무당벌레 학술모임(도쿄), 츠키이치 모임(센다이),
카츠시 학원(勝史塾) Jr.회 회장

역자 약력

노 관 태 (Kwantae Noh)

- 경희대학교 치과대학 졸업
- 경희대학교 치과병원 보철과 교수
- Tokyo Dental College 방문교수
- UCLA School of Dentistry 방문교수
- BPS Clinical Instructor
- SEMCD Clinical Instructor

서문

2014년에 출간한 “What is Suction Denture?”, 그리고 2017년에 출간한 “This is Suction Denture!”에 이어, ‘흡착 하악 총의치’ 매뉴얼로서의 세 번째 서적인 “Questions!” about Suction Dentures.”를 이번에 출간하게 되었습니다.

이전에 출간된 두 권은 한국어와 러시아어로 번역·제작되어 전 세계에 보급되고 있습니다.

이번 책은 저의 세미나 수강자의 질문 등을 기반으로 하여 구성되어 있고, 질문 사항에 특별한 규칙성은 없습니다. 하지만 ‘흡착 하악 총의치’에 전념하고 있고, 또는 주력하려고 노력하는 선생님들의 ‘현장의 목소리’로서 절실한 질문들이라고 생각하시면 읽을 만한 가치가 있을 것이라고 생각합니다.

이 책이 ‘흡착 하악 총의치’를 더욱 깊게 이해하는 데에 도움이 되었으면 합니다.

모든 것은 ‘국내외를 막론하고 전 세계’에서 어려움을 겪고 있는 무치악 환자들을 환하게 웃게 해드리기 위해!

2021년 3월

역자 서문

고령화 사회가 진행되면서 이제 의치 치료는 치과 치료에서 중요한 부분을 차지하고 있다. 이에 따라 의치 치료에 대한 관심도 늘어나는 것을 실감한다. 그동안 국내에 하악 흡착의치 제작에 관해 제법 많은 책들이 소개되었고, 현재 많은 임상의분들이 이를 임상에 적용하고 있는 듯하다.

이 책은 전판인 "What is Suction Denture?", "This is Suction Denture!"의 내용을 기본으로 하여, 저자가 그동안 연수회와 강연을 하면서 받은 질문들에 대한 답변을 기술한 것이다. 흡착의 성공률을 높이기 위한 방법뿐만 아니라, 전편에서 다루지 않았던 인공치 배열, 교합이 불안정한 환자의 치료, 의치 조정 등 의치 치료 전반에 관한 내용이 기술되어 있다.

흡착의 개념, 예비 인상, 정밀 인상, 교합, 전치부 인공치의 선택과 배열, 구치부 인공치 배열, 의치 형태, 기공, 난증례, 조정·유지관리, 기타 등 총 11가지 주제로 분류된 질문들이 관련 임상사진 및 그림과 함께 이해하기 쉽게 구성되어 있다.

이 책이 임상의들을 비롯한 독자분들의 많은 궁금증을 해소하고, 임상 현장에 도움이 되기를 바란다.
마지막으로, 책이 출판되도록 애써 주신 대한나래출판사 관계자분들께 감사의 말씀을 전한다.

2022년 10월
노 관 태

CONTENTS

4 교합

5 전치부 인공치의 선택과 배열

Design / T.Kaneko & R.Tsushima

‘흡착 하악 총의치’에 대한 더 나은 이해와 보급을 위하여!!

이 책은 “What is Suction Denture?”, “This is Suction Denture!”로 이어지는 ‘흡착 하악 총의치’ 매뉴얼 서적의 시리즈 제3탄이다. 2014년 당시 흡착 하악 총의치가 주목되면서 다양한 서적이 발간되고, 또 잡지 발표가 이루어지고 있었다. 그러나 이제부터 의치 치료에 임하는 젊은 치과의사에게는 논문 같은 딱딱한 설명만으로는 이해하기가 매우 어려웠다. 그런 상황에서 Katsushi Sato 선생님이 흡착 하악 총의치에 관한 Picture Book(그림책)을 만들고 싶다는 기획을 제안해주었다. 이것을 계기로 이 시리즈가 시작되었고, 독자의 요구와도 맞아떨어져 크게 히트를 치게 되었다.

이 시리즈는 지금까지도 독자들의 지지를 받아, 이번 ““Question!”about Suction Dentures.” 발간으로 이어졌다. 이 책을 읽은 후 ‘Suction Denture’의 깊은 뜻이 알고 싶어진다면, 꼭 다른 시리즈도 전부 읽어 보기 바란다. 하악 총의치의 흡착에 대해 고민하는 시술자는 물론, 무치악 환자에게도 희소식이 될 것이다.

편집부

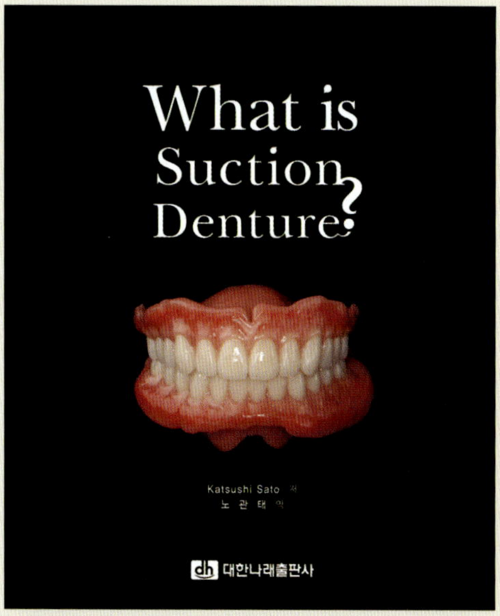

“What is Suction Denture?”
Katsushi Sato 저 / 노관태 역
218×267mm/96쪽/컬러
정가 50,000원

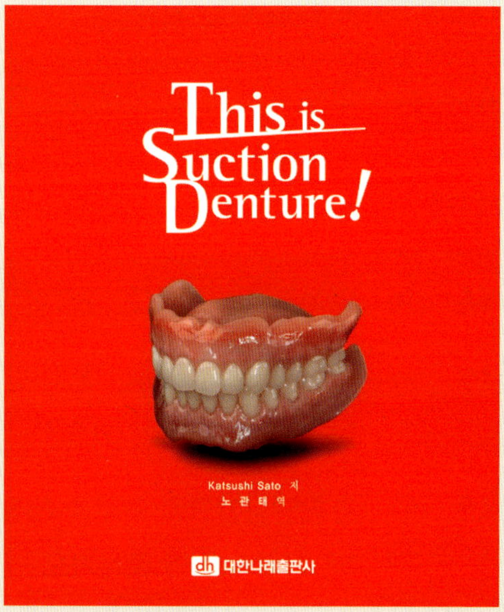

“This is Suction Denture!”
Katsushi Sato 저 / 노관태 역
218×267mm/120쪽/컬러
정가 50,000원

흡착의 개념

상악 총의치 흡착 + 하악 총의치 흡착 + 적절한 교합 = 총의치 치료 성공

정밀 인상 시에 하악 인상체를 구강 내에서 떼어 내려고 할 때, 시술자가 강한 음압을 느끼고 '찰칵' 또는 '퐁' 소리가 나게 되면 그 인상은 성공했다고 느낄 것이다. 이 체험을 하고 난 후에는 다시는 기존의 인상법으로 돌아갈 수 없다.

1

Q 01

흡착의 개념

흡착 의치의 기본 콘셉트에 대해 알려 주세요.

A

치조제 점막과 닮은꼴인 의치 점막면을 정위치로 밀어서 붙이면 밀착이 일어나고, 이 상태에서 의치 변연 전체에 점막에 의한 변연 봉쇄가 이루어지면 흡착이 일어납니다. 빨판과 같은 원리입니다.

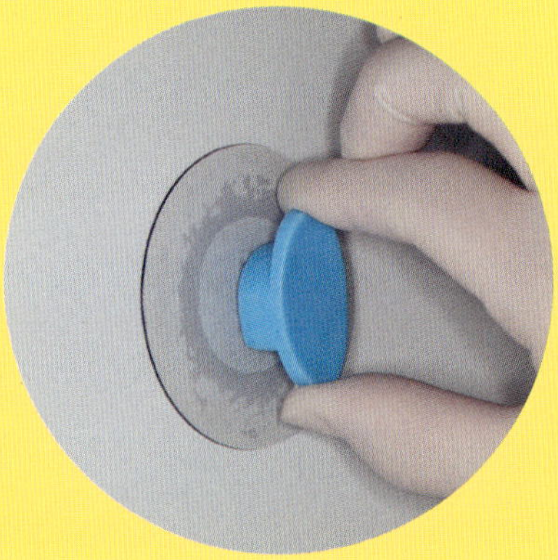

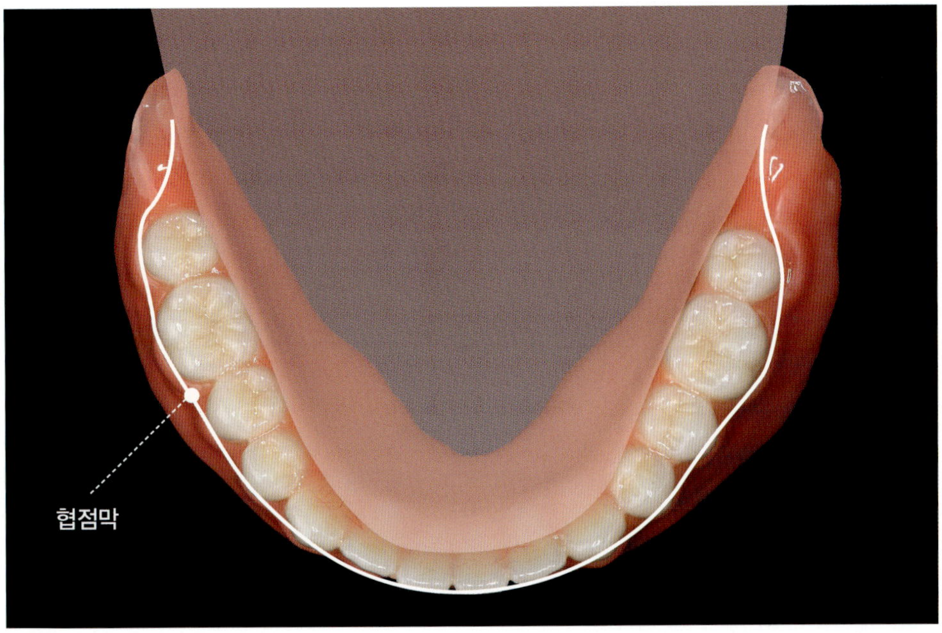

입을 다문 안정된 상태에서 하악 총의치의 전체 둘레를 구강점막으로 변연 봉쇄된 상태로 만든다.

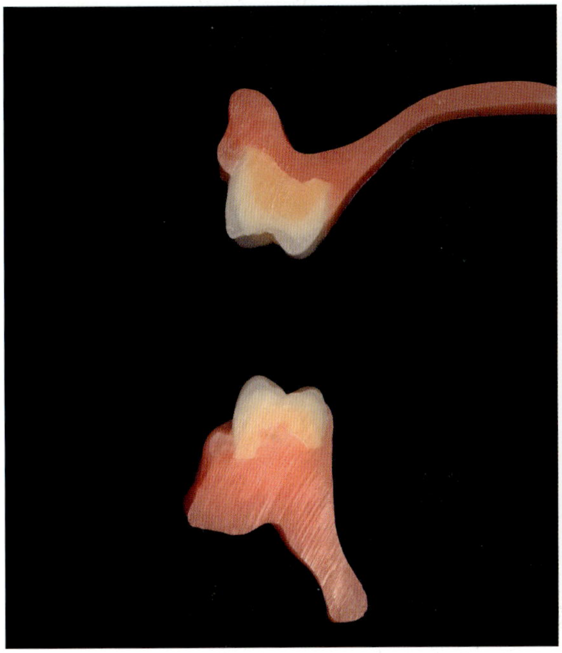

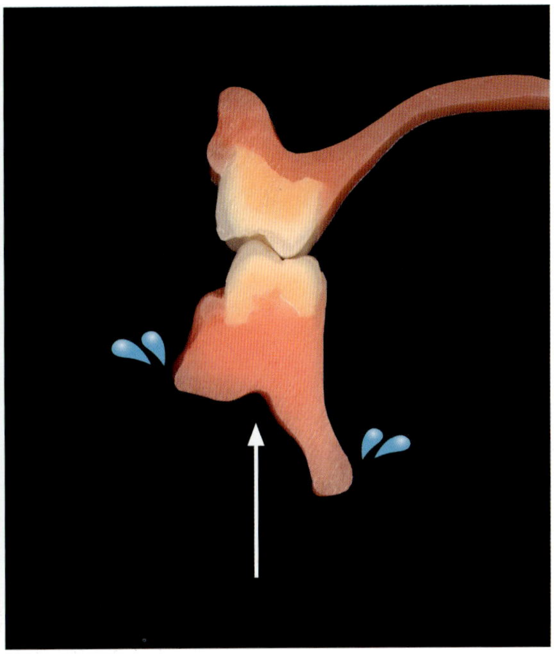

보통 타액이 더 끼여 있는 하악 총의치가 치조제 위에 올려져 있다. 교합 또는 연하함으로써 타액이나 물 등의 액체·기체 등이 의치상 내면에서 배출되어 밀착이 일어난다.

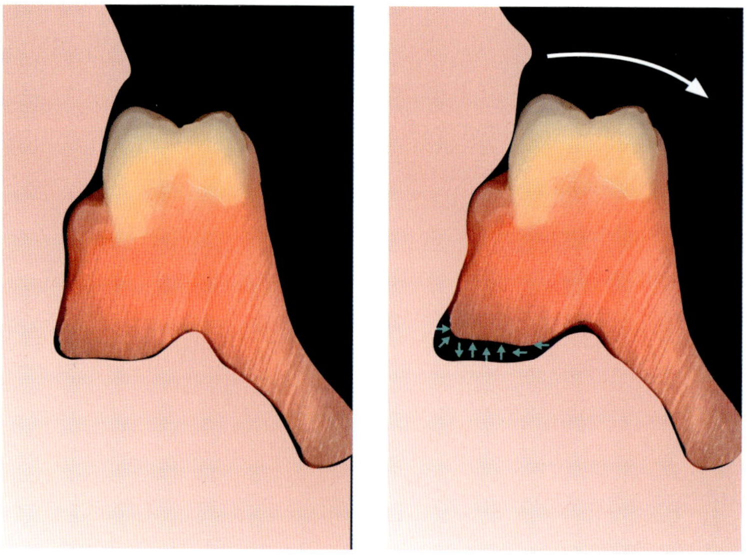

음식물 덩어리나 설압 등에 의해 의치를 분리시키는 힘이 작용하게 되면, 의치상 내면에 음압이 발생하여 흡착이 일어난다.

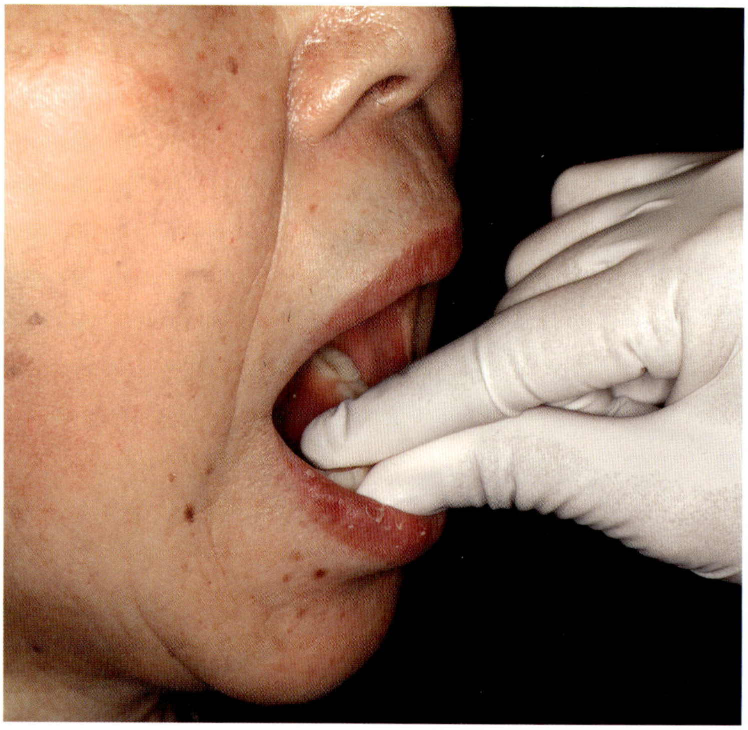

입을 다물 때 구강점막 형태와 입을 벌릴 때 그 형태가 크게 변화가 없는 한 입을 다문 상태에서 한번 흡착시키면 입을 벌리더라고 빠지지 않는다. 빨판과 같다.

Q 02

흡착의 개념

의치의 외형선과 개인 트레이 외형선의 콘셉트를 알려 주세요.

A

의치 외형선의 콘셉트

저작점막(비가동점막), 그리고 피복점막(가동점막) 중에서 기능 운동 시에 연동하고 거의 움직이지 않는 점막

개인 트레이 외형선의 콘셉트

저작점막(비가동점막), 그리고 피복점막(가동점막) 중에서 기능 운동 시에 연동하고 거의 움직이지 않는 점막들 중에서 이미 거의 움직임이 없다는 것을 알고 있는 부분

정밀 인상 콘셉트

의치 외형선

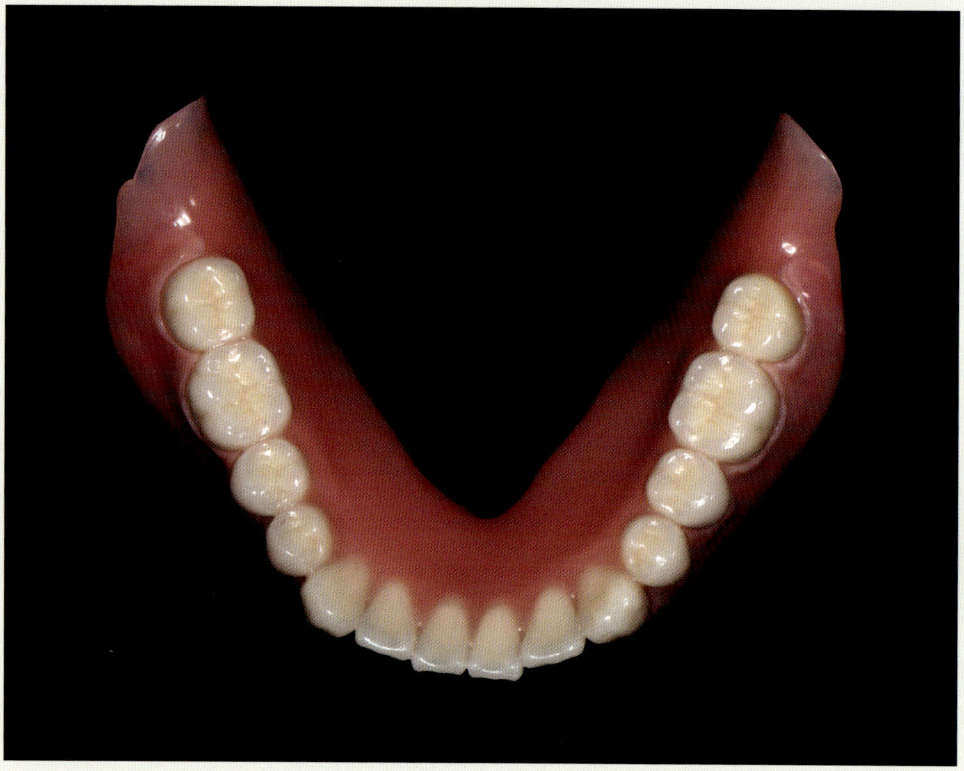

구강 표면 점막
- ❶ 저작점막(비가동점막)
- ❷ 피복점막(가동점막)
  - 기능 운동 시
    - A. 움직이는 가동점막
    - B. 거의 움직이지 않는 점막

❶ 저작점막(비가동점막) 과
❷ 피복점막(가동점막) 중에서 기능 운동 시
B. 거의 움직이지 않는 점막

구강 표면 점막
- ❶ 저작점막(비가동점막)
- ❷ 피복점막(가동점막)
  - 기능 운동 시
    - A. 움직이는 가동점막
    - B. 거의 움직이지 않는 점막
      - 알고 있다.
      - 알고 있지 않다.

개인 트레이 외형선

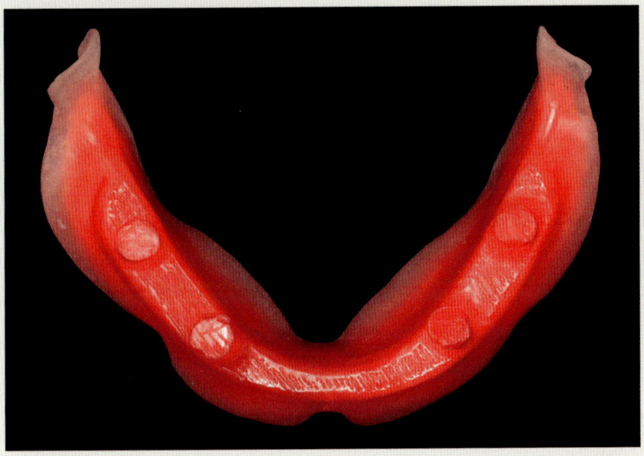

❶ 저작점막(비가동점막) 과
❷ 피복점막(가동점막) 중에서 기능 운동 시
B. 이미 거의 움직임이 없다는 것을 알고 있는 부분

예비 인상 외형선과 개인 트레이 외형선의 공간

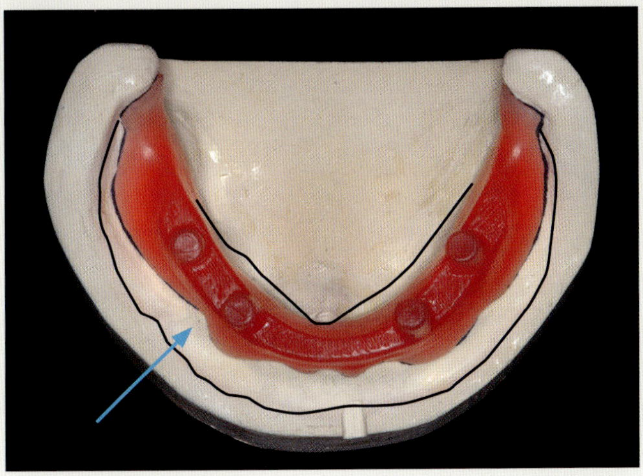

이 공간은 ❷ 피복점막(가동점막) 중에서 기능 운동 시 움직임이 있는지, 거의 움직이지 않는지 알 수 없는 부분. 환자 구강 내에 인상 재료를 넣어 기능 운동을 해본 후 판단을 한다.

Q 03

흡착의 개념

흡착 시 머리 위치는 관계가 있나요?

A

크게 연관이 있습니다.
반드시 자연스러운 머리 위치에서 식사를 할 때의 머리 위치인 약간 고개를 숙인 상태로 흡착 검사를 합니다.

머리를 든 상태로는 흡착이 되지 않으므로 주의가 필요합니다.

흡착 검사 시의 머리 위치

자연스러운 머리 위치에서 약간 고개를 숙인 상태로 하악 총의치 흡착 검사를 한다. 머리를 들면 들수록 혀와 설하주름부는 후퇴하게 되고, 혀와 협점막 사이가 벌어지게 된다. 그것과 동조하여 변연 봉쇄가 어렵게 되므로 흡착이 잘 되지 않는다. 반대로 점점 고개를 숙인 상태에서는 혀와 설하주름부가 전방으로 이동하고, 혀의 측면과 볼 사이가 가까워져 점막에 의한 봉쇄 면적이 커지게 된다. 이로 인해 변연 봉쇄가 견고해지고 흡착력이 좋아진다.

흡착이 가장 필요한 식사와 대화 시에 취할 수 있는 자연스러운 머리 위치에서 그것보다 약간 고개를 숙인 상태에서 흡착이 잘 되어 있다면 충분하다고 생각한다.

자연스러운 머리 위치~식사 등을 하는 머리 위치

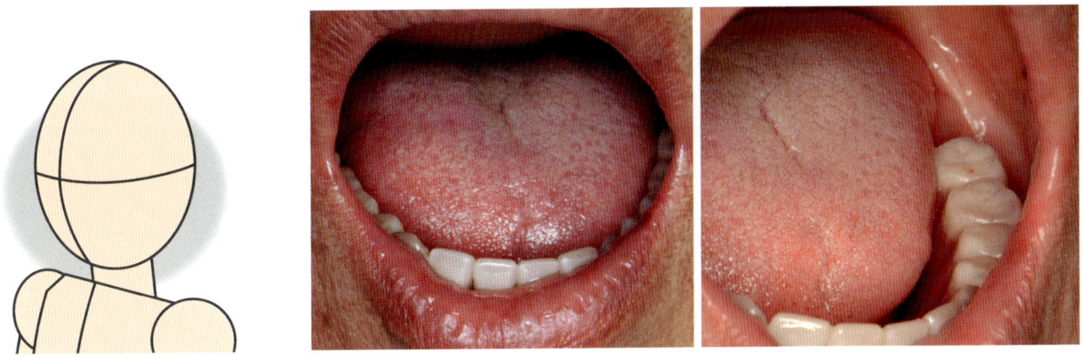

고개를 든 상태의 머리 위치

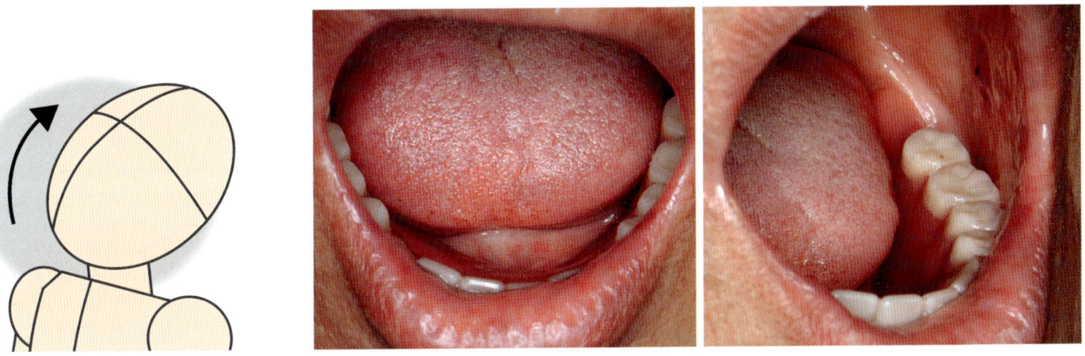

Q 04

흡착의 개념

모든 증례에 대해서 흡착이 가능한가요?

A

아닙니다. 전체 증례 중에서 약 90%의 흡착률입니다. 아래의 조건이 있을 경우에는 흡착이 어려워집니다.

① 요철이 없는 평평한 치조제 형태
② 후악설골와에 의치상 연장이 불가능
③ 부드럽게 변형되는 retromolar pad
④ 큰북의 북면과 같이 늘어짐이 없는 가죽 형태의 설하주름
⑤ 교합 불안정
⑥ 구강건조증(dry mouth)
⑦ 구순 운동 장애

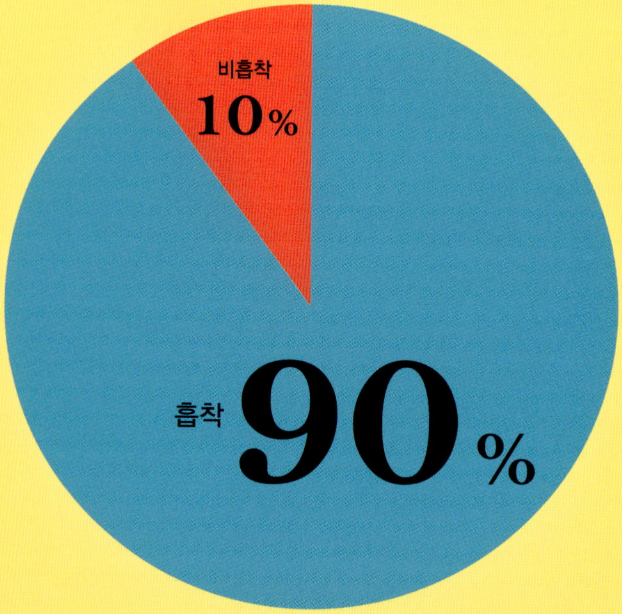

흡착되지 않는 구강 내 조건

아래의 구강 내 조건에 해당하는 경우에는 흡착되기 어렵다.

① 요철이 없는 평평한 치조제 형태

정위치에 의치를 장착하기 위해서는 가이드가 되는 치조제의 요철이 필요하다. 정위치에 의치를 장착하지 못하면 밀착되지 못하고, 밀착이 안 되면 흡착은 되지 않는다.

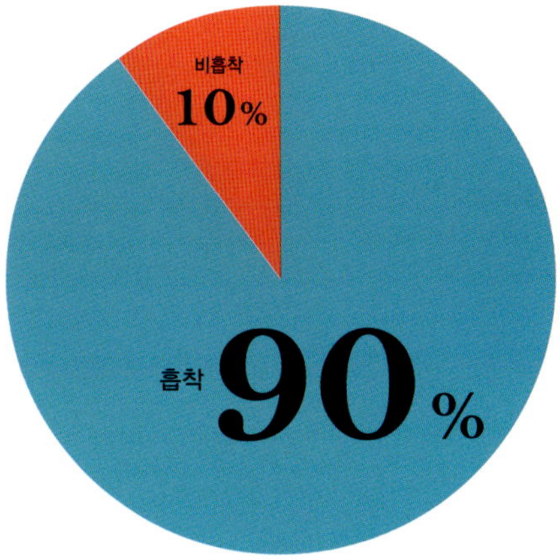

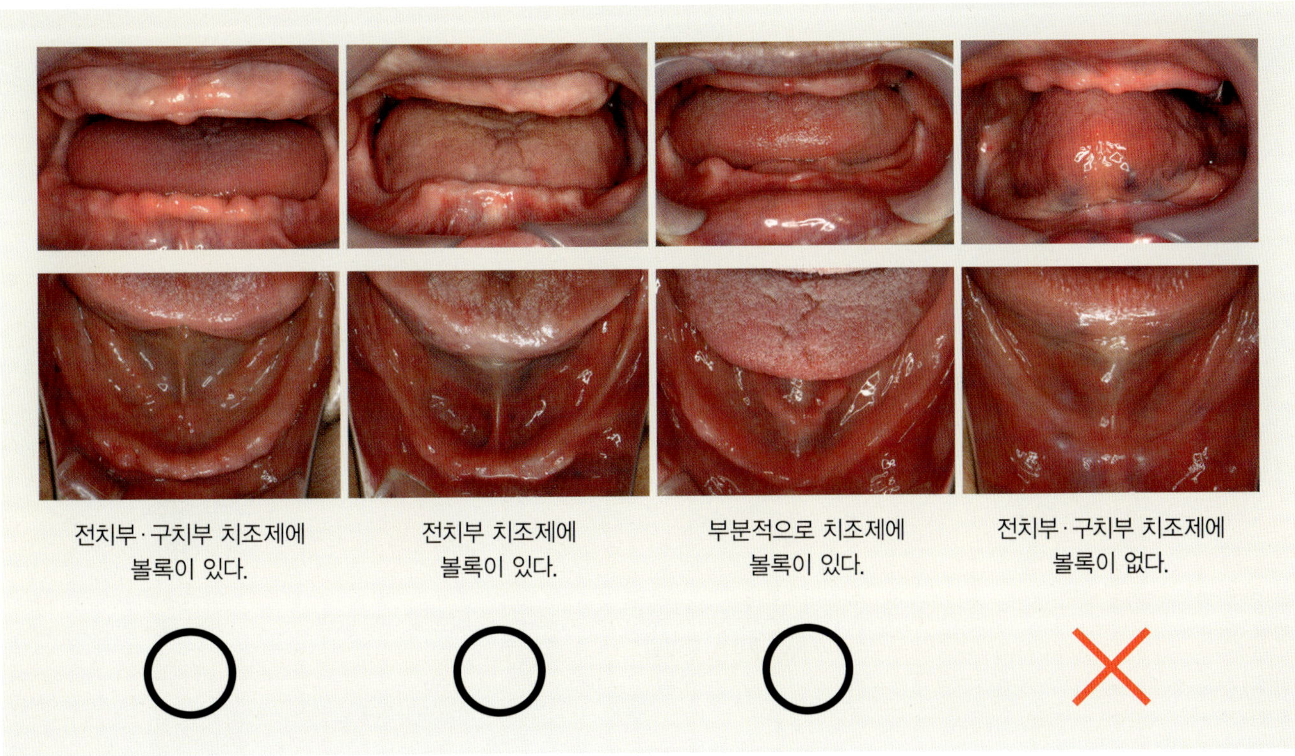

② 후악설골와에 의치상 연장이 불가능

의치상은 악설골근선을 넘어 후악설골와로 2~3mm 연장된다. 그렇게 하지 않으면 혀의 압력에 의해 의치가 움직이기 쉬워지고, 혀의 측면이 설측 연마면을 밀어서 누르는 봉쇄 기능 구조가 작동하기 어려워진다. 뚜렷한 흡수로 인해 치조제가 평평해지면 후악설골와로 연장한 의치상만으로 의치의 좌우 수평방향의 움직임에 대응하게 되므로 매우 중요하다.

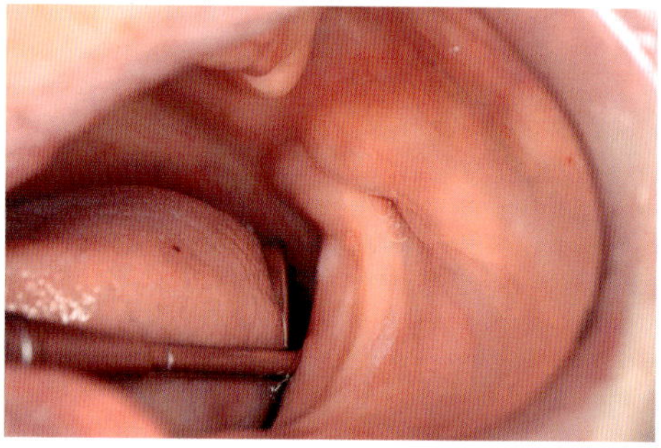

○

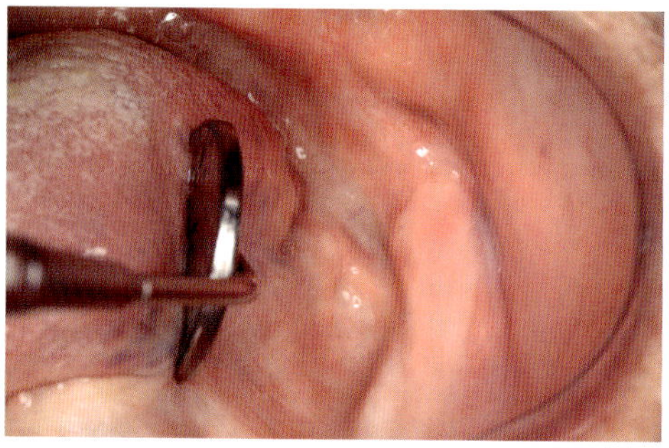

×

③ 부드럽게 변형되는 retromolar pad

Retromolar pad의 앞쪽은 섬유성 조직이 풍부하고 단단하며, 뒤쪽은 선조직이 풍부하고 부드럽다. 단단한 retromolar pad가 흡수되어 부드러운 retromolar pad가 대부분으로 남게 되면 입을 벌리고 다물 때 retromolar pad의 변형이 크기 때문에 의치상에 의한 봉쇄가 어렵게 된다. 게다가 교합하게 되면 의치가 흡수한 retromolar pad 방향으로 움직이기 쉬워진다.

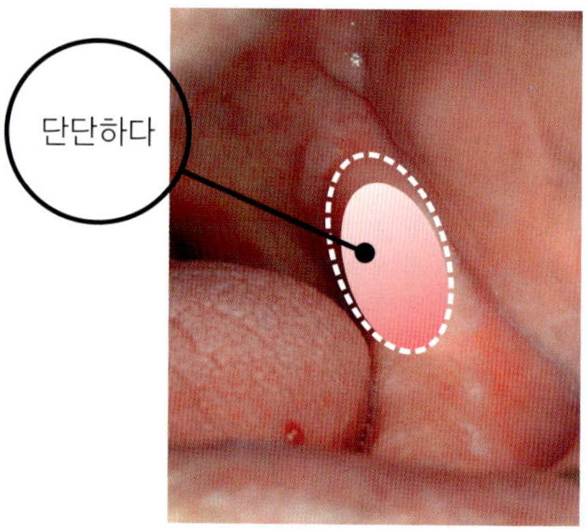

○

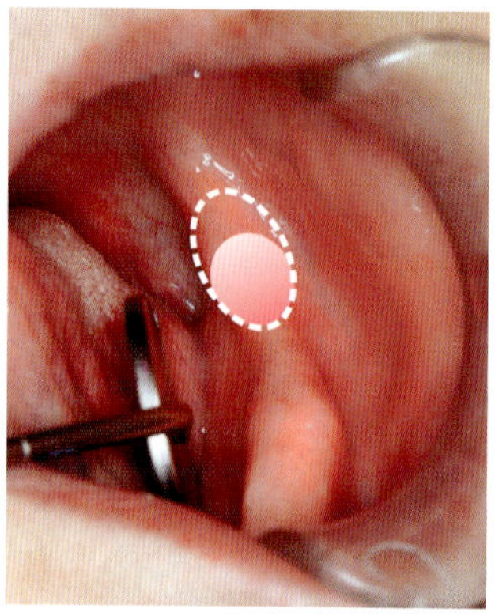

○

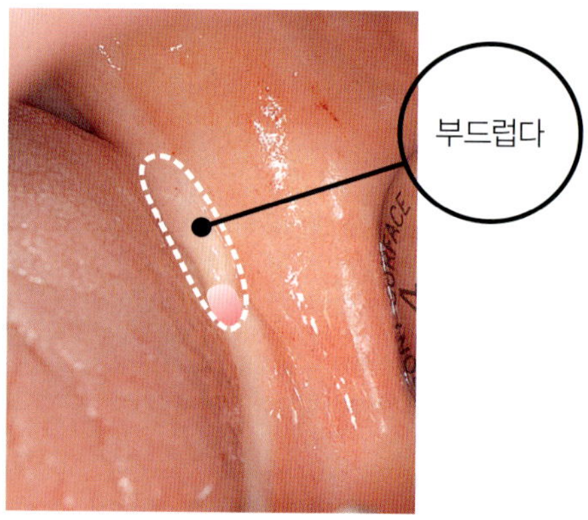

×

④ 큰북의 북면과 같이 늘어짐이 없는 가죽 형태의 설하주름

혀가 크게 후퇴하고 설하주름이 뒤쪽으로 당겨져 소실되어 구강저가 평평하고 큰북의 북면 가죽과 같이 늘어짐이 없는 상태처럼 되어 있으면 이 부분이 봉쇄하기 어려워진다.

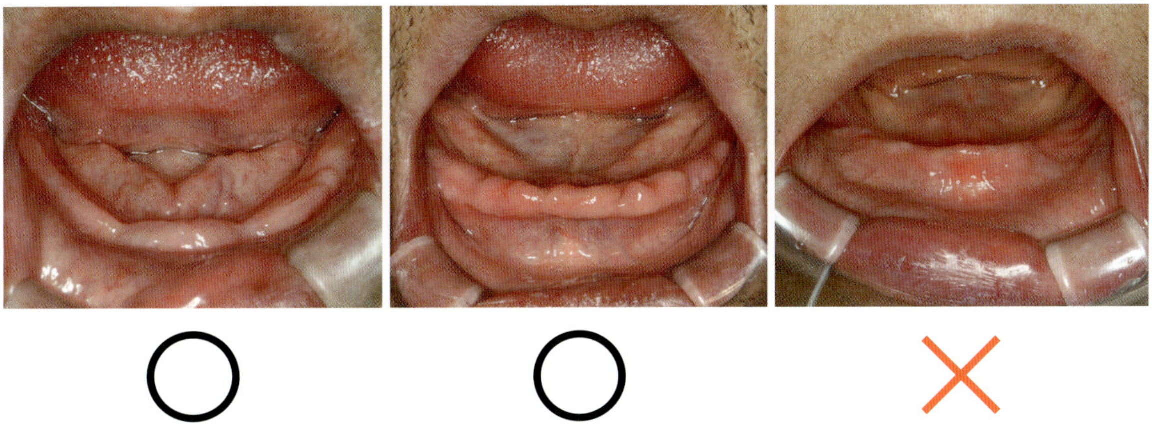

⑤ 교합 불안정

교합이 안정되어 있지 않으면, 의치를 정위치에 장착할 수 없어 밀착과 흡착이 되지 않는다.

⑥ 구강건조증(dry mouth)

타액의 양이 적으면 의치가 움직일 때 통증을 유발하여 흡착 이전의 문제가 된다.

⑦ 구순 운동 장애

구강 내의 불수의운동에 의한 의치가 이동하는 증례가 있다.

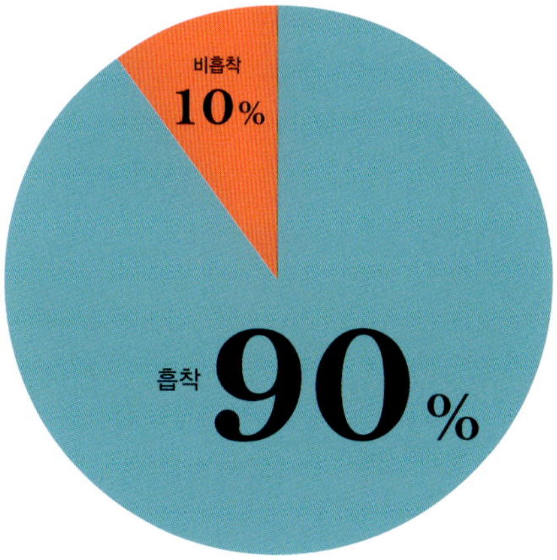

Q 05

흡착의 개념

'완전 흡착'이란 무엇인가요?

A

하악 전치부 인공치를 밀거나 당겼을 때 음압을 느낄 수 있는, 즉 의치를 어느 방향으로 움직이더라도 음압을 느낄 수 있는 흡착을 말합니다.

하악 총의치의 흡착을 '하악 총의치를 떼어내려고 할 때, 음압을 느끼는 의치'라고 정의한다면, 일반적인 흡착 인상법으로는 90% 확률로 흡착이 됩니다. 하지만 그중에서 특정 방향으로 당겨 올렸을 때에 음압을 느끼지 못하는 증례도 있습니다. 그래서 밀거나 당겨도 빠지지 않고, 어느 방향으로 끌어 올리더라고 빠지지 않는 것을 '완전 흡착'이라고 부릅니다.
현재는 설하주름부 봉쇄를 위해 같은 부위에 첨가를 정밀 인상 시나 완성 의치에 실시함으로써 80%의 증례에서 '완전 흡착'이 가능해졌습니다.

본원의 하악 총의치 '흡착' 조사 40가지 증례

❶ 하악 총의치의 흡착을 '하악 총의치를 떼어내려고 할 때, 음압을 느끼는 의치'라고 정의한다면 90%의 증례에서 흡착이 확인되었다.

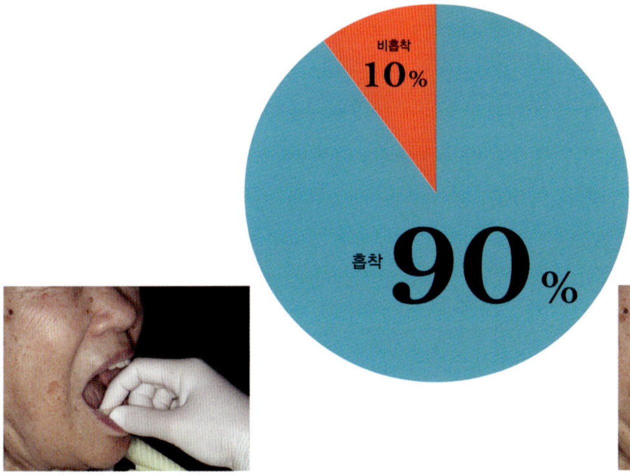

❷ 흡착이 확인된 의치를 여러 방향으로 끌어 올려 보면, 당겨 올리는 방법에 따라 음압을 느낄 수 없는 방향이 있음을 알 수 있다.

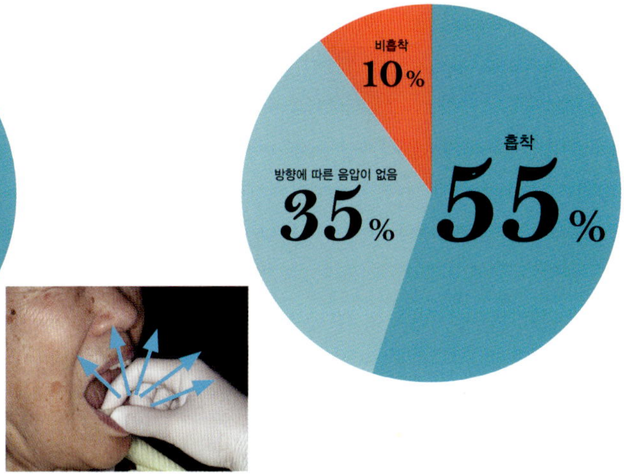

❸ '앞쪽 위 방향'과 '뒤쪽 위 방향'의 두 가지 방향으로 의치를 당겨 올렸을 때, 음압을 느낄 수 있는 증례를 '완전 흡착'이라고 한다면 55%가 확인되었다.

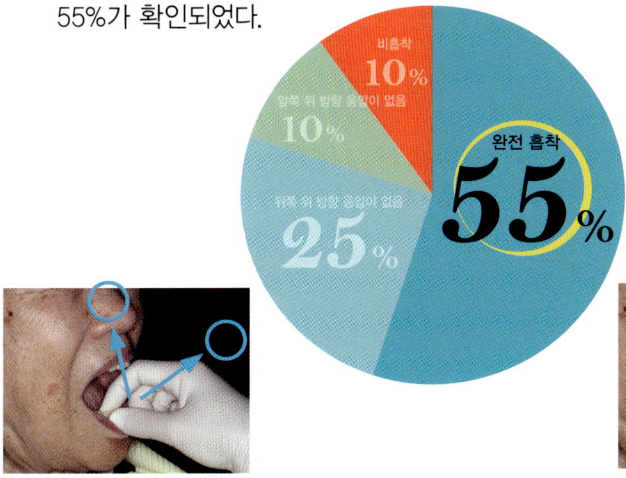

❹ '앞쪽 위 방향'으로 당겼을 때 음압을 느낄 수 없는 증례는 10%가 확인되었다.

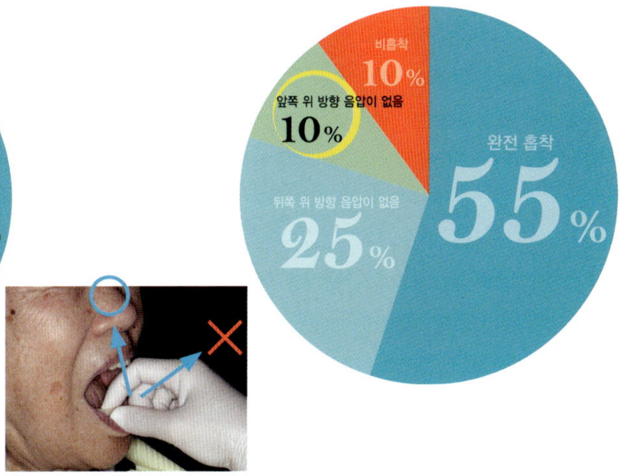

❺ '뒤쪽 위 방향'으로 당겼을 때 음압을 느낄 수 없는 증례는 25%가 확인되었다.

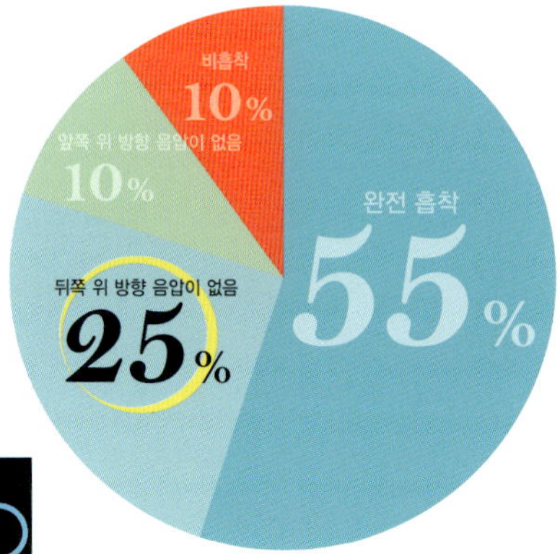

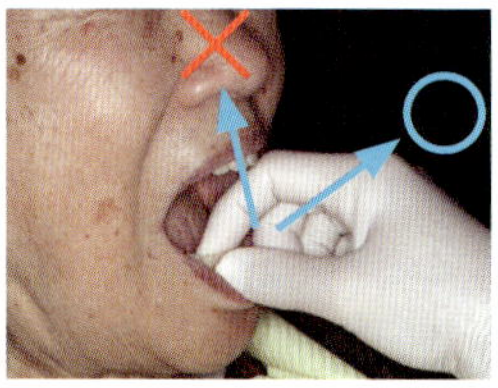

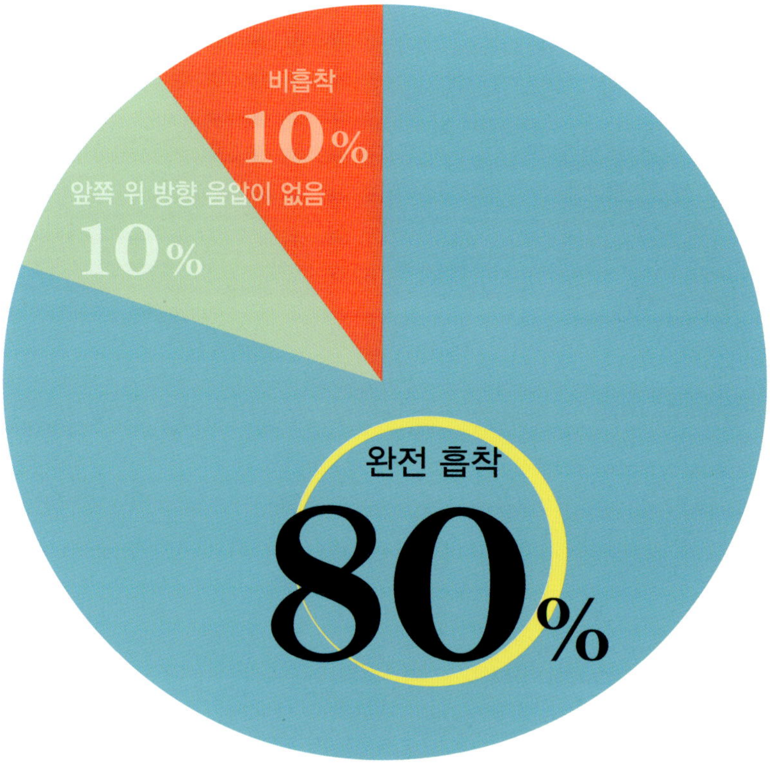

뒤쪽 위 방향으로 당겼을 때 음압을 느낄 수 없었던 원인은 설하주름부에서 봉쇄 누설이 있었기 때문이다. 이것에 대한 대응 방법은 확립되어 있으므로 밀거나 당겨도 빠지지 않는, 즉 어느 방향으로 의치가 움직여도 빠지지 않는 '완전 흡착'은 80% 확률로 실현 가능하다.

Q 06

흡착의 개념

의치 변연 전체를 점막이 둘러싸면 흡착되었다고 하는데, 누출되는 부위의 진단법과 대응 방법을 알려 주세요.

A

하악 전치부 인공치를 뒤쪽 위 방향과 앞쪽 위 방향으로 당기는 것으로 변연 누설 부분을 찾아내고 각각에 대해 대처합니다.

뒤쪽 위 방향으로 당겼을 때에 음압을 느낄 수 없는 경우는 설하주름부의 누설과 관련이 있습니다. 입을 벌리면 혀가 후퇴위를 취하고, 같은 부위에 공기가 들어가 흡착이 되지 않습니다.
앞쪽 위 방향으로 당겼을 때 음압을 느낄 수 없는 경우는 retromolar pad의 부적합에 의한 누설이나 저밀착과 관련이 있습니다.
저밀착은 치조제 점막과 의치 점막면의 부적합 증례와 뚜렷한 고도 흡수 치조제에서 밀착 면적이 협소한 증례에서 나타납니다. 두 가지 증례 모두 첨상으로 밀착을 좋게 하여 대처합니다. 하지만 밀착 면적이 매우 작은 경우는 개선되지 못하는 증례도 있습니다. '없는 소매는 흔들 수 없다'라는 것입니다.

변연 봉쇄 누설의 원인

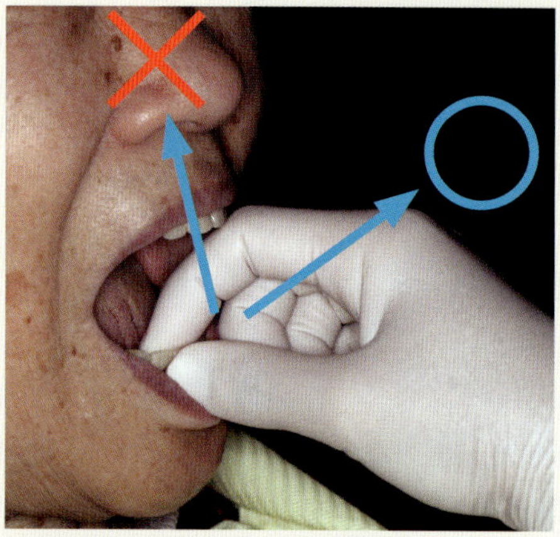

뒤쪽 위 방향으로 당겼을 때 음압을 느낄 수 없는 증례

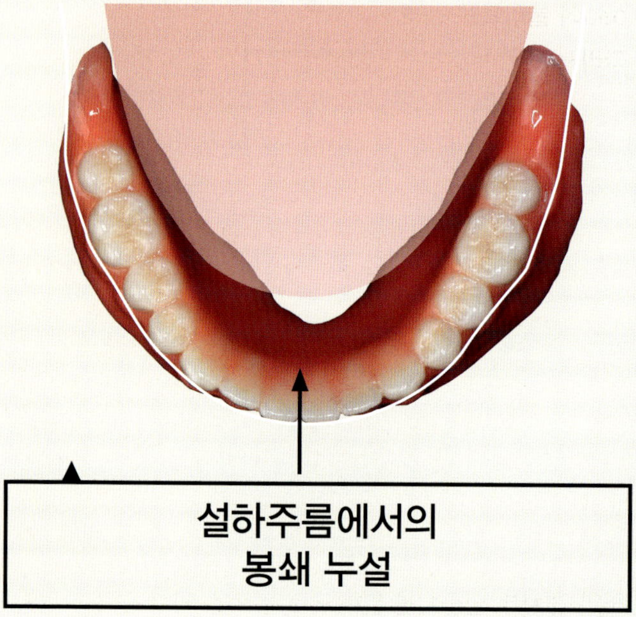

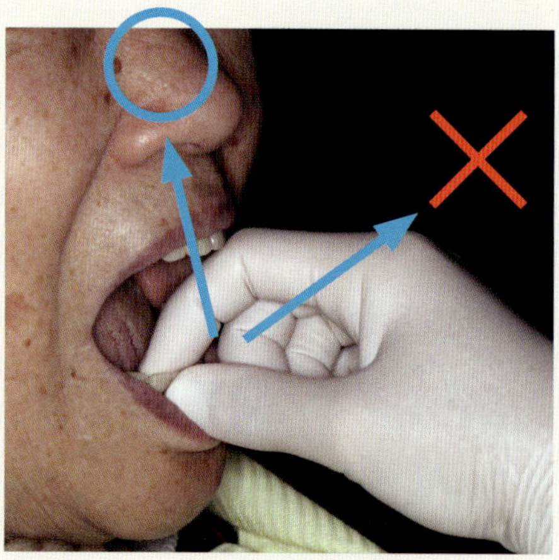

앞쪽 위 방향으로 당겼을 때 음압을 느낄 수 없는 증례

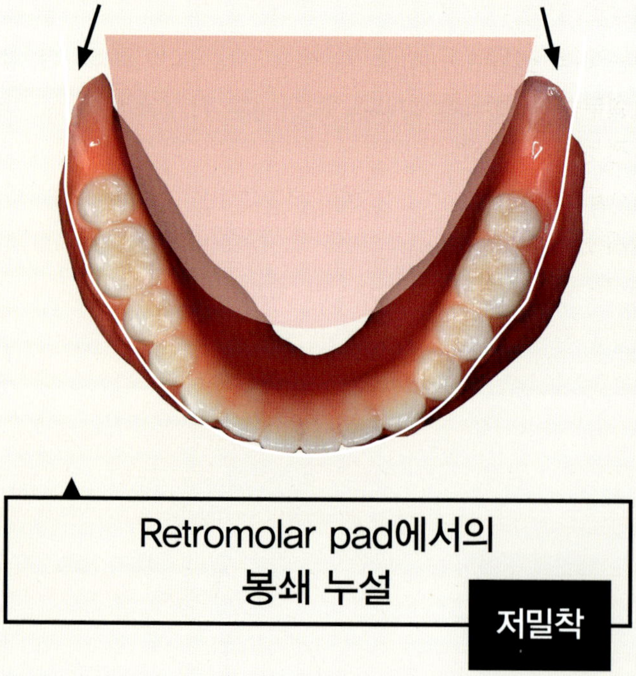

하악 전치부 인공치를 뒤쪽으로 밀면 의치 전체가 후방으로 이동하여 하악 전치부 치조제 전면으로 밀리게 되므로, 이 부위가 봉쇄된다.
또한 하악 전치부 치조제가 회전 중심이 되어 의치상 후연은 retromolar pad에 눌리므로 봉쇄된다.
따라서 변연 누설부는 설하주름부라고 생각할 수 있다.

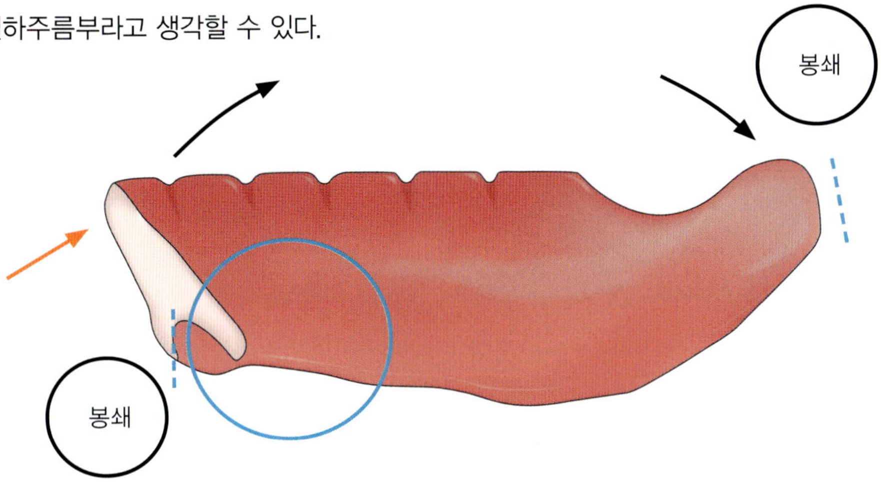

하악 전치부 인공치를 앞쪽으로 누르면 의치 전체가 전방으로 이동하여 하악 전치부 치조제 전면에 눌리므로, 이 부위가 봉쇄된다.
또한 하악 전치부 치조제가 회전 중심이 되어 의치상 순측 변연 하부는 하악 전치부 구강 전연부 점막에 압착되어 봉쇄된다. 따라서 변연 누설부는 retromolar pad의 후연부라고 생각할 수 있다. 이 경우에는 회전 중심과 누설부가 떨어져 있기 때문에, 이 부분은 결과적으로 거의 수직으로 당겨지게 되는 것이다. 따라서 치조제와 의치상의 밀착도가 깊게 관련되어 있다. 이것은 현저한 치조제 흡수 증례에서 쉽게 일어난다.

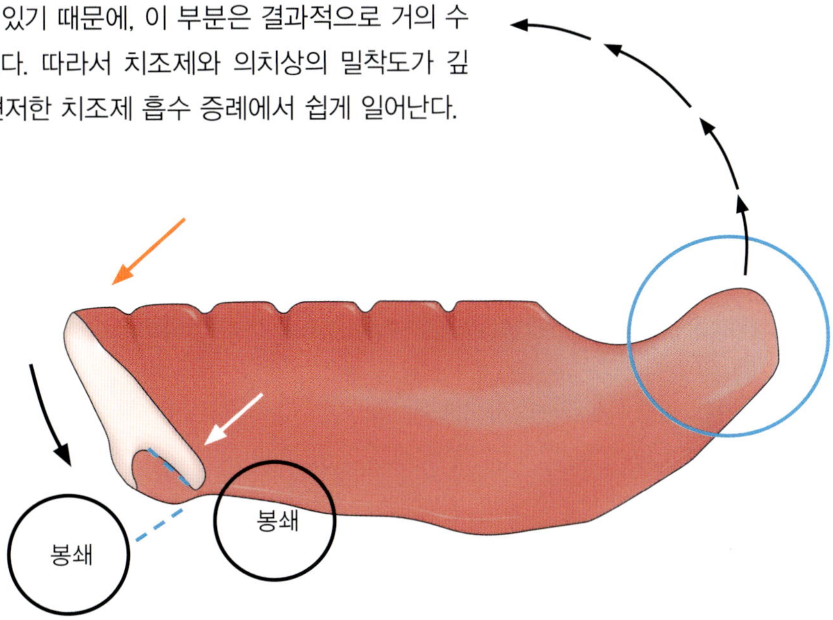

변연 봉쇄 누설부를 찾아내는 법

뒤쪽 위 방향	앞쪽 위 방향	누설부
O	O	없음
×	O	설하주름부
O	×	Retromolar pad부 또는 저밀착

대처법

① Retromolar pad의 밀착을 좋게 한다.
② 의치상 전체의 밀착을 좋게 한다.

↓

첨상

뒤쪽 위 방향	앞쪽 위 방향	누설부
O	O	없음
×	O	설하주름부
O	×	Retromolar pad부 또는 저밀착

대처법

① 의치의 설방이 부족한 경우는 넓혀준다.
② 의치 설하주름부를 연장

↓

p. 72

의치의 설방이 부족한 경우는 넓혀준다
동일한 환자가 장착한 의치의 차이에 따른 혀의 위치

설방을 고려한 점막면 연마 형태

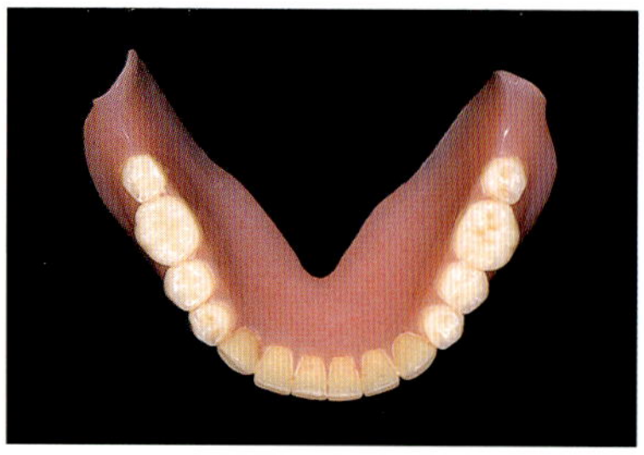

파운드 라인보다 인공치가 협측에 가깝게 배열되어 있다. 좌우 소구치 사이도 넓다.

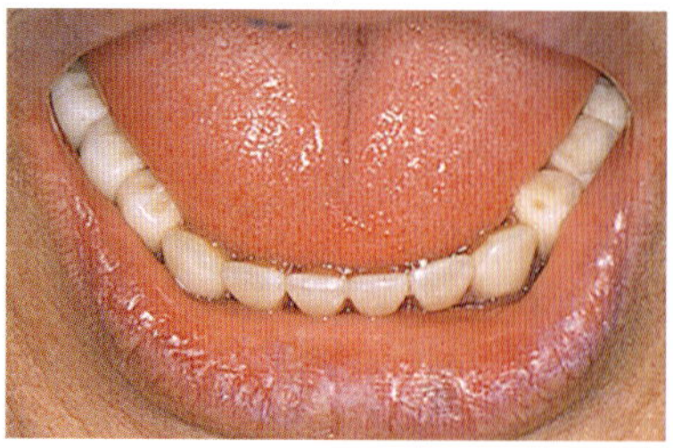

혀가 정상위에 위치한다.

설방을 고려하지 않은 점막면 연마 형태

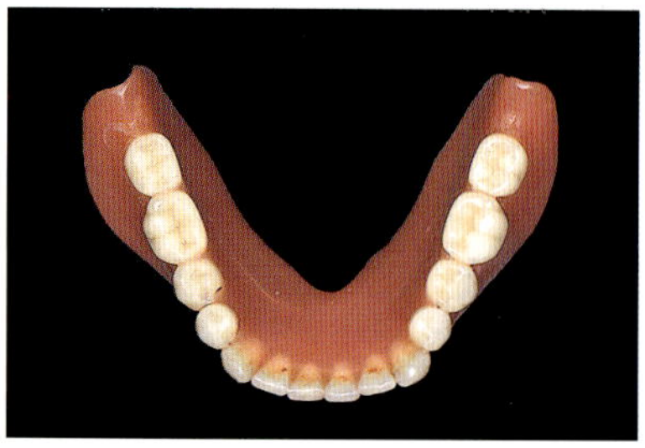

파운드 라인보다 인공치가 설측에 가깝게 배열되어 있다. 좌우 소구치 사이도 좁다.

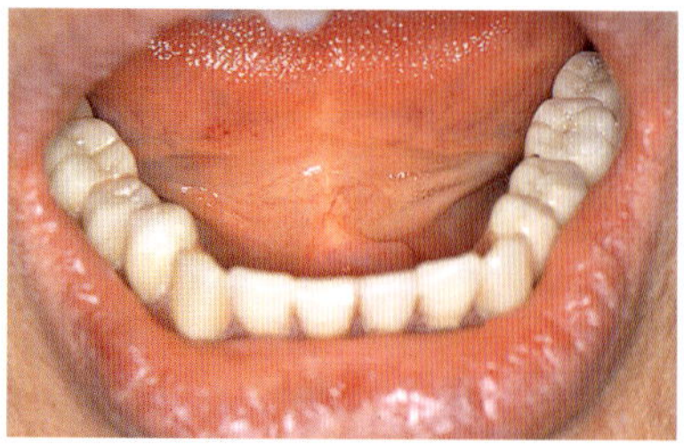

혀가 후퇴위를 보인다.

설방이 좁으면 혀는 뒤쪽으로 빠지기 쉽고, 이와 연동하여 설하주름도 후방으로 이동하여 부피를 줄이기 때문에 설하주름부에서 누설이 쉽게 일어난다. 따라서 설방을 넓혀준다.
구치부 인공치 배열은 치조제의 폭 중앙을 기준으로 한다.
Retromolar pad 설측 가장자리와 견치 근심부를 연결한 파운드 라인보다 설측으로 넘어가지 않도록 주의한다.

예비 인상

기존의 예비 인상에서는 치조제의 해부학적 지표를 모두 포함하는 것을 목적으로 구강점막을 확대하여 크게 채득한다. 이에 비해 흡착 인상법의 예비 인상에서는 무리하게 넓히지 않고 '하악 안정위에서 꼭 필요한 구강 내 공간'을 채득하는 것을 목적으로 한다. 목적이 다르면 채득한 인상 형태도 달라진다. 따라서 기존 형태의 예비 인상에서 제작한 개인 트레이를 사용하여 흡착 정밀 인상으로 이행하더라도 잘 되지 않는 증례가 많으므로 주의가 필요하다.

2

Q 07

예비 인상

예비 인상의 목적은 무엇인가요?

A

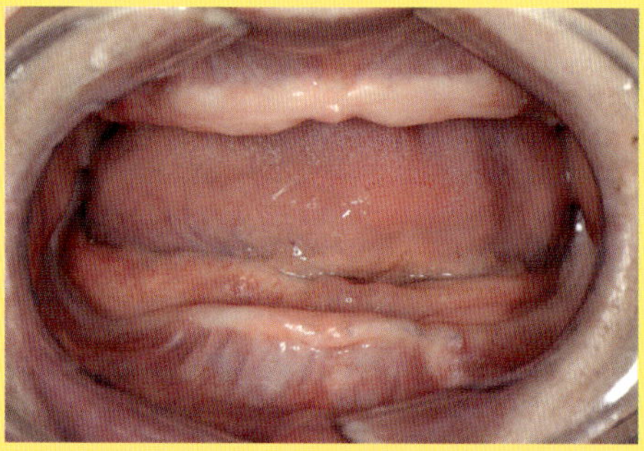

평상시에 취할 수 있는 가장 좋은 악위인 하악 안정위에서 꼭 필요한 구강 내 공간

→ [방해되지 않는 공간]

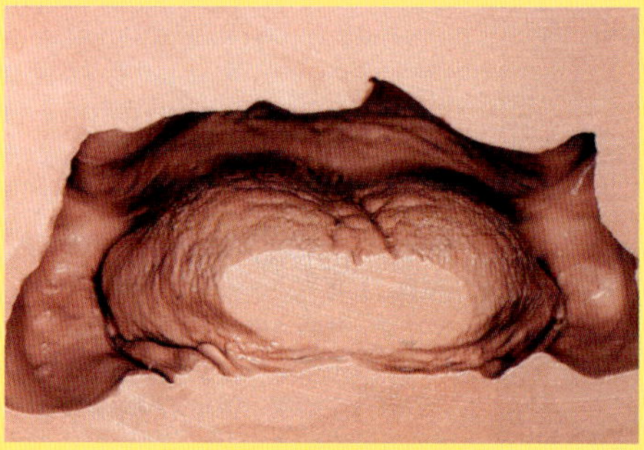

그 방해가 되지 않는 공간의 가동점막을 부드러운 알지네이트 인상재의 탄력성만으로 균일하고 미세한 힘으로 넓힌 구강 내 공간

→ [변연 봉쇄할 수 있는 공간]

예비 인상의 목적 = [변연 봉쇄할 수 있는 공간]을 채득하다

이상적인 변연 봉쇄: 의치상이 가동점막을 약간 밀고 들어가 확대하여, 그 반발력으로 봉쇄되는 상태

Q 08

예비 인상

예비 인상의 트레이 선택, 인상 채득의 기술과 요령을 알려 주세요.

A

반드시 지정된 Frame Cut Back Tray를 사용하세요. 매뉴얼대로 따라 하는 것이 요령입니다.

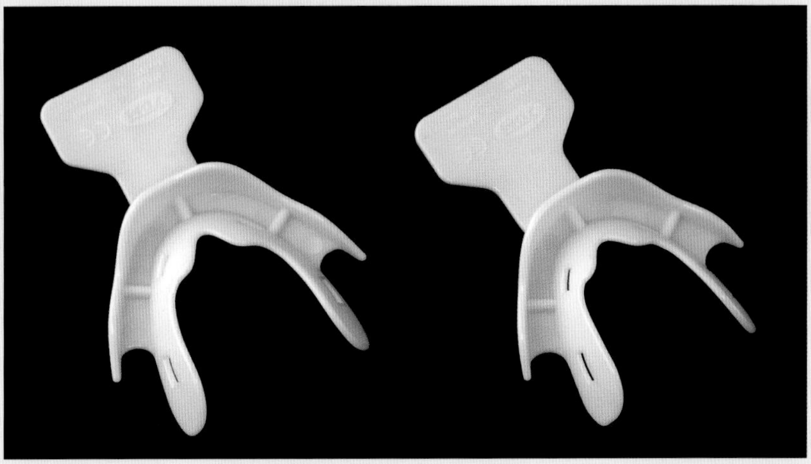

시술법

유동성이 높은 알지네이트 인상재 주입

하악 치조제의 시야를 확보하기 위해 환자를 약간 뒤로 눕히고 비스듬하게 뒤쪽에 위치를 잡는다. 이 위치에서 예비 인상을 실시한다. 고유동성 알지네이트 인상재를 주사기에 채워서 구강 내에 주입한다.

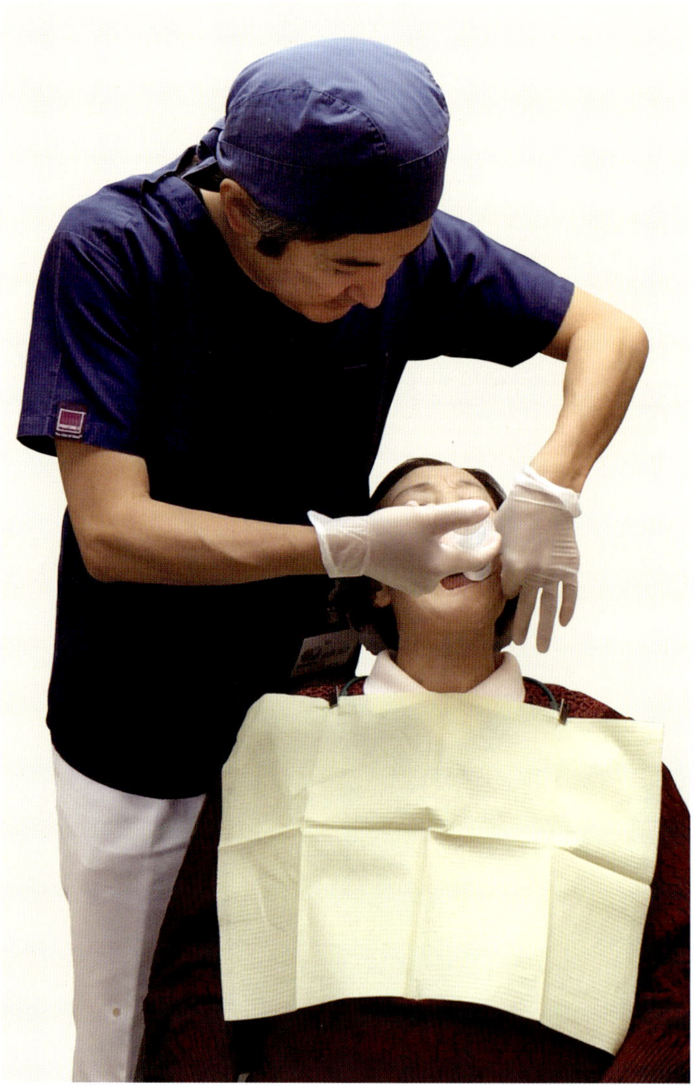

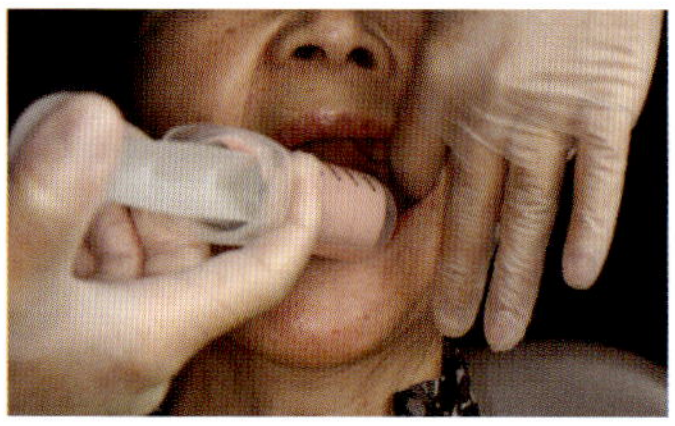

좌측 retromolar pad에서 시작, 후악설골와에 주입한다.

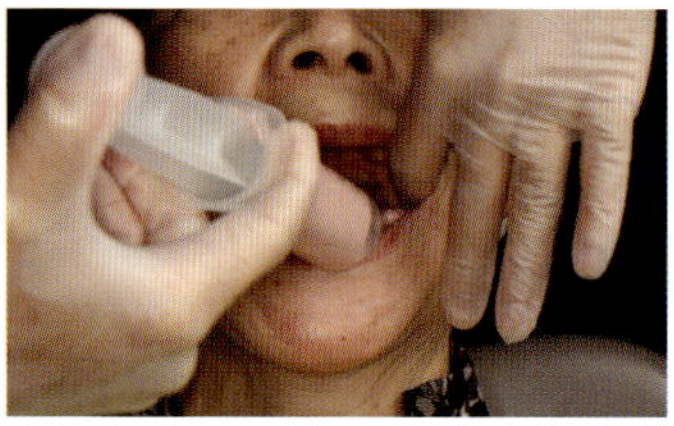

설하주름부를 왼쪽에서 오른쪽으로

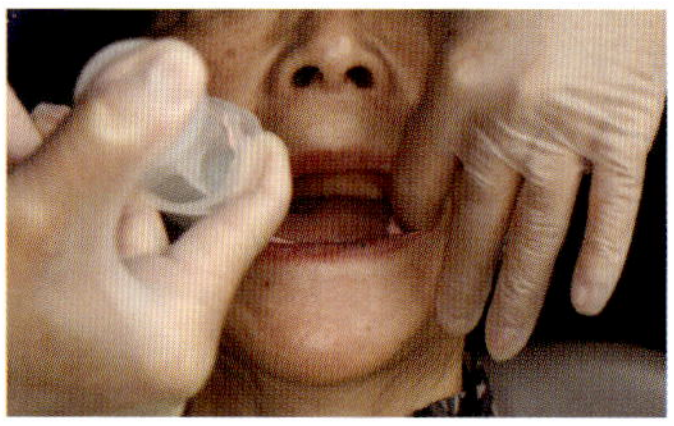

후악설골와에서 오른쪽 retromolar pad로 되돌아간다.

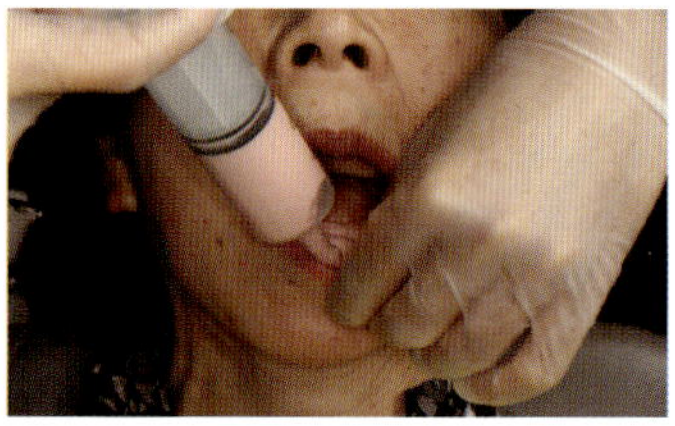

오른쪽 협측, 순측, 왼쪽 잇몸과 볼 경계부로

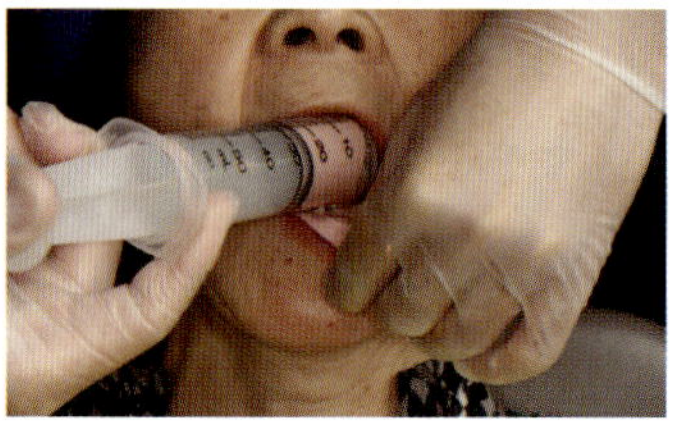

왼쪽 retromolar pad로 돌아간다.

사용 기구와 재료

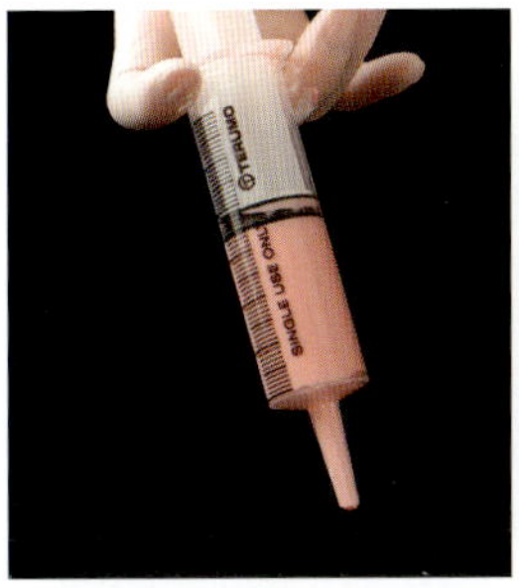

테루모 주사기 카테터 칩형
50mL SS-50CZ

유동성 높음(물 20% 증가)

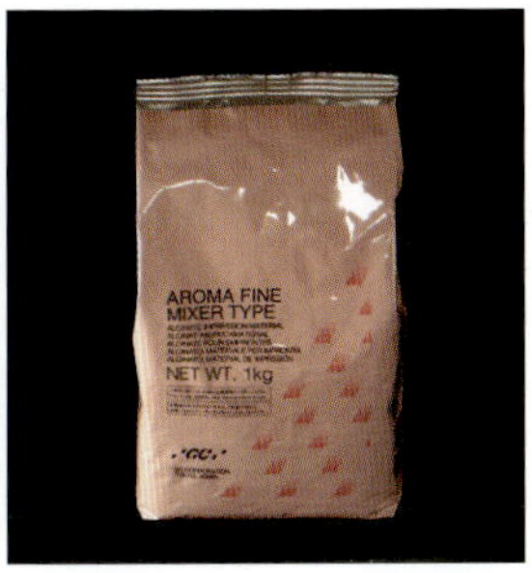

아로마 파인(GC)

+

유동성 낮음(물 20% 감소)

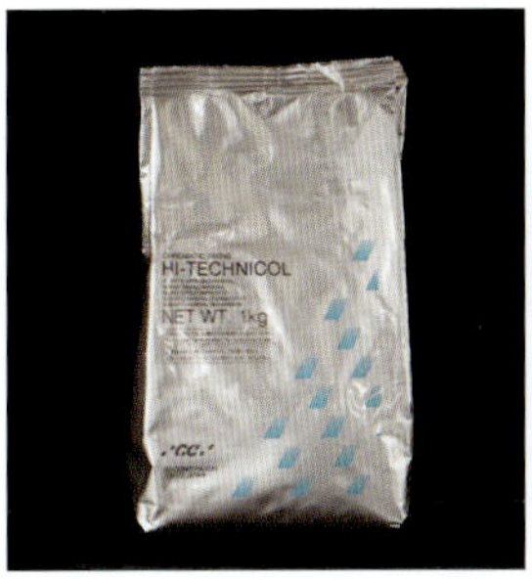

하이테크 니콜(GC)

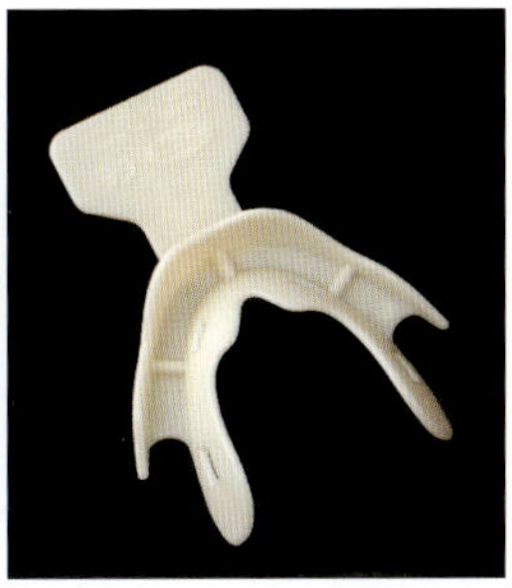

사용하는 두 종류의 알지네이트 인상재
고유동성: 아로마 파인(GC)에 물을 20% 늘려서 반죽하여 끈기를 낸다.
저유동성: 하이테크 니콜(GC)에 물을 20% 줄여서 반죽하여 끈기를 낸다.

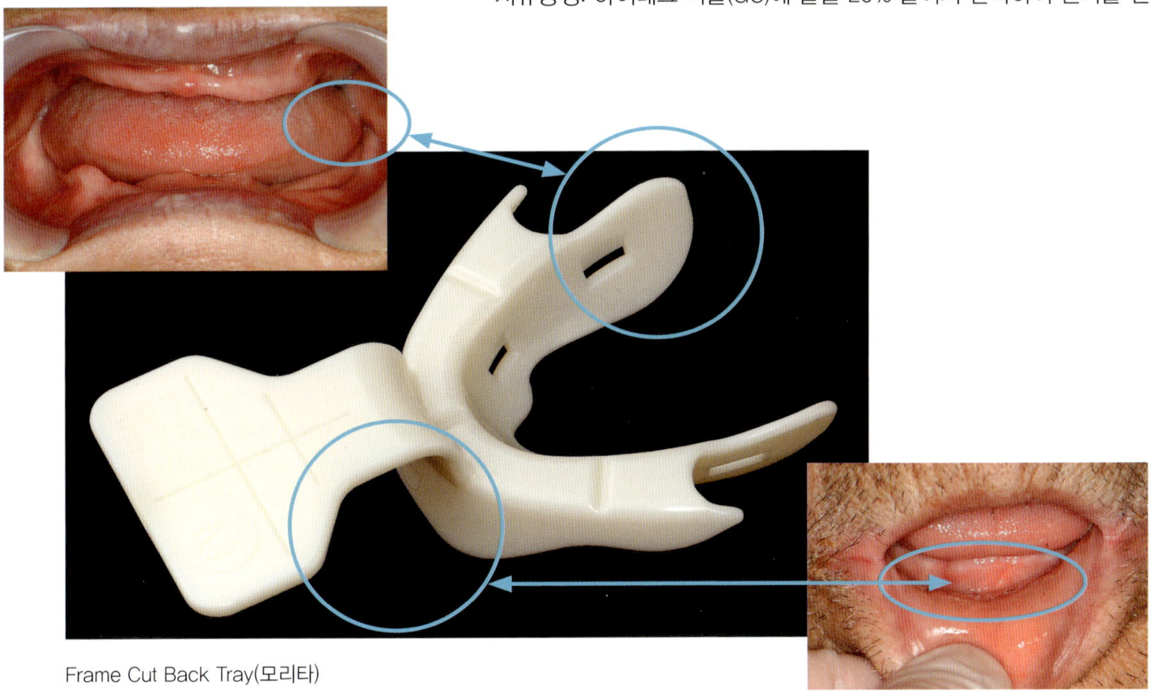

Frame Cut Back Tray(모리타)

폐구한 상태의 혀 측면과 retromolar pad 설측 아래쪽에 해당하는 부분의 사이 및 하순과 하악 전치부 치조제 순면의 사이를 벌려 인상재를 주입하기 때문에 파티션을 설치한 Frame Cut Back Tray(모리타)를 사용한다. M과 L의 두 가지 사이즈가 있다.
전치부 치조제 순면에 트레이의 앞 가장자리를 위치시켰을 때 트레이의 뒤 가장자리가 혀의 측면과 retromolar pad 설측 아래쪽에 해당하는 부분 사이에 오도록 사이즈를 선택한다.

예비 인상 술식

❶ 마킹

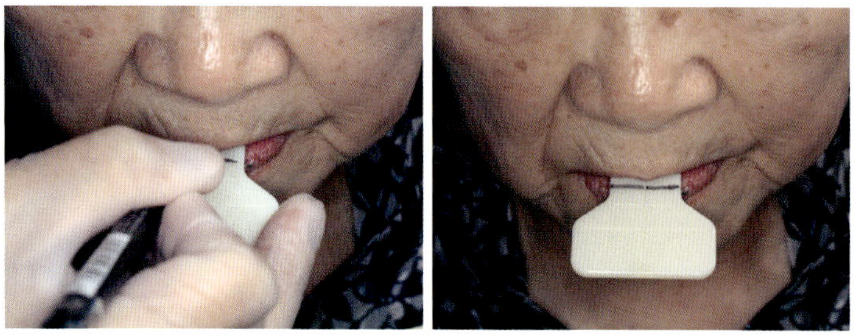

트레이를 삽입하고, 윗입술의 위치를 트레이의 손잡이에 매직으로 마킹한다.

❷ 타액을 닦다

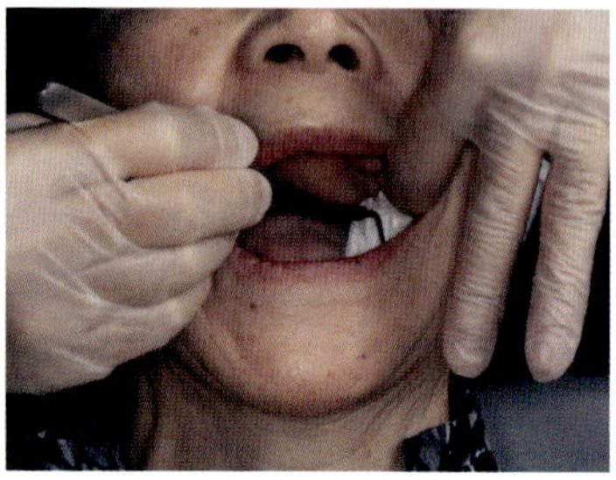

타액을 거즈로 닦는다.

❸ 고유동성 알지네이트 인상재 주입하기

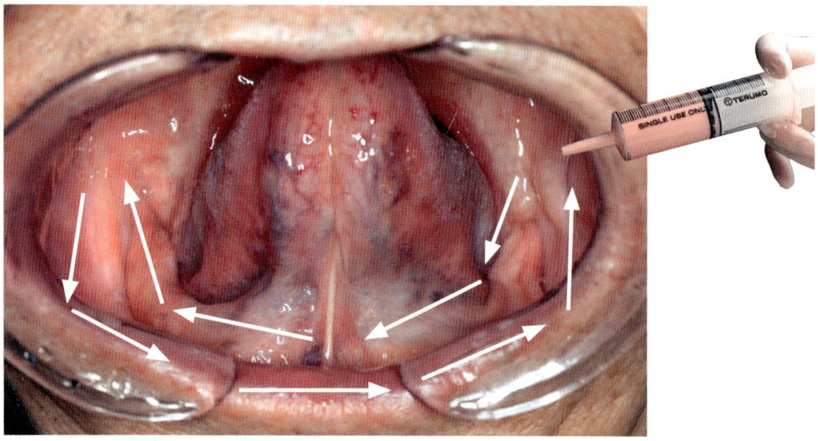

혀를 위로 올린 상태로 구강 내를 한 바퀴 돌아 부족함 없이 주입한다.

❹ 트레이 삽입

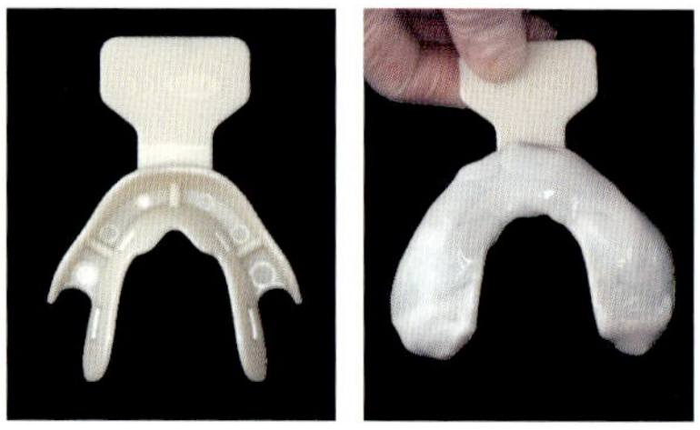

트레이에 유동성이 낮은 알지네이트 인상재를 담는다.

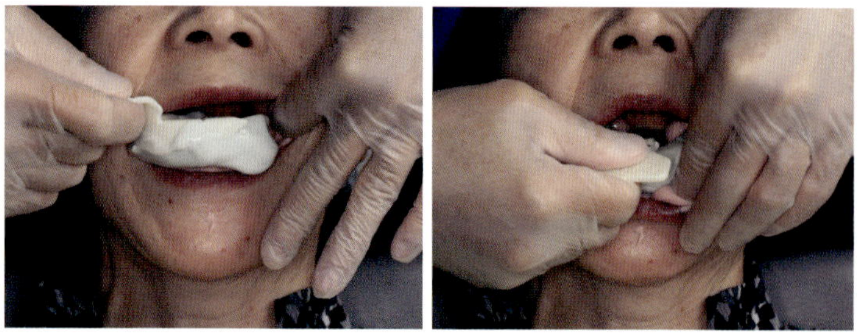

❺ 트레이 전방부의 압접

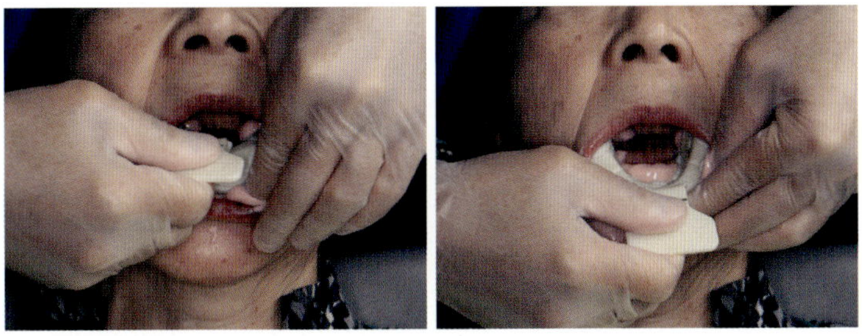

❻ 혀를 내밀고(메롱) 되돌린 후 7초 정지

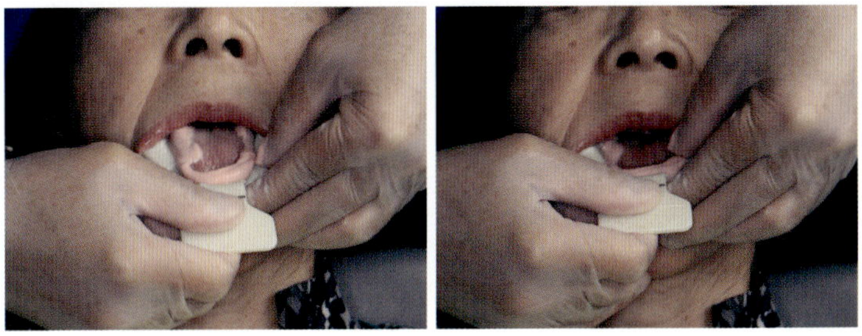

❼ 트레이 구치부의 압접

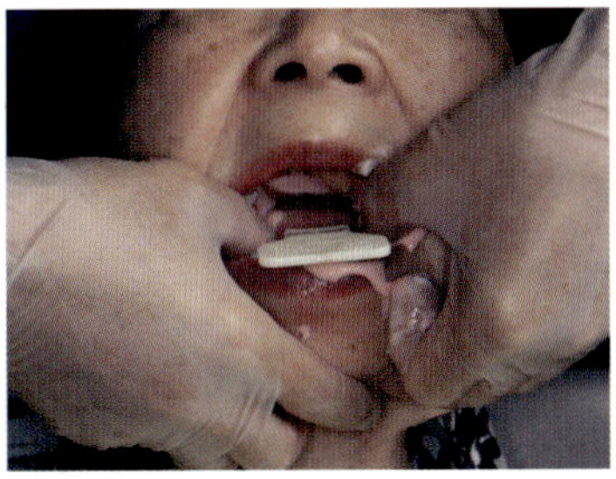

❽ 윗입술을 강하게 올리면서 입을 다문다

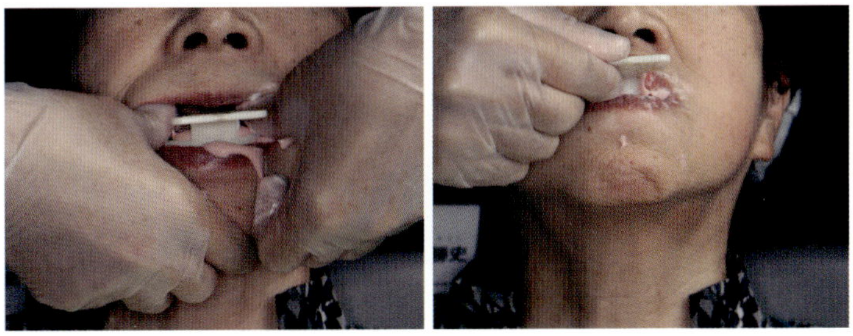

❾ 볼을 쓰다듬어 올려 준다

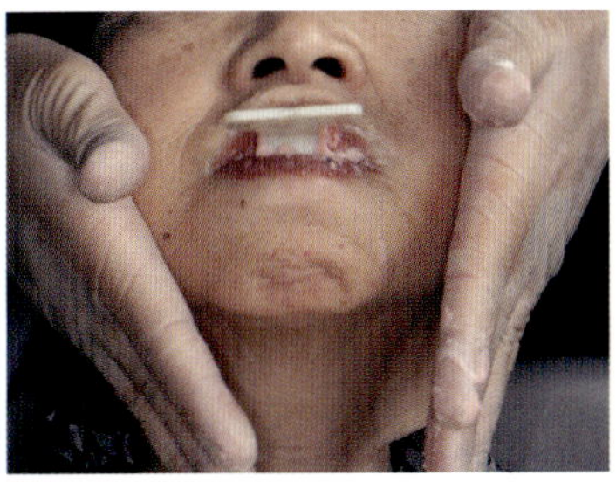

❿ 트레이 위치 조정

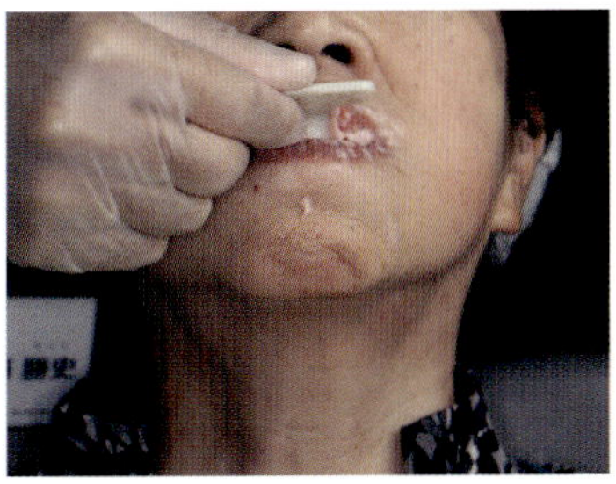

Q 09

예비 인상

예비 인상 시 주사기와 트레이로 인상할 때의 타이밍과 인원수 등 가장 좋은 방법을 알려 주세요.

A

주사기 담당, 트레이 담당, 술자 등 3명이 하는 것이 가장 좋습니다. 주사기에 알지네이트 인상재를 채우는 담당, 트레이에 알지네이트 인상재를 담는 담당 등 2명이 준비를 하고, 치과의사는 예비 인상 채득에 집중하는 것이 이상적입니다.
알지네이트 자동 믹서가 있으면, 처음에 1명이 주사기용 알지네이트 인상재를 반죽하고 주사기에 채우는 동안, 다른 1명이 트레이용 알지네이트 인상재를 반죽하는 타이밍을 가집니다. 만약 인원수가 부족하다면 치과의사도 준비 담당을 도와 총 2명으로 실시해 주십시오.

3명으로 하는 것이 이상적

1명

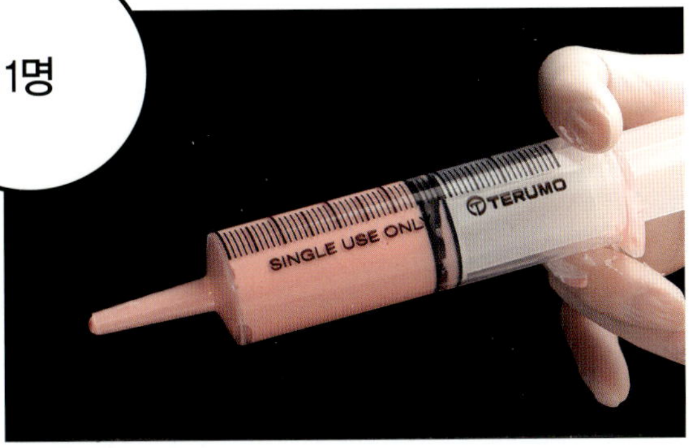

주사기에 알지네이트 인상재를 채우는 담당이다.

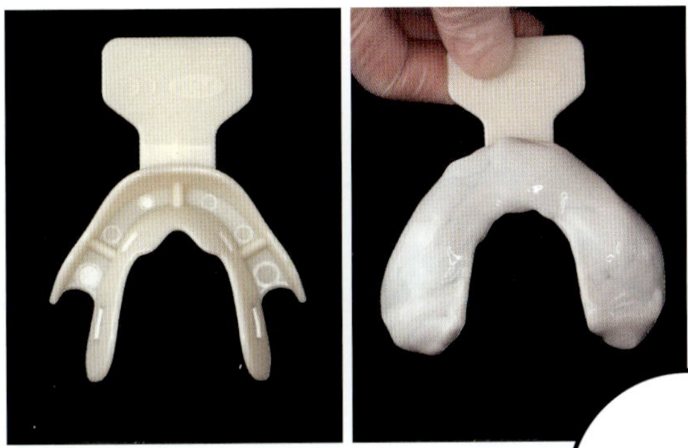

트레이에 알지네이트 인상재를 담는 담당이다.

2명

3명

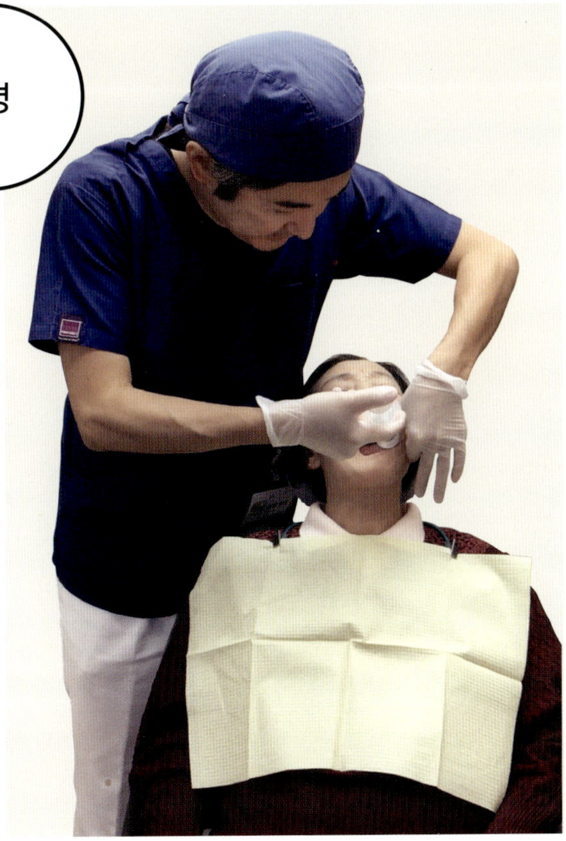

예비 인상 채득 담당이다.

Q 10

예비 인상

악설골근부 인상 시의 기구 조작법과 체크 포인트를 알려 주세요.

주사기를 사용하여 인상 채득을 실시하고 있지만,
인상재가 들어 있는지 알 수 없는 경우가 많습니다.
육안으로 확인하고 있습니다만, 설측 부분을 보는 포인트가 있으면 알려 주세요.

A

주사기로 알지네이트 인상재 주입 시 환자가 혀를 들어 올려 주면, 이 부분이 잘 보이고 주입이 쉬워집니다.

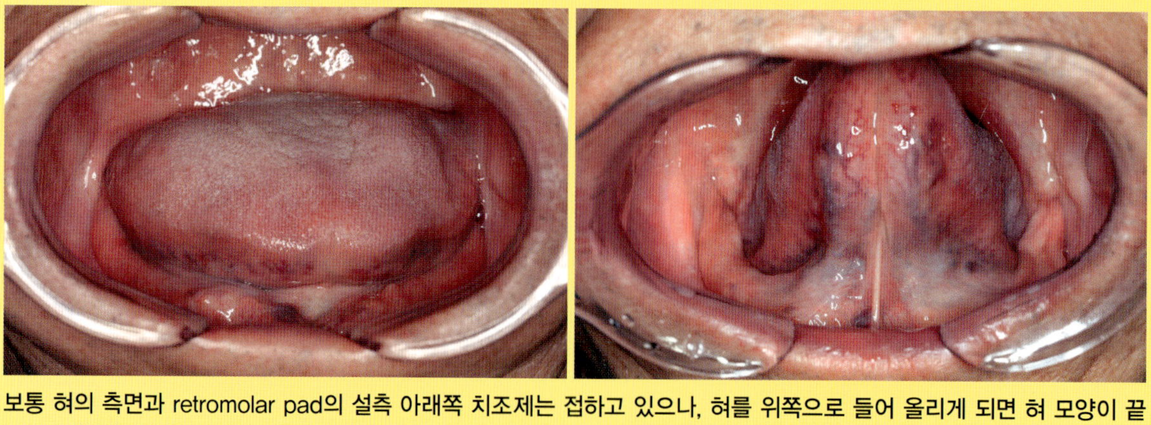

보통 혀의 측면과 retromolar pad의 설측 아래쪽 치조제는 접하고 있으나, 혀를 위쪽으로 들어 올리게 되면 혀 모양이 끝이 뾰족한 삼각형을 이루게 되어 이 부분에 공간이 생기게 됩니다. 따라서 인상재와 트레이가 들어가기 쉬워지므로 주입 시에는 환자분에게 혀를 들게 하고 있습니다.

정밀 인상

평상시에 취할 수 있는 가장 좋은 악위는 하악 안정위이다. 예비 인상은 이 하악 안정위에서 구강 내 공간의 가동점막을, 부드러운 알지네이트 인상재의 탄력성을 이용하여 균일하고 미세한 힘으로 넓힌 공간이다.
그리고 이 공간으로부터 기능 운동으로 움직이는 가동점막의 범위를 결정한 것이 의치의 변연 형태가 된다.
그 결정하는 작업이 정밀 인상이다.

3

Q 11

정밀 인상

정밀 인상의 목적은 무엇인가요?

A

완성된 의치가 들어간 상태의 구강 내 공간을 채득하는 것입니다.

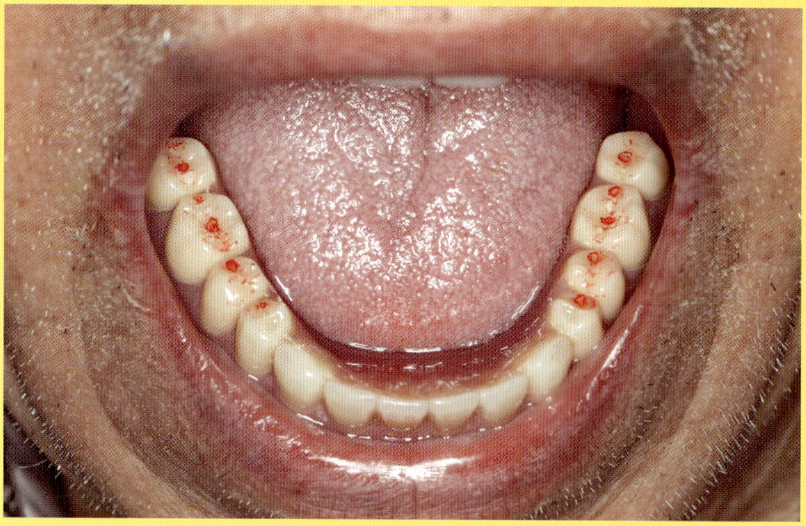

Q 12

정밀 인상

정밀 인상 시에 실시하는 기능 운동의 의미를 알려 주세요.

A

환자에게 일상생활의 기능 운동 중 대표적인 다섯 가지 동작을 하도록 하여 일상생활의 기능 운동을 대체하는 것입니다.

정밀 인상 시 일상의 모든 기능 운동을 실시하고 채득하는 것이 이상적이지만, 그것은 불가능합니다. 따라서 치과병원 내에서 환자에게 일상생활의 대표적인 기능 운동의 동작을 수행하게 하고, 이를 대체합니다.

기능 운동의 의미

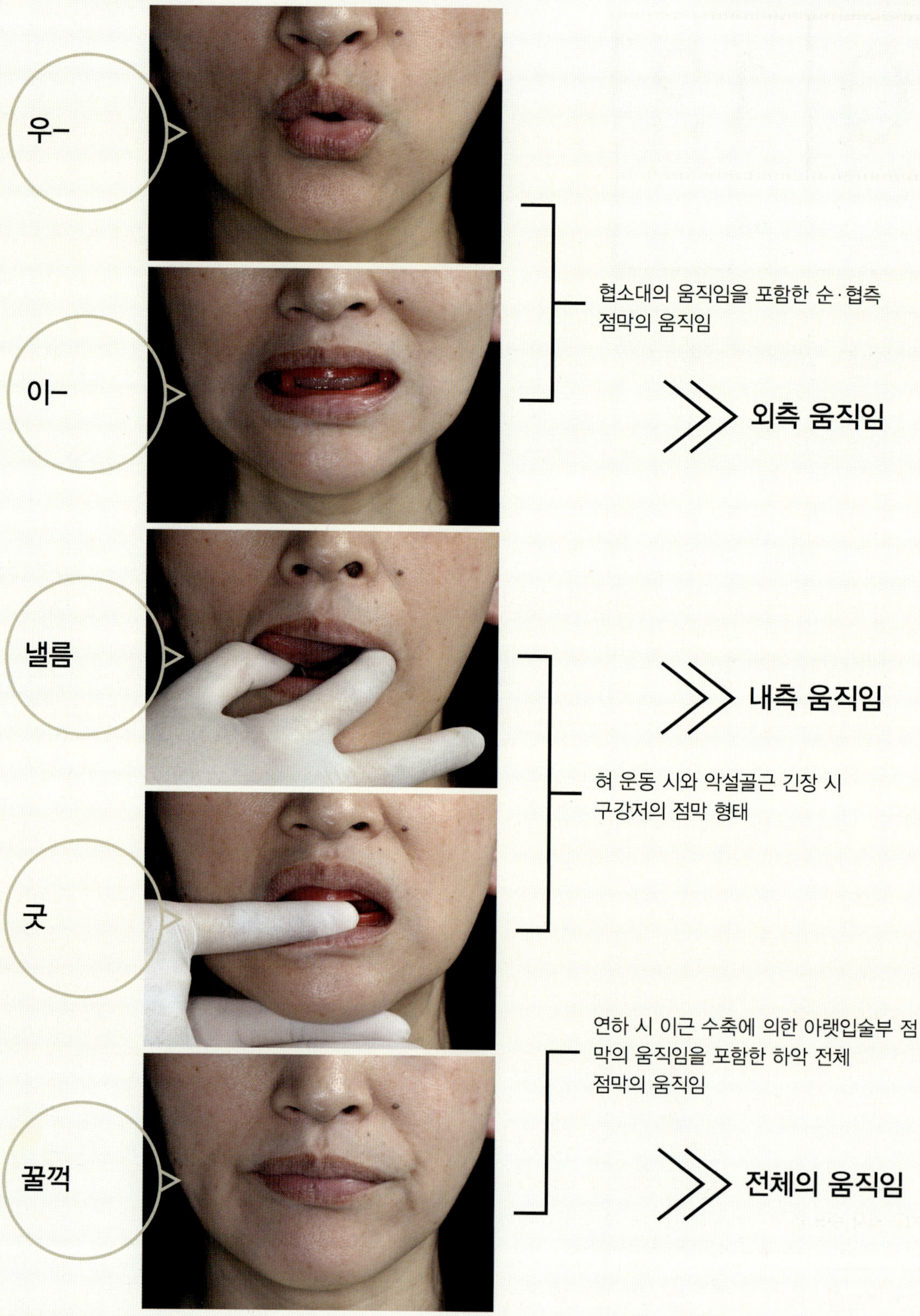
우-
이-
낼름
굿
꿀꺽
협소대의 움직임을 포함한 순·협측 점막의 움직임
외측 움직임
내측 움직임
혀 운동 시와 악설골근 긴장 시 구강저의 점막 형태
연하 시 이근 수축에 의한 아랫입술부 점막의 움직임을 포함한 하악 전체 점막의 움직임
전체의 움직임

Q 13

정밀 인상

의치 변연은 어떻게 결정하면 좋은가요?

A

의치 변연을 결정하는 방법에는 다음과 같이 세 가지가 있습니다.
① 치과기공사 주도형 ② 치과의사 주도형 ③ 환자 주도형

기능은 근육에 의해 발동하지만, 실제로는 그 근육으로 인한 점막의 움직임에 의해 기능이 반영됩니다. 단, 개인에 따라 또는 부위에 따라 근력이 다릅니다. 따라서 이와 관련된 가동점막의 움직임을 읽는 것은 상당한 숙련도가 필요하며, 시술자가 의치상 변연을 설정하는 것은 매우 어렵습니다. 반대로, 그것이 가능한 시술자는 컴파운드법의 명인이라고 할 수 있습니다.
환자에게 실제로 기능 운동을 해달라고 해서 설정하는 것이 간단하고 정확합니다. 따라서 환자 주도형을 추천합니다.
다만, 재택 진료 등으로 치과기공사 주도형이나 치과의사 주도형의 설정법이 불가피한 증례도 있기 때문에 시술법을 배워 둡시다.

	의치 변연 설정법	예
치과기공사 주도형	예비 인상만으로 치과기공사가 경험을 토대로 변연 설정을 하여 의치를 제작한다.	• 알지네이트 1회 인상 • DENTCA사의 CAD/CAM 덴처 시스템
치과의사 주도형	내압 면적 확보에 중점을 두고, 구강 내를 관찰해 가면서 주로 치과의사의 이미지로 의치상 변연을 설정한다.	• 컴파운드 인상법
환자 주도형	주로 환자의 기능 운동을 인상체로 옮겨와 의치상 변연을 설정한다.	• Ivoclar Vivadent사의 BPS • 흡착 인상법

Q 14

정밀 인상

기존의 컴파운드 인상법과 흡착 인상법의 정밀 인상은 많은 차이가 있나요?

A

많이 다릅니다.

인상법 비교

	흡착 인상법	컴파운드 인상법
목적	점막에 의한 의치 변연 전체 봉쇄	의치 변연 내압 면적 확대
타깃	구강점막	근육
최종 목표	의치 흡착	의치 유지·안정
주도	환자 주도	시술자 주도
인상 시 개·폐구	주로 폐구 인상	주로 개구 인상
인상 형태	누구라도 거의 동일	시술자에 의해 변함
인상체 사이즈	<	
설하주름부 두께	>	
협붕 폭	<	
악설골근선 하부의 길이	<	
Retromolar pad	가로로 길다	세로로 길다

동일 환자의 인상법에 따른 인상체의 비교

흡착 인상법

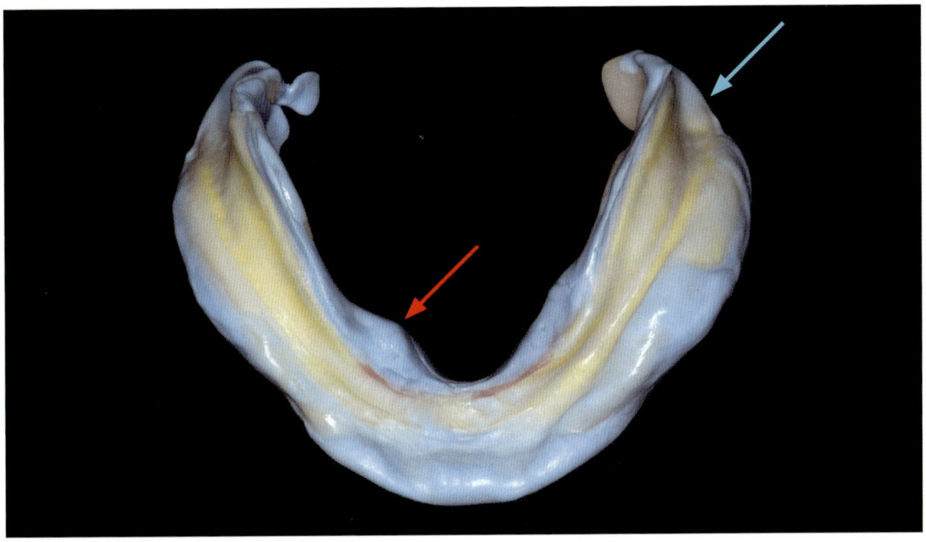

● 설하주름부가 두껍게 채득되었다.
● 기울어진 retromolar pad가 채득되었다. (→ p. 58)

기존 컴파운드 인상법

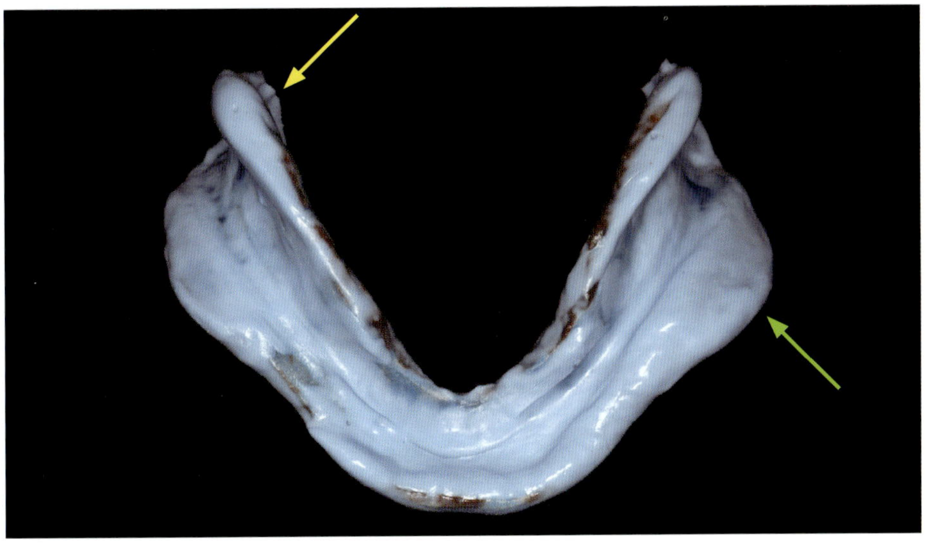

● 악설골근선 하부의 의치상을 4~6mm로 설정하기 때문에 의도적으로 깊은 인상.
● 내압 면적을 확보하기 위해 협붕을 근육 부착부에 해당하는 곳까지 확대한다.

Q 15

정밀 인상

정밀 인상 술식을 알려 주세요.

A

처음에는 지정된 기구와 재료를 가지고 지정된 매뉴얼에 따라 정밀 인상을 실시하여 주십시오. 그것이 성공으로 가는 지름길입니다.

흡착 하악 총의치 제작 흐름

예비 인상

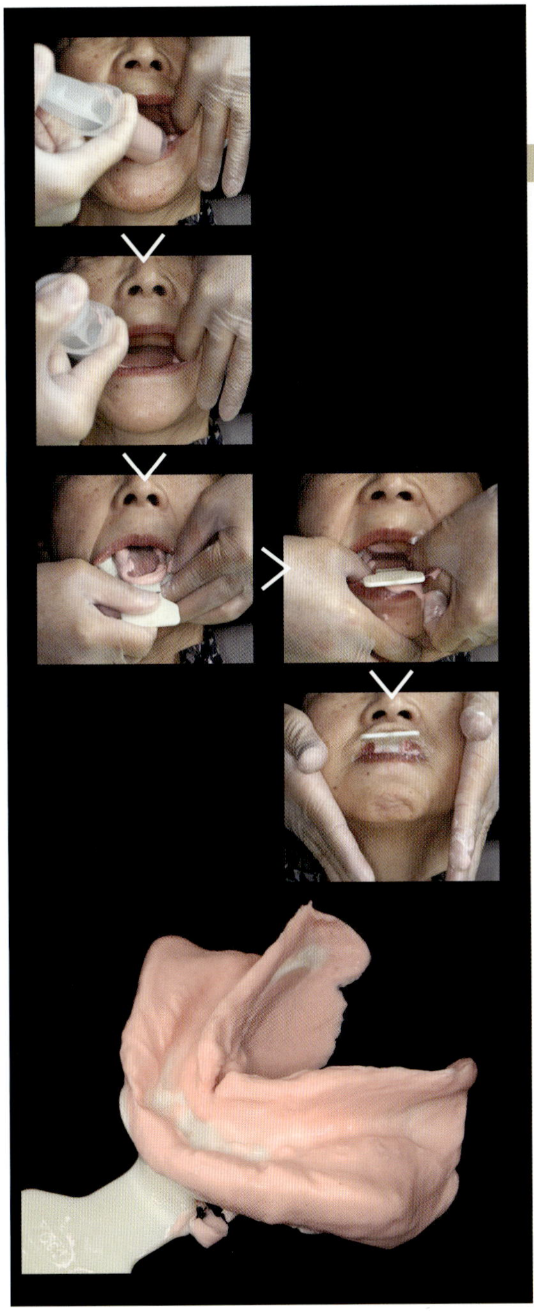

정밀 인상

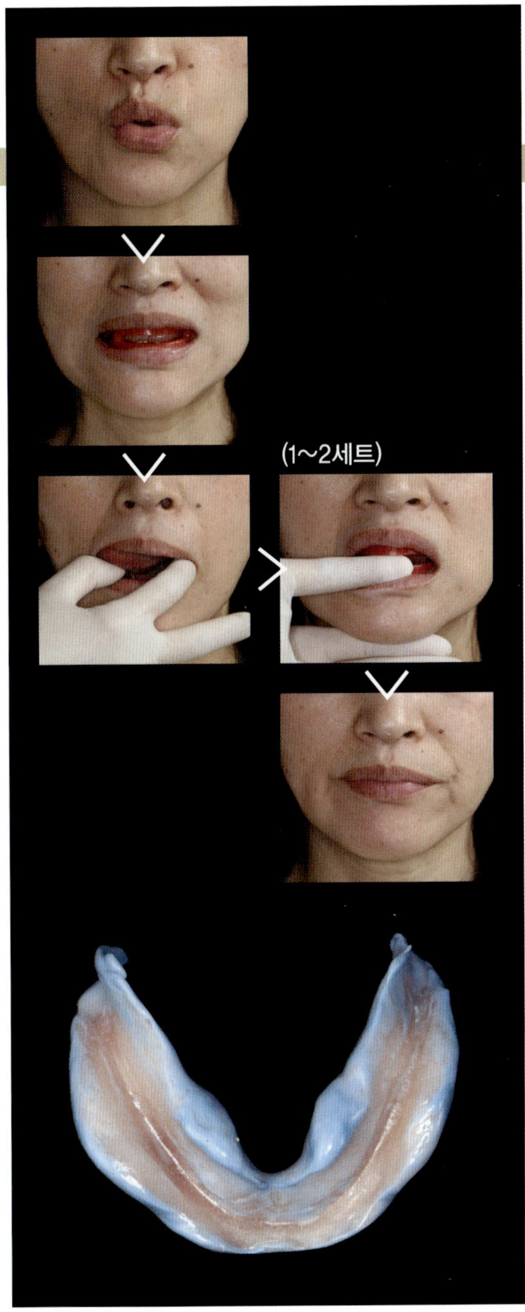

교합채득

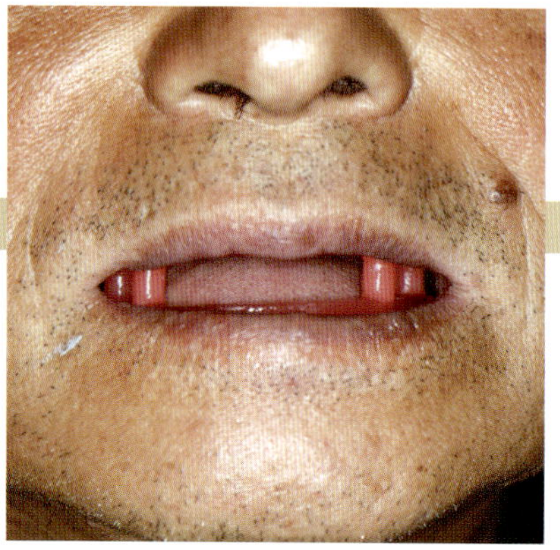

납의치 시적

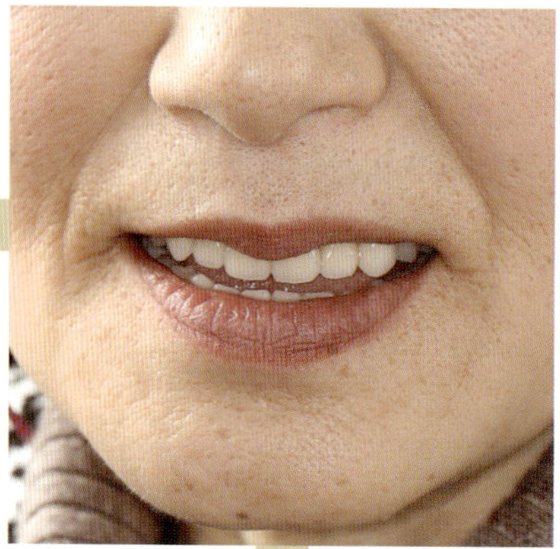

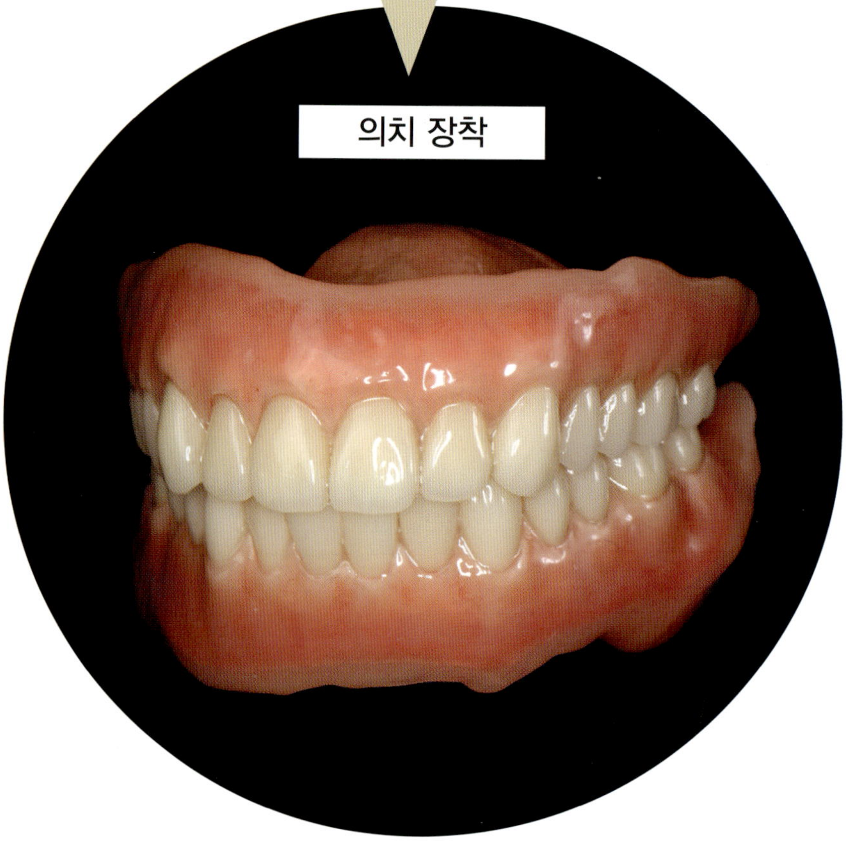

왁스 교합제 개인 트레이의 제작·조정

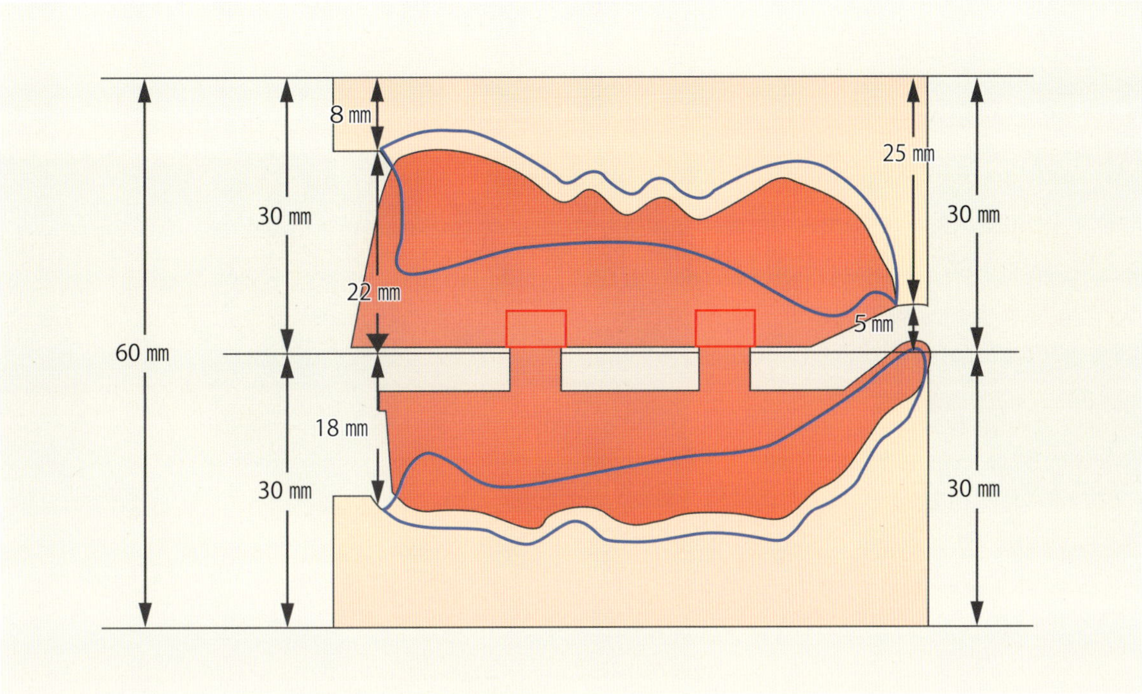

왁스 교합제 개인 트레이의 표준 수치. 4점의 돌기를 연화해서 사용하므로 위 수치보다 연화분을 고려하여 2mm 정도 길게 돌기를 제작한다.

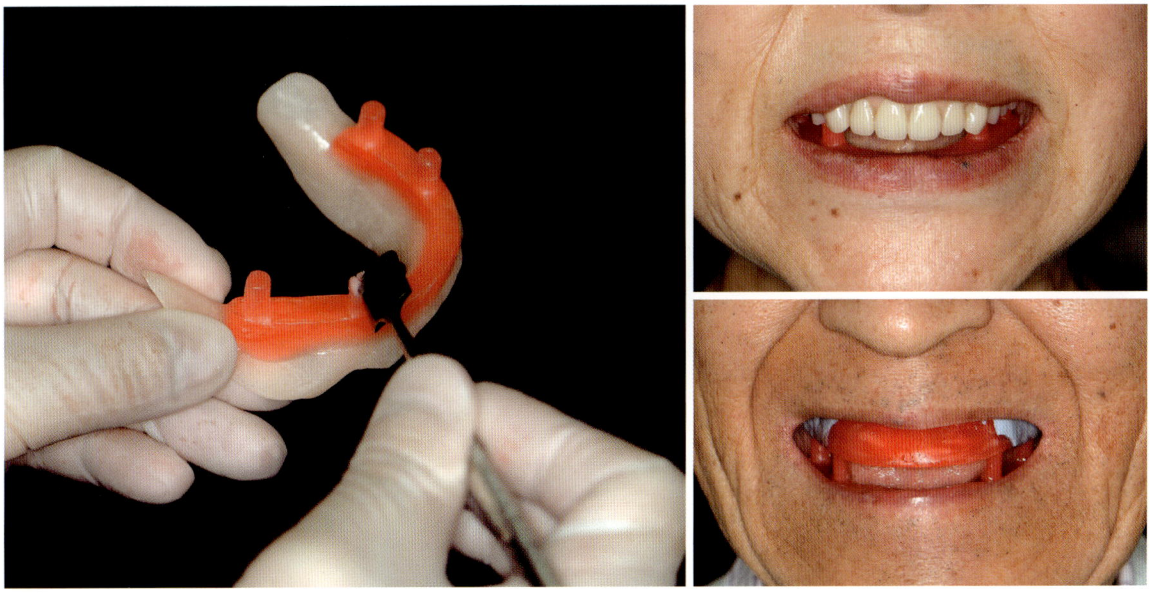

왁스 교합제에 부여한 4점의 돌기를 가열한 스패츌러 등으로 연화하여 임시 교합채득을 실시한다. 대합은 구 상악 의치 또는 상악 교합상도 괜찮다.

정밀 인상 술식

▶ 개요

1차 인상

분말과 액체의 비율을 조절하여 탄력이 있는 단단한 티슈컨디셔너로 환자가 1차 기능 운동을 하도록 한다.

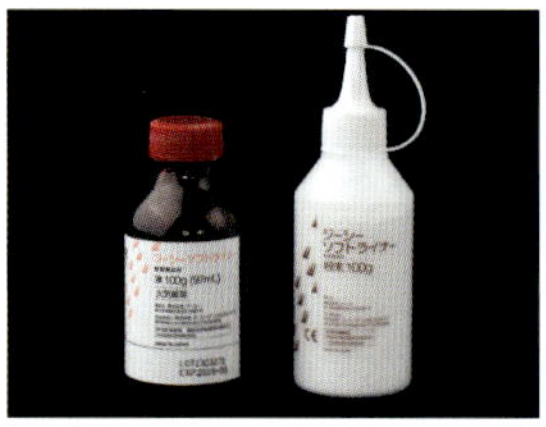

소프트라이너(GC)
분말 : 액체=10 : 7

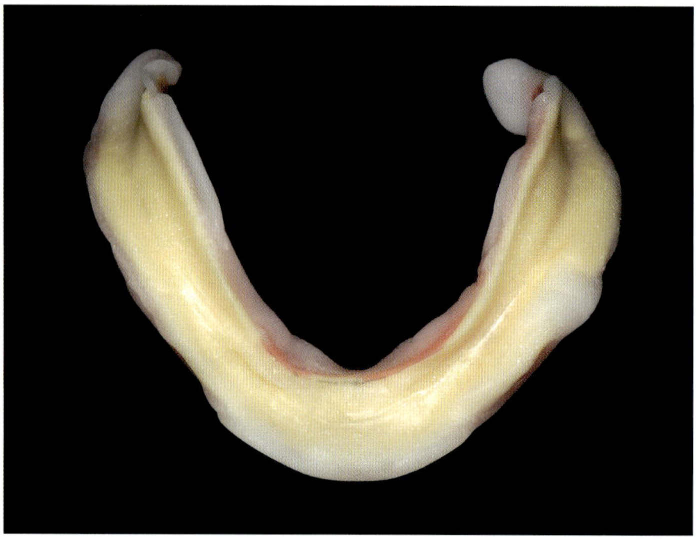

2차 인상

이어 유동성이 높은 실리콘 인젝션 타입으로 2차 기능 운동을 하여 변연 봉쇄가 완성된 인상체를 얻을 수 있다.

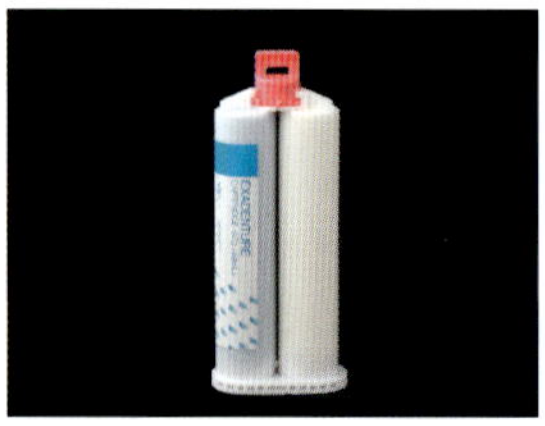

EXADENTURE(GC)

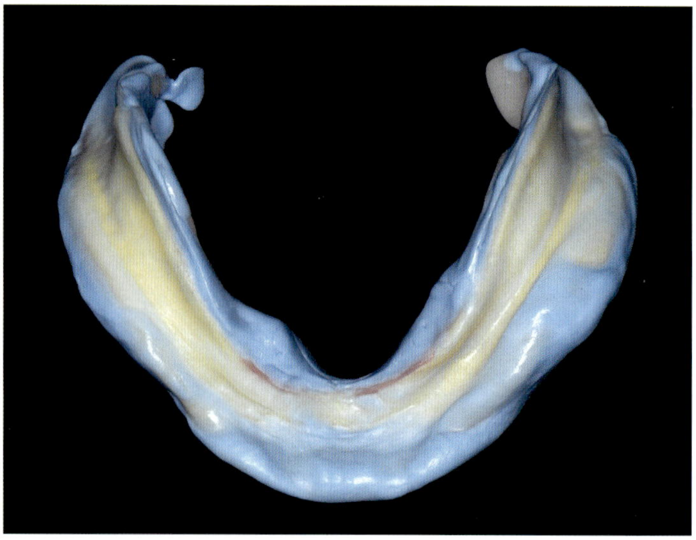

▶1차 인상

소프트라이너(GC)로 폐구 기능 인상을 실시한다. 분말과 액체의 비율은 탄력을 단단하게 하기 위해 '10:7'로 한다.

소프트라이너를 약 30초간 연화한 후 개인 트레이에 담아 구강 내에 위치시킨다.

소프트라이너는 탄력이 강한 재료이다.

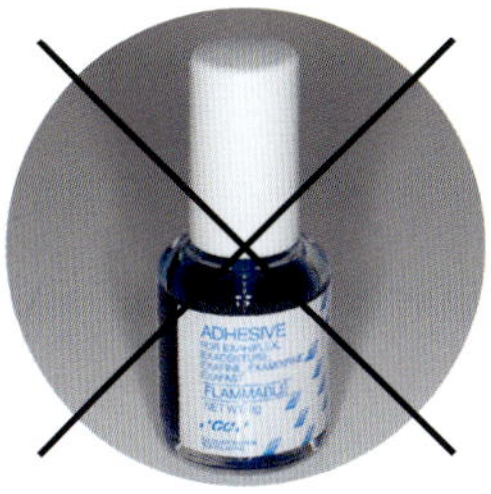

개인 트레이에 접착제는 불필요하다.

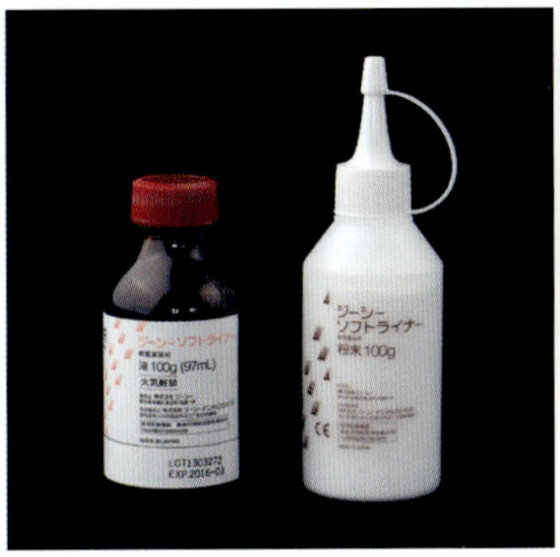

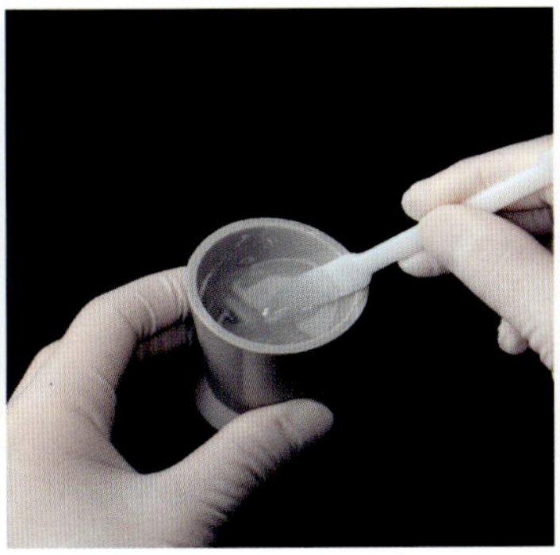

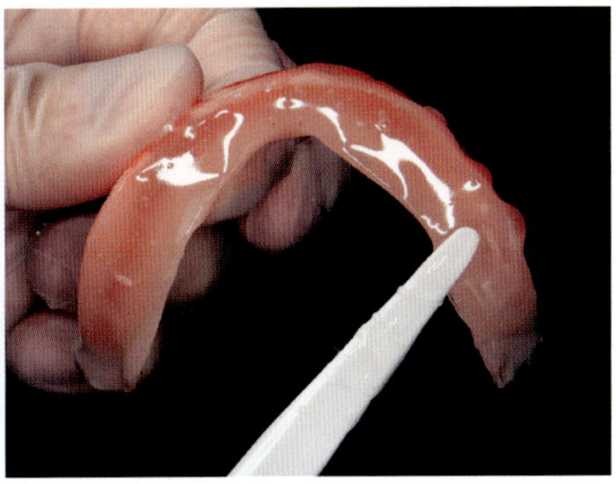

▶2차 인상

EXADENTURE(GC)로 폐구 기능 인상을 한 번 더 실시하고, wash impression 한다.

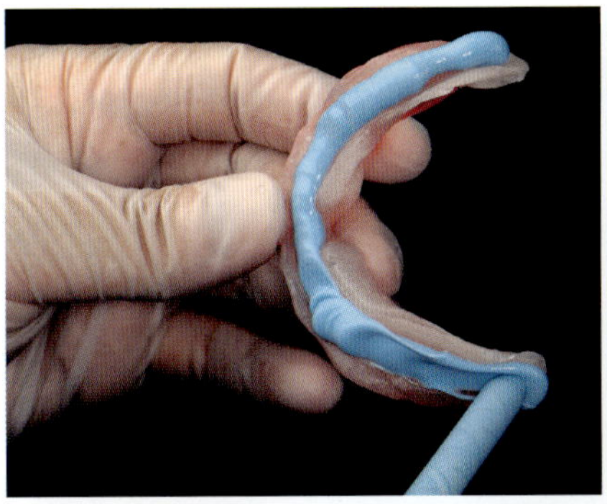

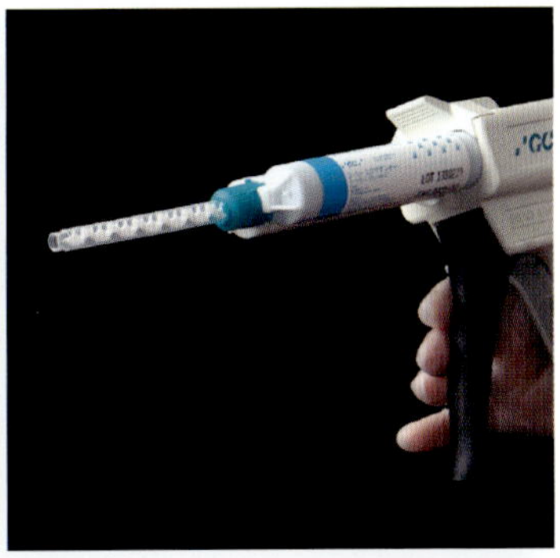

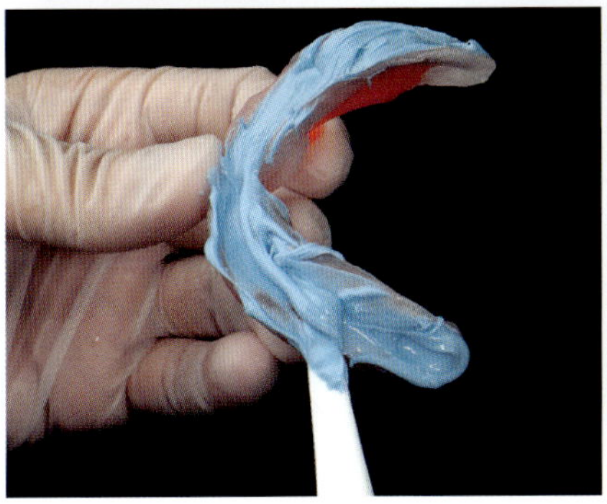

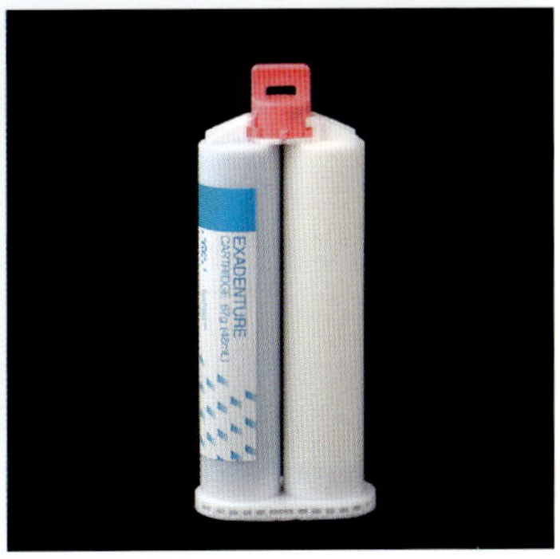

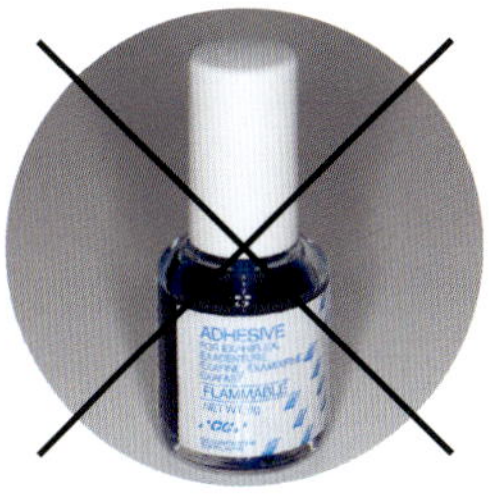

소프트라이너에는
접착제가 필요 없다.

정밀 인상 시 일상생활의 기능 운동 중에서
대표적인 다섯 가지 동작을 다음과 같은 순서로 실시하도록 한다.

기능 운동
(1~2세트)

우–

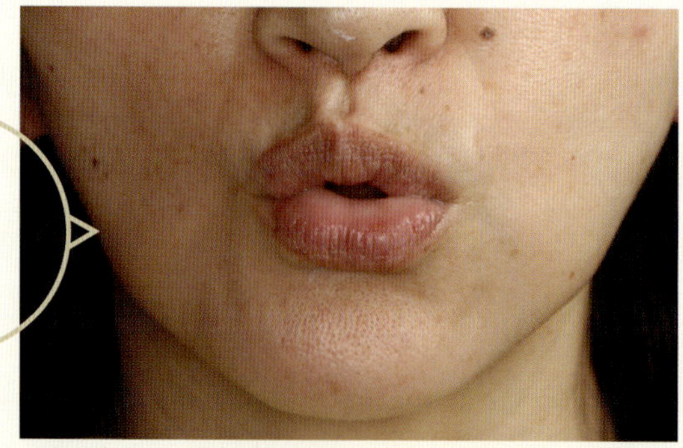

입을 뾰족하게 한다.

이–

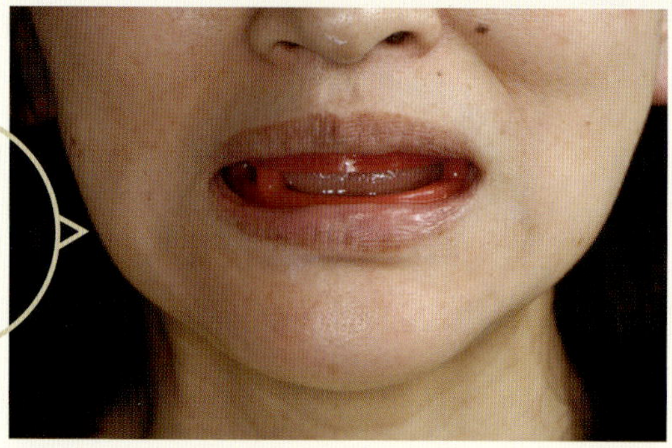

입꼬리를 당긴다.

우–

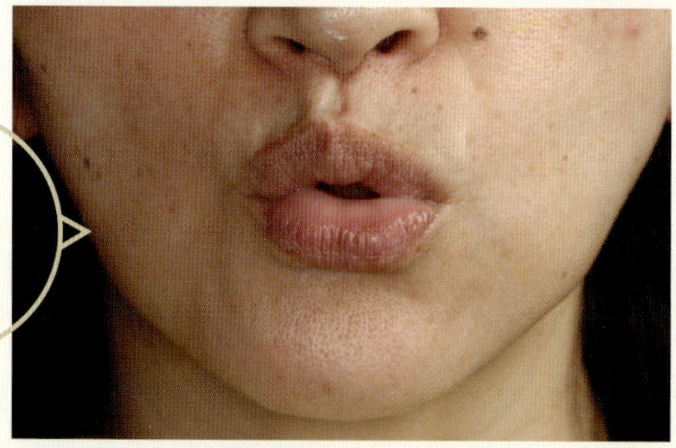

입을 뾰족하게 한다.

이–

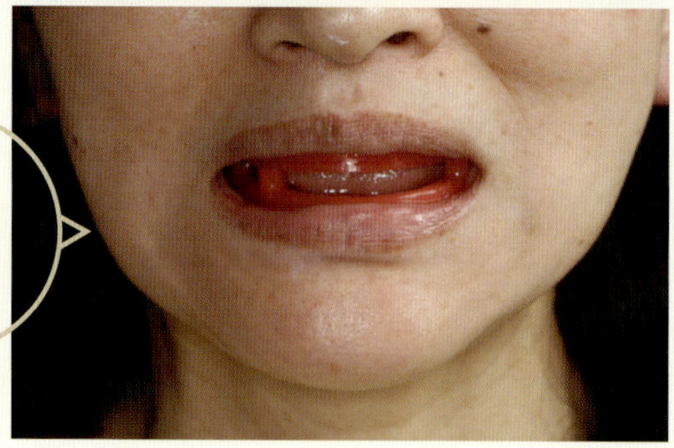

입꼬리를 당긴다.

아-

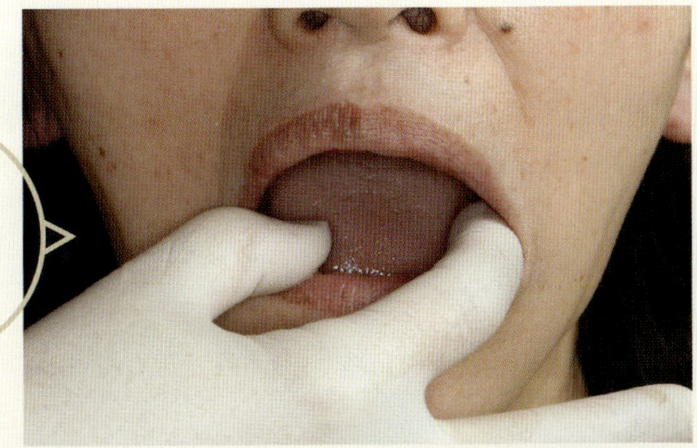

개구한다.

낼름낼름

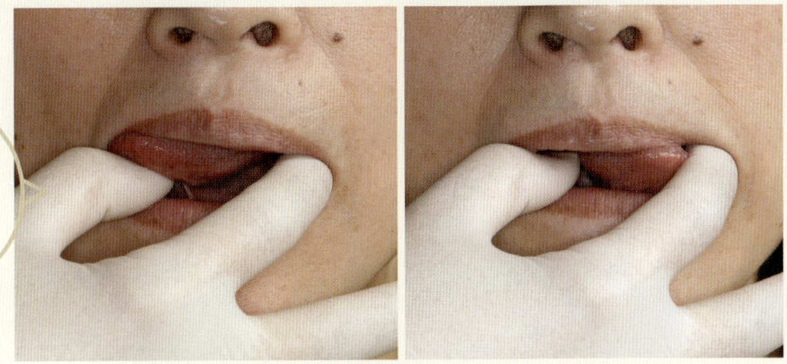

윗입술을 핥는다.

긋-

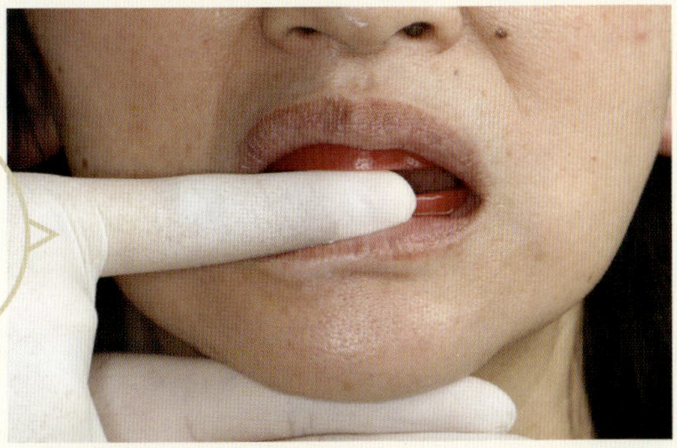

시술자의 손가락을 혀로 밀어낸다.

꿀꺽

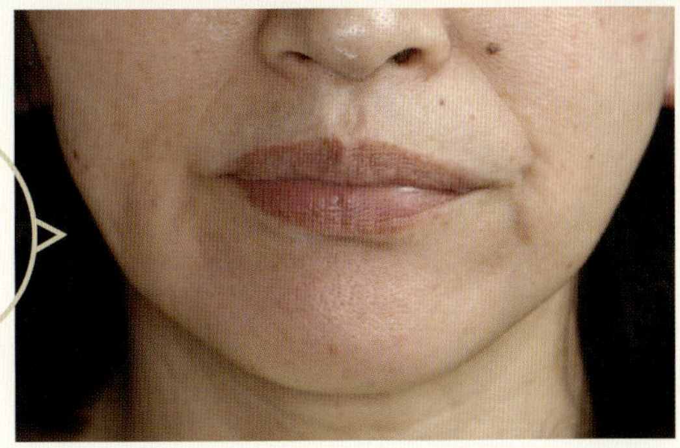

연하한다.

Q 16

정밀 인상

예비 인상으로 만든 개인 트레이의 retromolar pad가 맞지 않습니다. 이유가 무엇인가요?

A

뚜렷한 치조제 흡수 증례에서는 retromolar pad가 흡수되어 개·폐구 시에 변형이 크게 일어나는 경향이 있습니다. 따라서 이러한 증례에서는 개인 트레이의 같은 부분에 레진을 첨가하여, 적합성을 높인 후 정밀 인상을 채득합니다.

개구 폐구

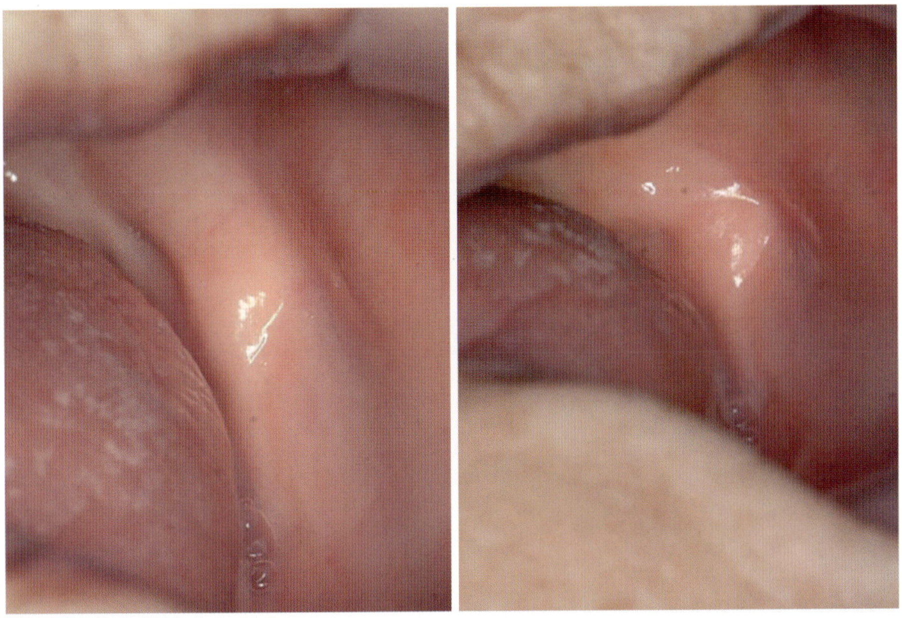

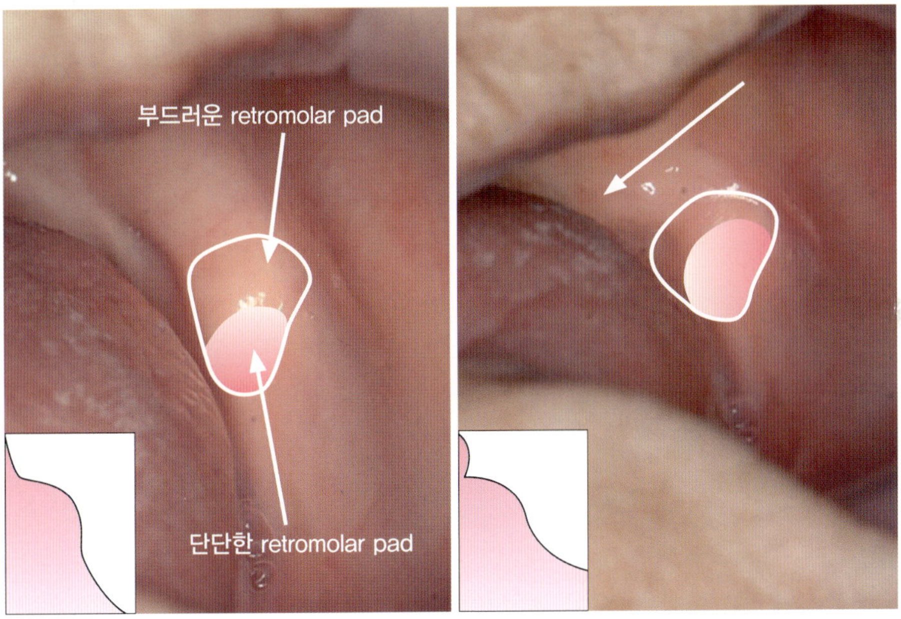

Retromolar pad부는 앞쪽이 섬유성 조직이 풍부하고 단단하며, 뒤쪽은 선조직이 풍부하고 부드럽다. 입을 벌리면 익돌하악봉선이 당겨져 부드러운 retromolar pad부가 일어난다. 입을 다물면 이 부드러운 retromolar pad부가 설측으로 기울어진다. 따라서 개·폐구 시에 형태가 변화한다.

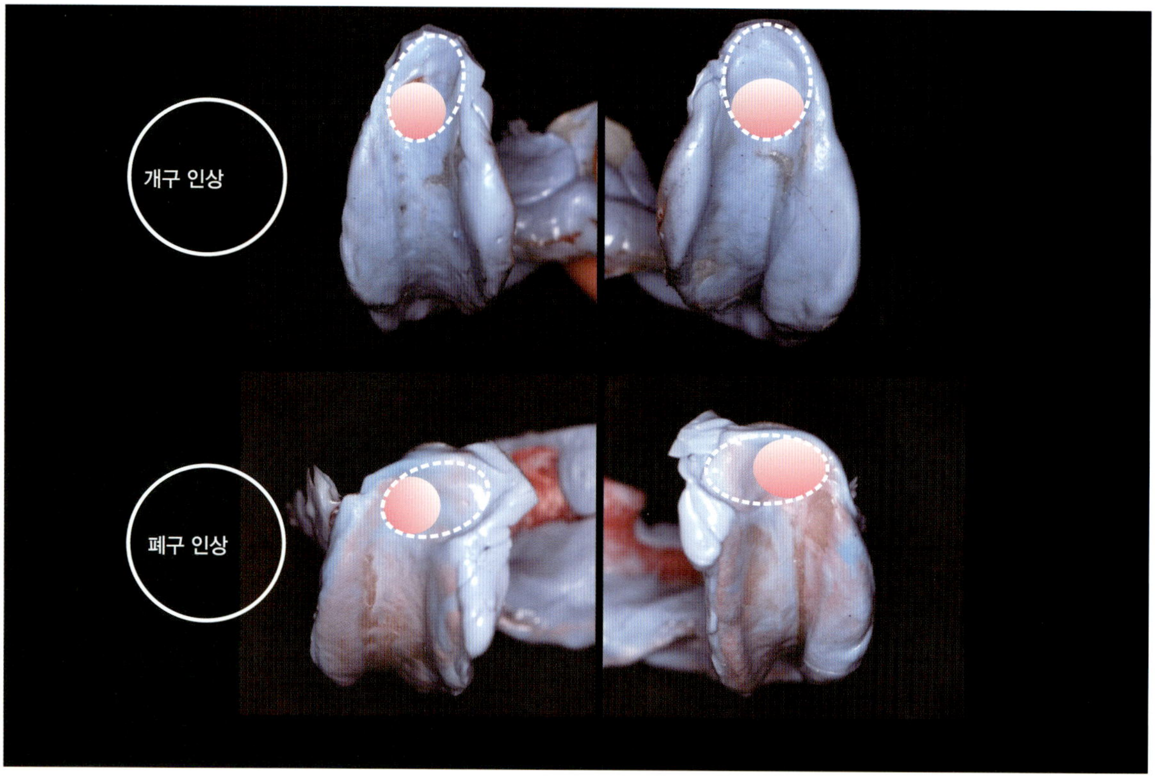

Retromolar pad부는 입을 벌리면 세로로 길어지고, 입을 닫으면 가로로 길게 변화한다.

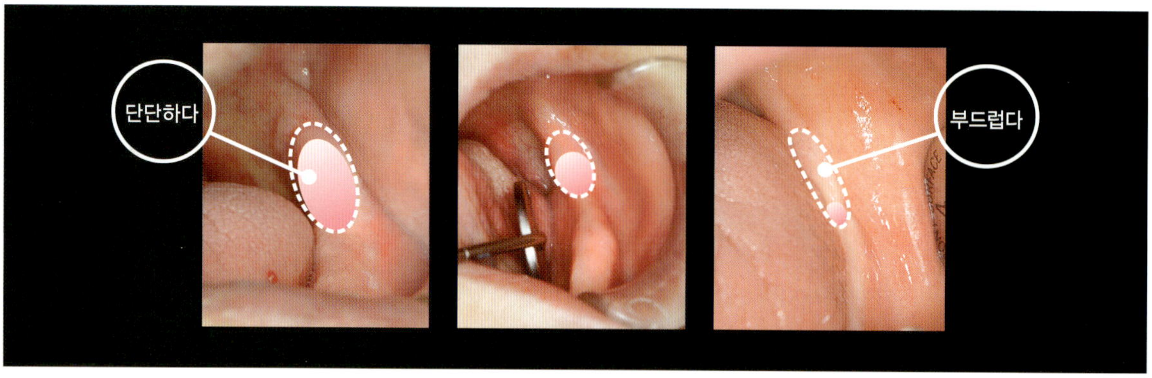

Retromolar pad가 흡수되면 retromolar pad의 단단한 섬유성 조직이 적어지고, 개·폐구 시 변형량이 커진다. 따라서 예비 인상 시와 정밀 인상 시의 교합 고경이 약간만 틀어져도 retromolar pad와 동일한 부위의 개인 트레이가 맞지 않게 된다. 흡수되고 있는 retromolar pad는 현저한 치조제 흡수 증례에서 볼 수 있는 경향이 있다.

이러한 증례에서는 정밀 인상용 개인 트레이의 교합채득 후 트레이의 retromolar pad부에 즉시 중합 레진을 첨가하여 형태를 수정하고 적합성을 도모한다. 그 후 정밀 인상을 채득한다.

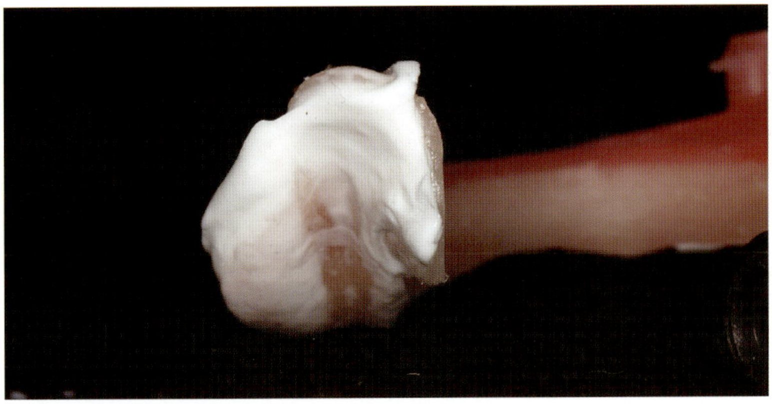

폐구 상태에서 핏체커로 부적합을 확인한다.

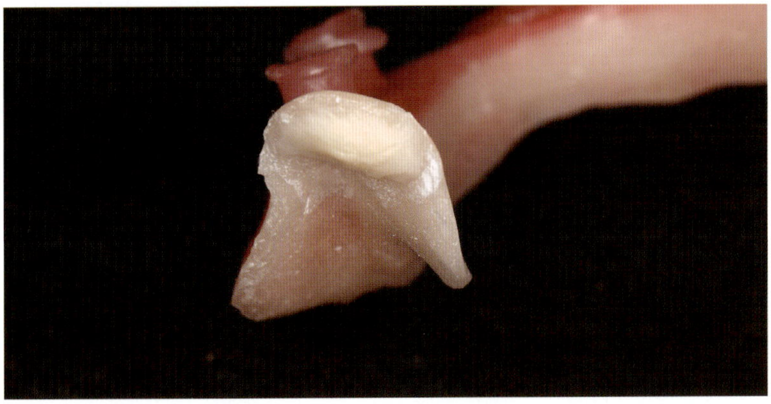

즉시 중합 레진을 첨가하여 폐구 상태에서 경화시킨다.

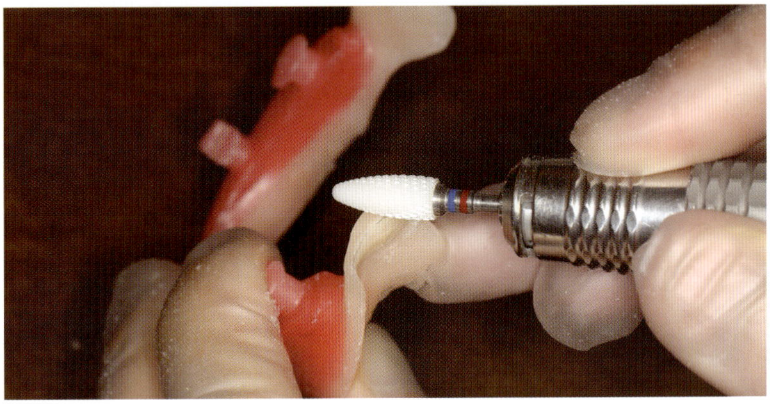

형태 수정

Q 17

정밀 인상

구강저 움직임의 차이에 따른 인상 패턴에 대해 알려 주세요.

개구 시 구강저 형태의 분류

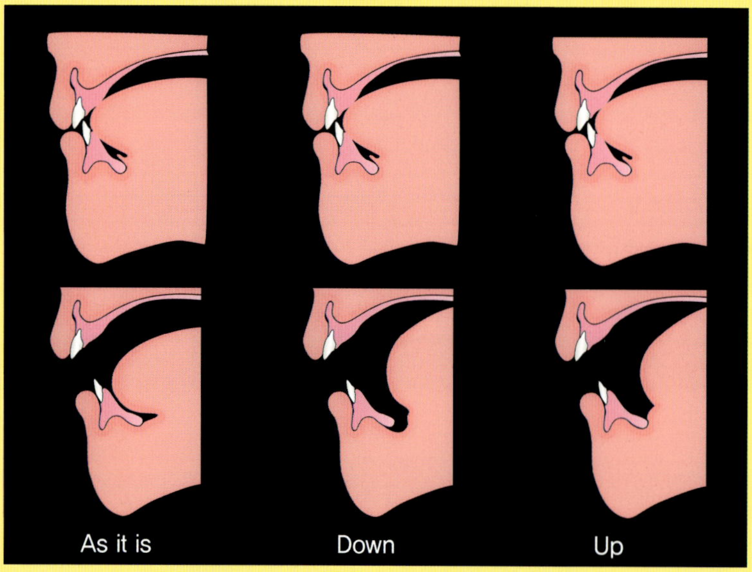

입을 벌리면 다음 증례와 같이 분류할 수 있습니다.

① 구강저가 거의 그대로 높이를 유지하는 증례

② 구강저가 내려가는 증례

③ 구강저가 솟아오르는 증례

구강저가 내려가는 증례에서는 개구 시 혀가 후퇴위를 취하고 있는 경우에 많이 보이며, 구강저가 솟아올라오는 증례에서는 뚜렷한 치조제 흡수 증례에서 많다는 것이 특징입니다.

A

① 구강저가 거의 그대로 높이를 유지하는 증례 ➡ 흡착 인상법을 시행합니다.

② 구강저가 내려가는 증례 ➡ 개구 시 구강저가 내려감으로써 생기는 공간을 채웁니다.

③ 구강저가 솟아오르는 증례 ➡ 구강저의 피복점막(가동점막)을 피한 개인 트레이를 사용하여 인상합니다.

① 구강저가 거의 그대로 높이를 유지하는 증례

일반적인 흡착 인상법을 실시한다.

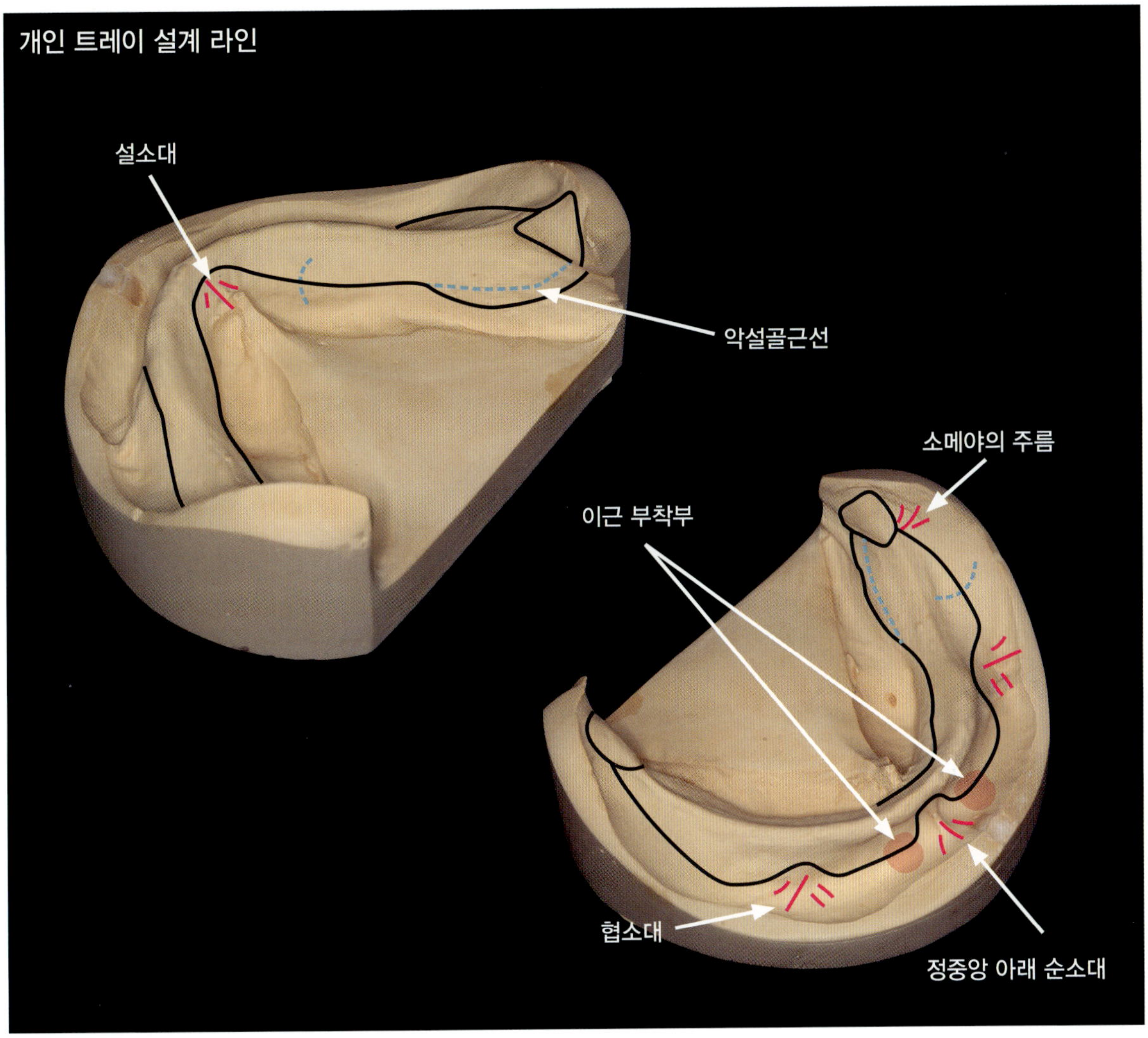

왁스 교합제 개인 트레이 외형선

협측	협소대와 소메야의 주름을 피해 치은협이행부 최하점
순측	정중앙 아래 순소대를 피하여 치은순이행부 최하위점에서 2mm 위에, 이근 부착부가 보이면 릴리프
설측 전방	설소대를 피한다. 가장 볼록한 부분
악설골근선부	악설골근선을 2~3mm 더 길게
Retromolar pad부	전체를 덮는다.

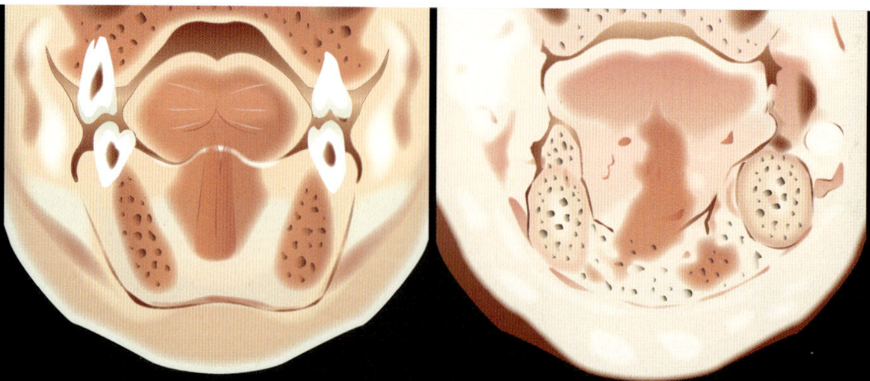

치열이 없으면 혀와 협점막이 치조제 쪽으로 기울어지므로, 유사 치열인 왁스 교합제를 세울 필요가 있다.

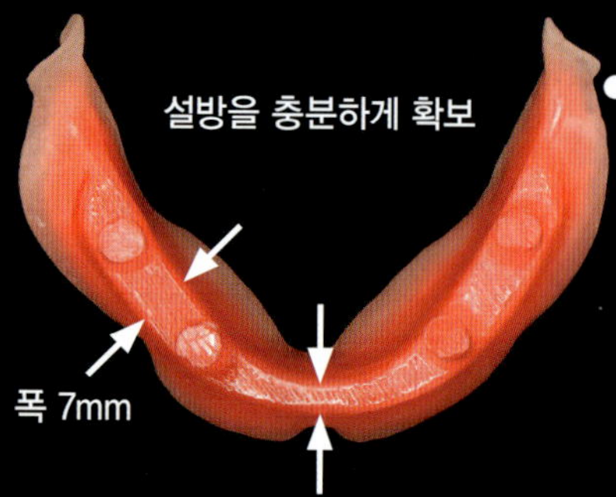

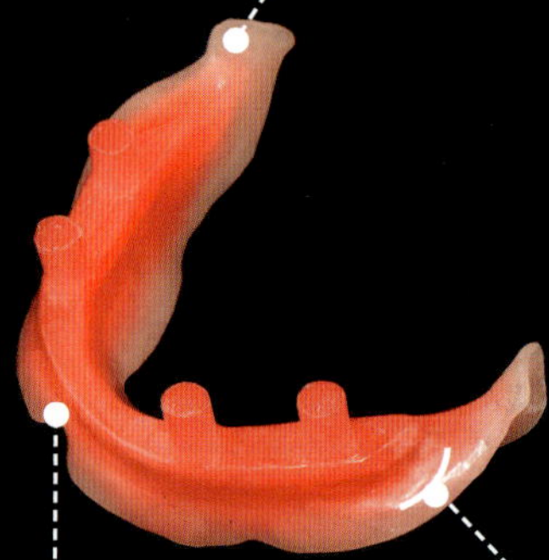

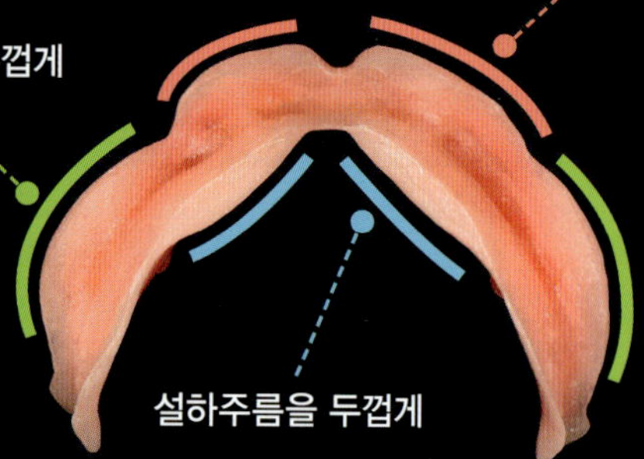

트레이는 부분적으로 1~2mm 정도의 두께로 만든다.

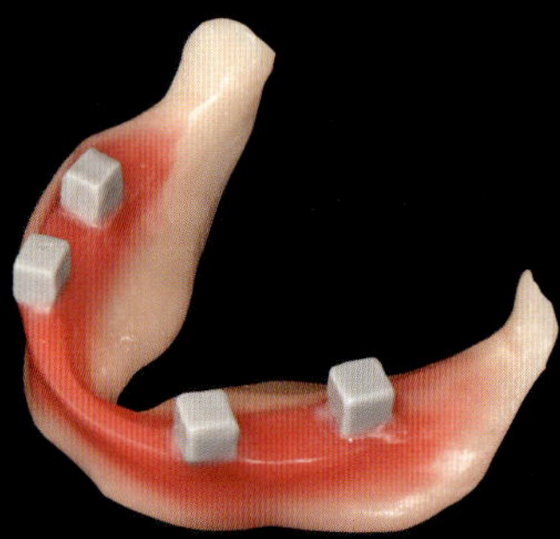

깨무는 힘이 강한 증례에는 인레이 왁스로 사각형 기둥 돌기를 제작한다.

② 구강저가 내려가는 증례

개구 시 혀가 후퇴위를 취하는 경우가 많다.
개구 시 구강저가 내려감으로써 생기는 공간을 채운다.

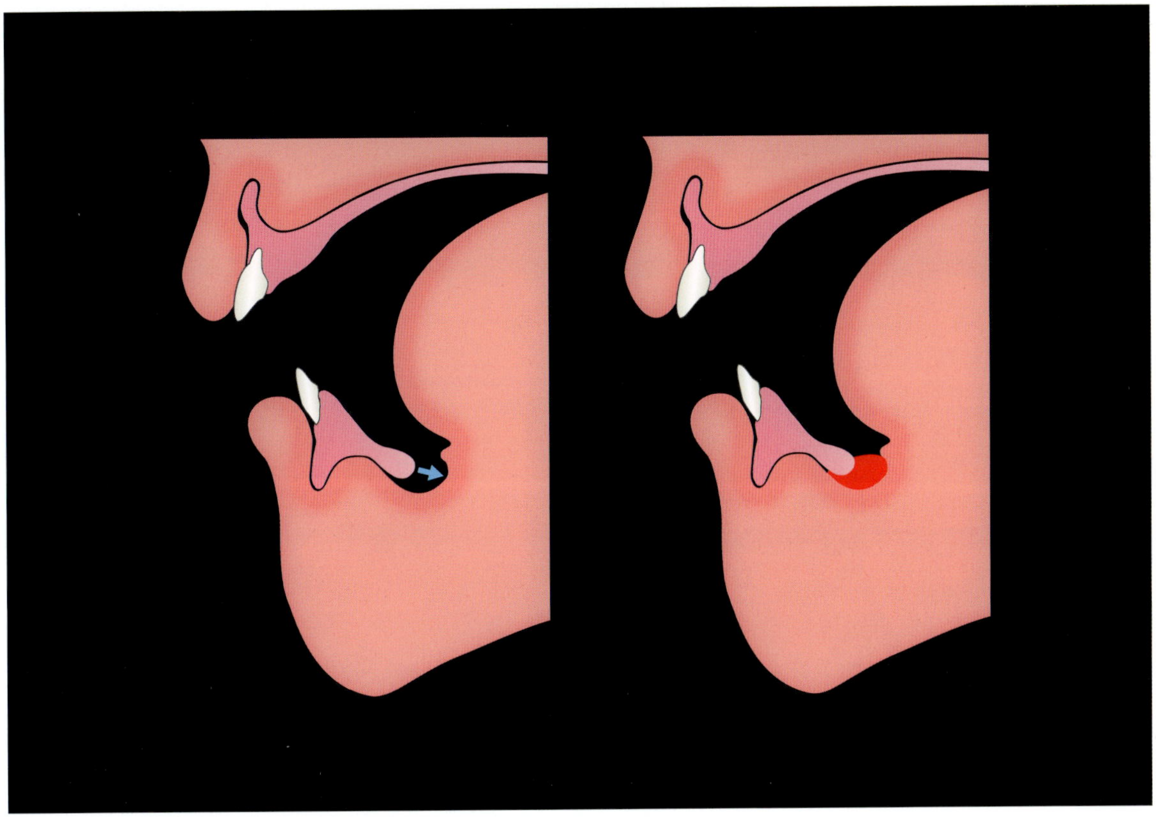

정밀 인상법

하악 전치부 인공치를 눌러 음압을 느낄 수 없는 경우에는 누출 부위를 설하주름으로 생각하고 설측 첨가로 진행한다.

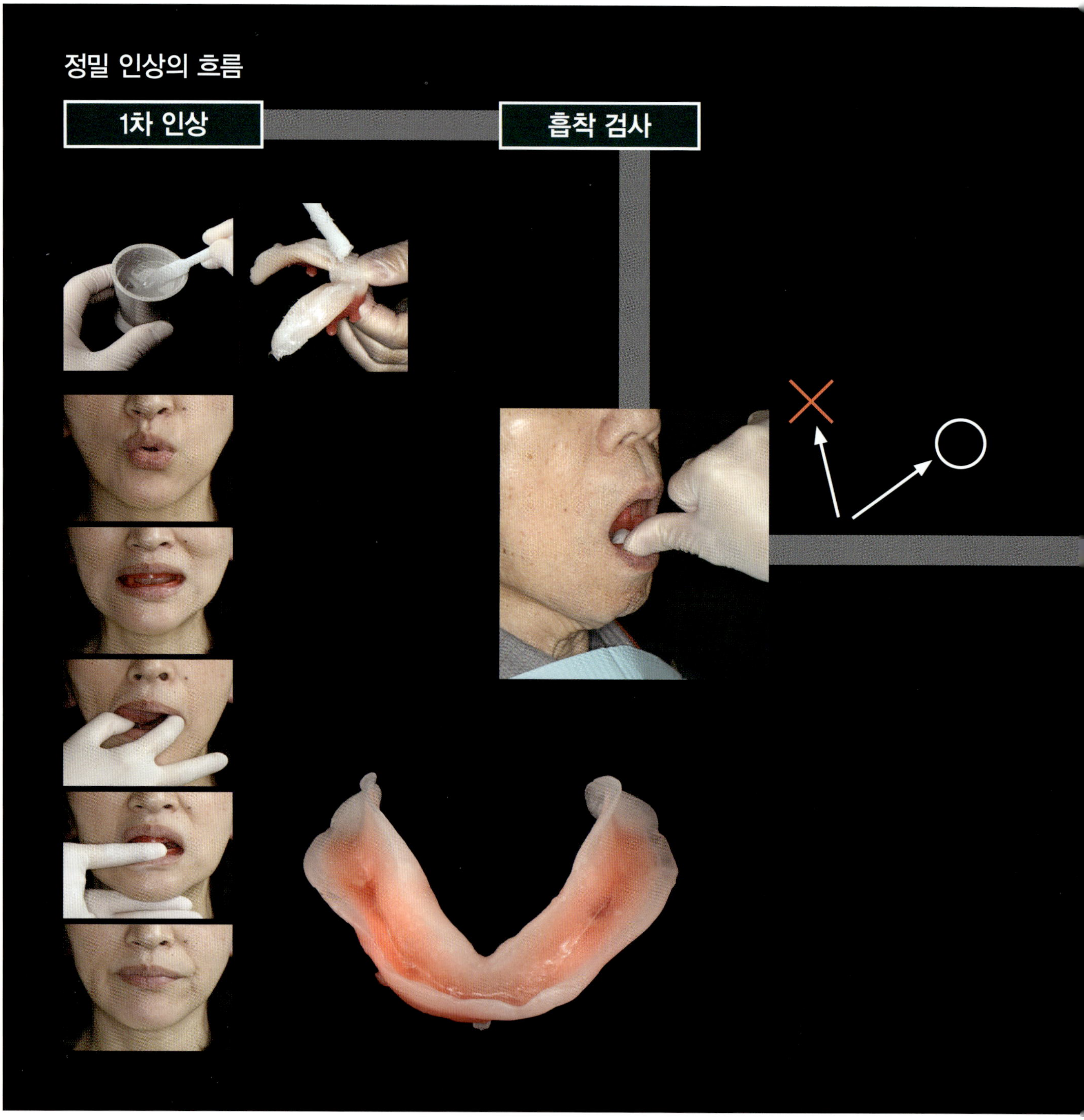

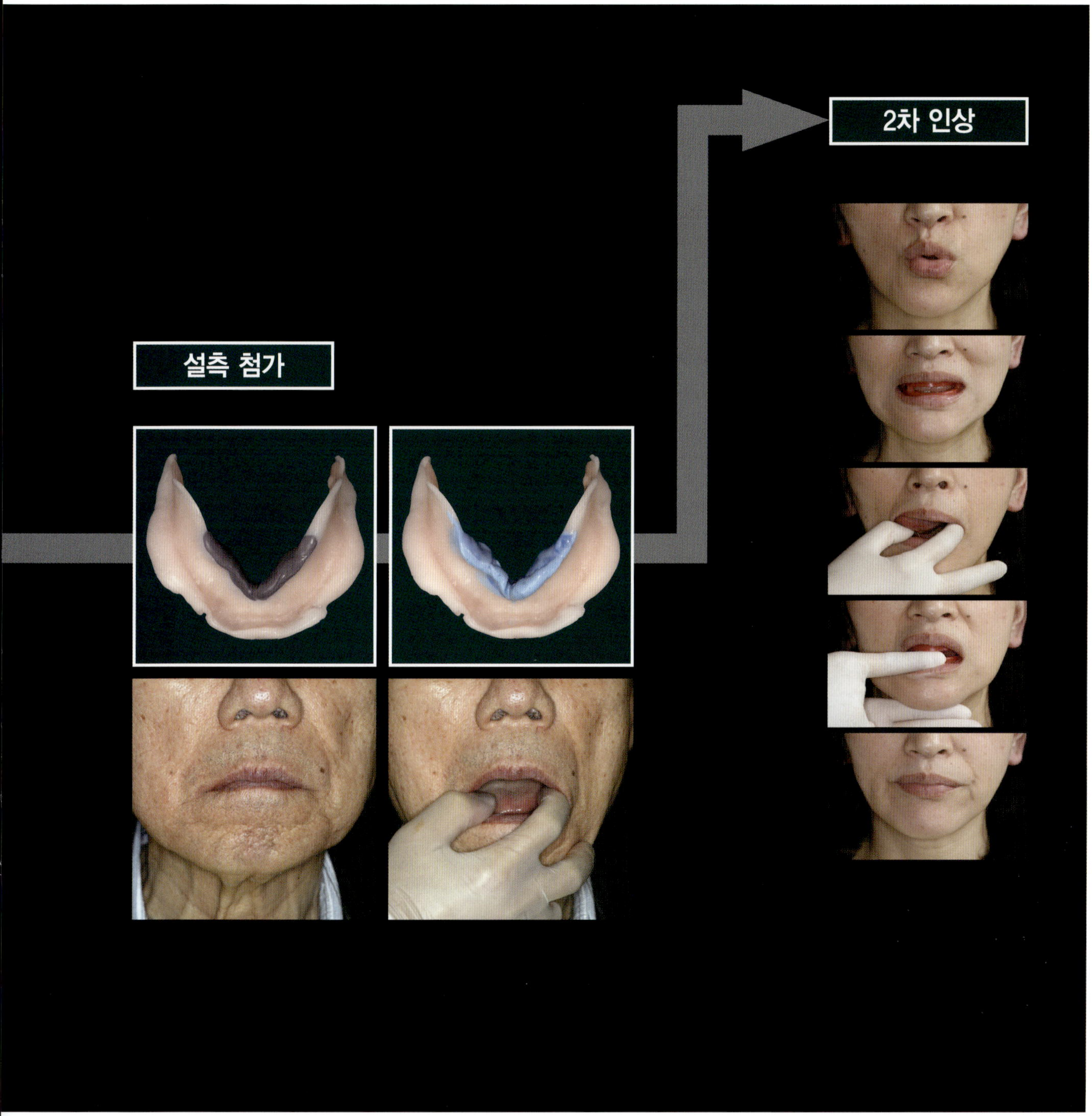
2차 인상
설측 첨가

설측 첨가

1차 첨가

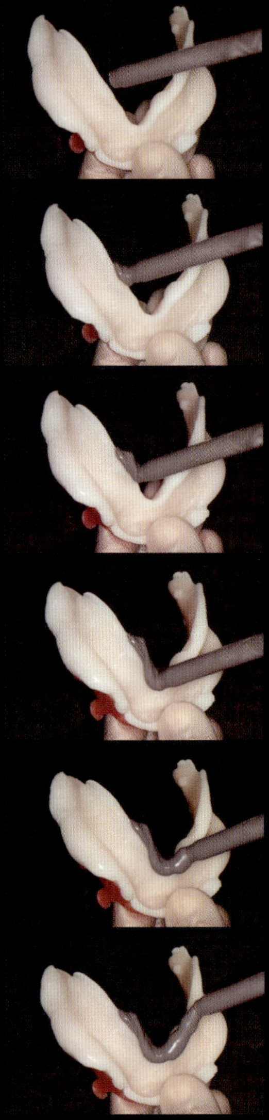

설하주름에 해당하는 부위에 탄력이 강한 실리콘 인상재 EXADENTURE 보더타입(GC)을 담는다. 접착제는 필요하지 않다.

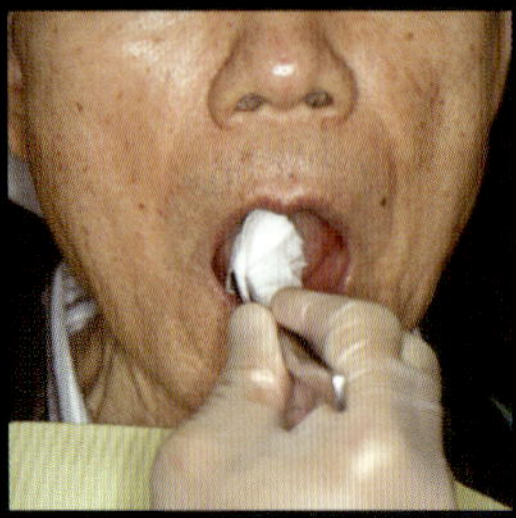

거즈로 타액을 닦는다.

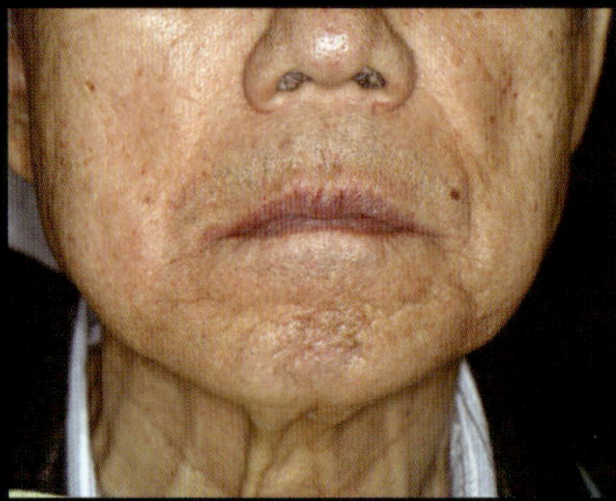

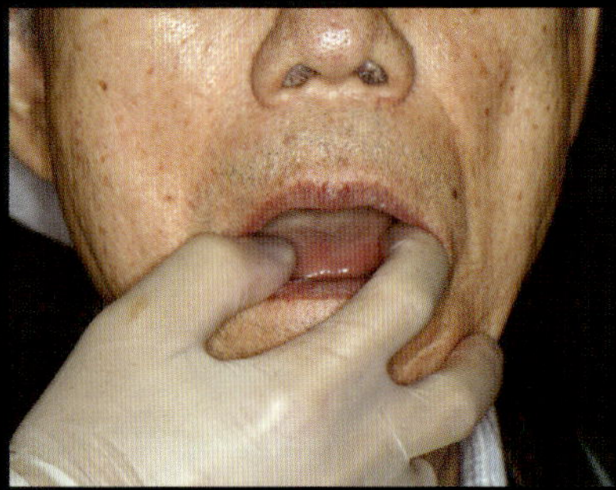

연하

개구

2회 정도 반복하여 경화될 때까지
개구 상태를 유지한다.

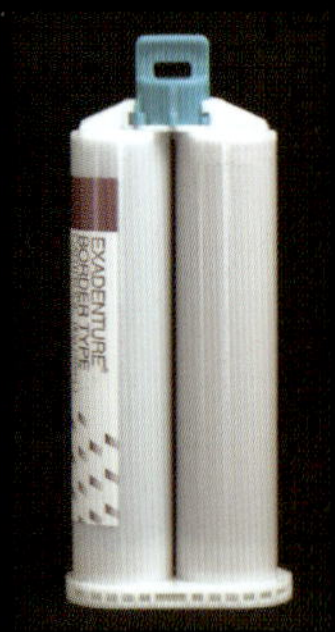

EXADENTURE 보더 타입(GC)
조작 시간: 120초
경화 시간: 180초

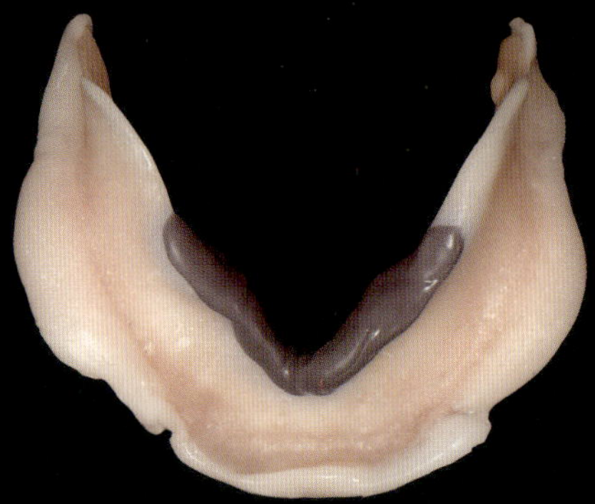

1차 첨가로 충분하게 음압이 얻어졌다면 잉여부는 삭제한다.

2차 첨가

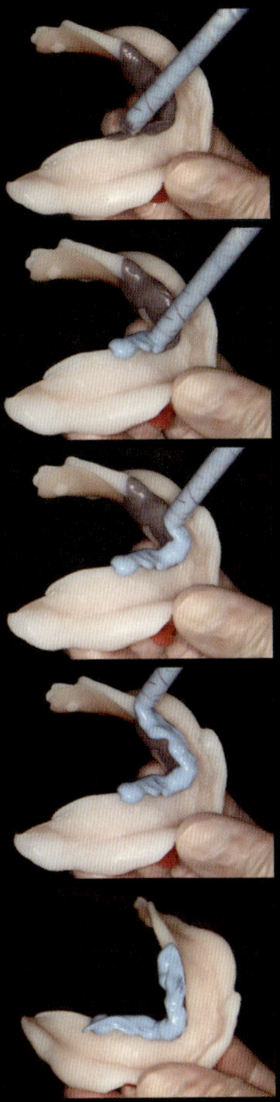

설하주름에 해당하는 부분에 흐름성이 좋은 EXADENTURE(GC)를 담는다. 접착제는 필요하지 않다.

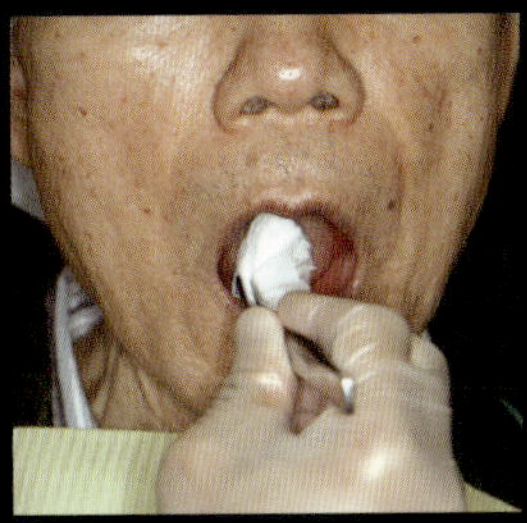

거즈로 타액을 닦는다.

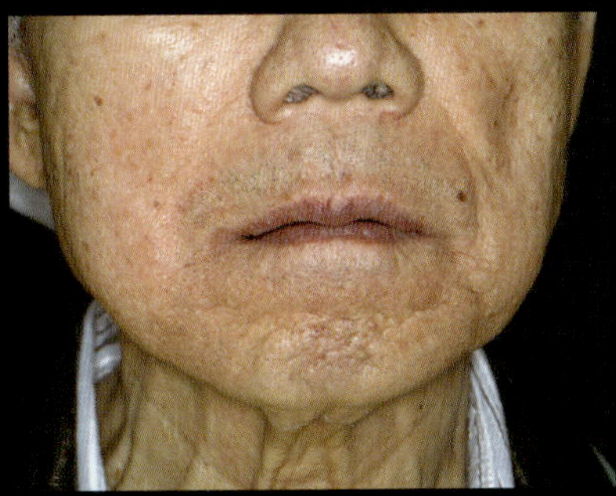

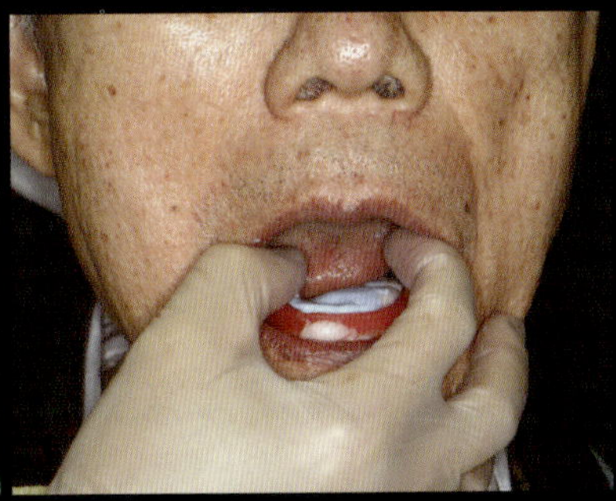

연하 — 개구

2회 정도 반복하여 경화될 때까지 개구 상태를 유지한다.

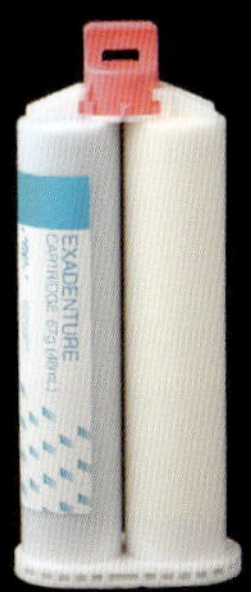

EXADENTURE(GC)
조작 시간: 150초
경화 시간: 180초

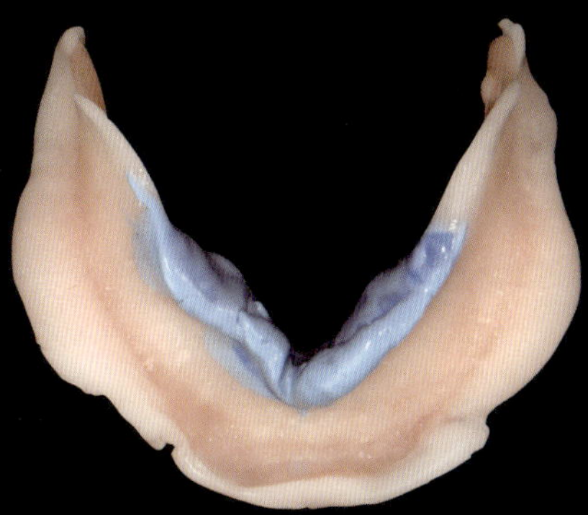

③ 구강저가 솟아오르는 증례

뚜렷한 치조제 흡수 증례가 많다.
구강저의 피복점막(가동점막)을 피한 개인 트레이로
일반적인 다섯 가지 동작의 정밀 인상을 실시한다.

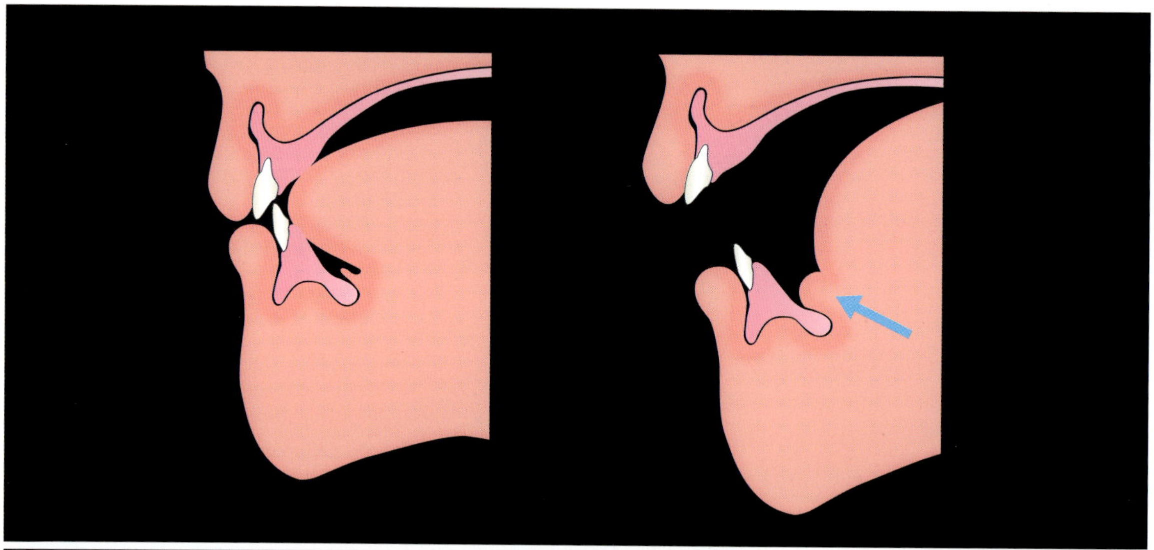

개인 트레이의 설계 라인

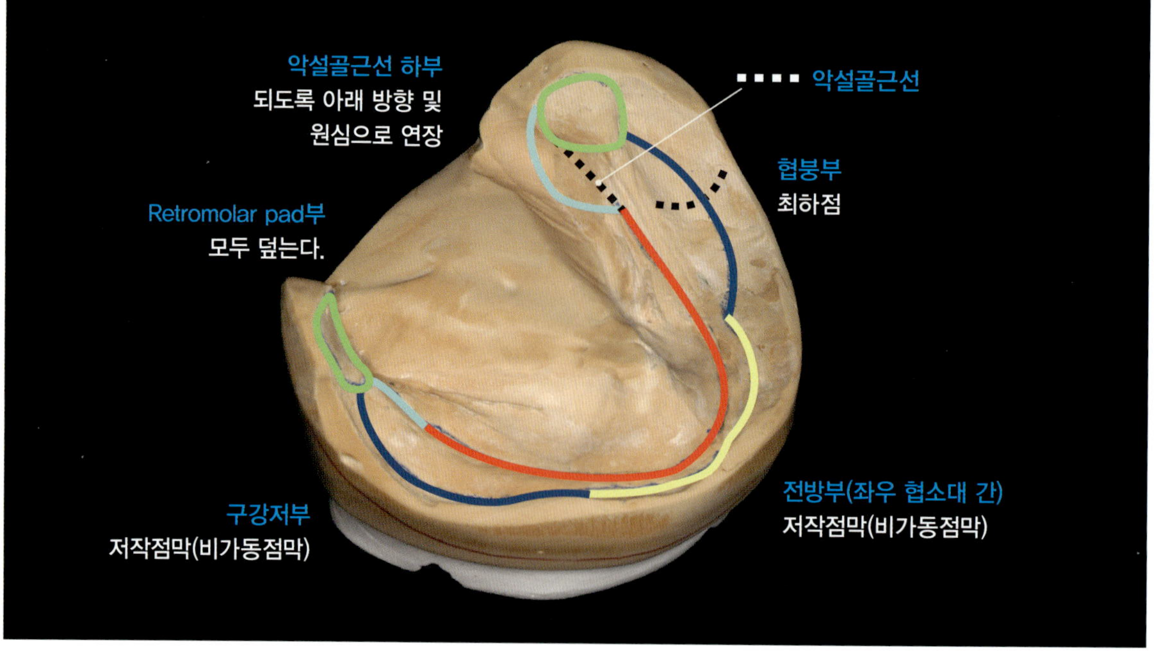

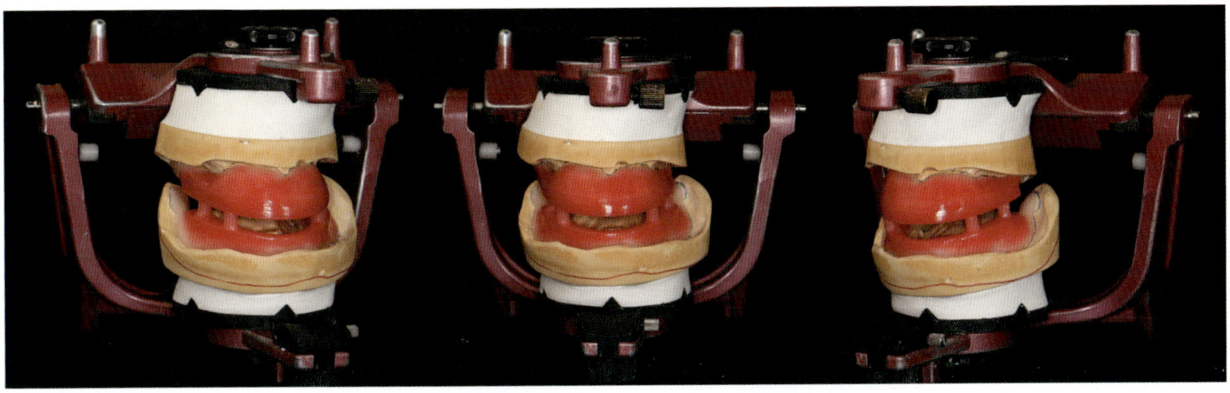

정밀 인상을 위해 임시 교합채득용으로 4개의 버팀목을 세운 밀랍 교합상 개인 트레이. (→ p. 53)

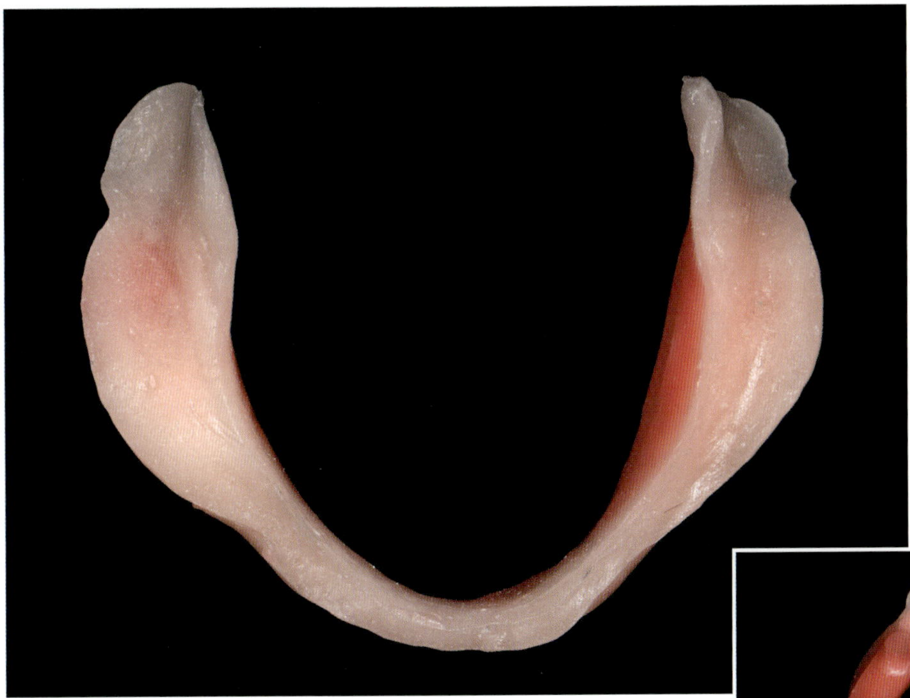

이러한 사슴뿔과 같은 특징적인 형태의 개인 트레이가 된다.

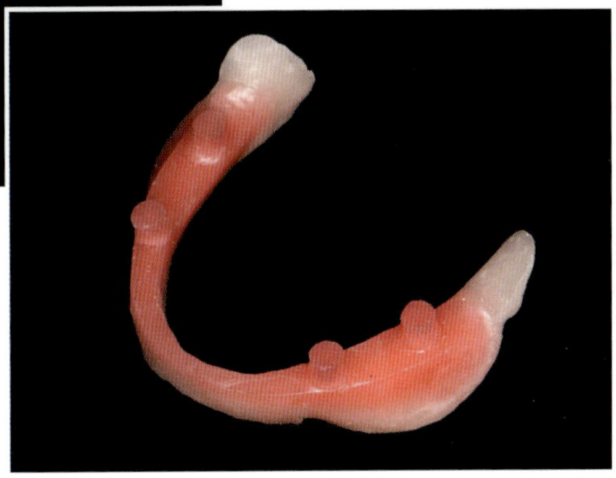

Q 18

정밀 인상

허가 뒤로 끌리는 환자의 대응 방법을 자세히 알려 주세요.

A

1. 인공치 배열 등으로 설방이 좁아졌을 때는 넓혀줍니다. (→ p. 32)
2. 설하주름부의 의치상을 연장합니다.

① 정밀 인상 시 설하주름부를 연장합니다.

② 의치 완성 후 설하주름부를 연장합니다.

개구 시 혀가 후퇴위를 취하면 설하주름도 후방으로 당겨져, 결과적으로 구강저가 낮아지고 공기의 누설이 일어나기 쉬워집니다. 그러면 점막에 의한 의치 변연 전체 둘레를 봉쇄할 수 없게 되므로 흡착을 할 수 없게 됩니다. 그래서 설하주름부를 연장합니다.

혀의 후퇴위 분류

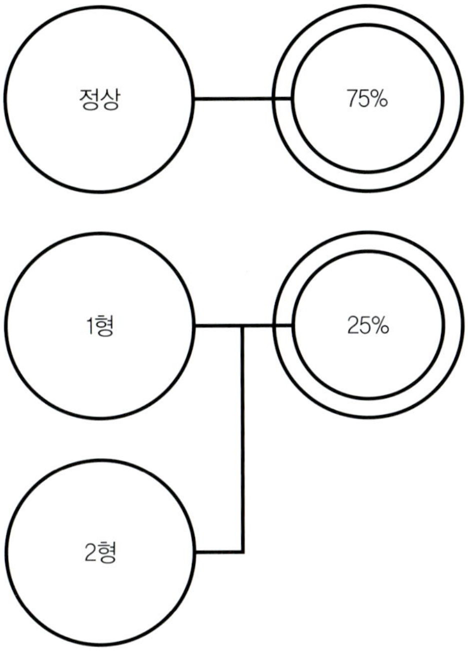

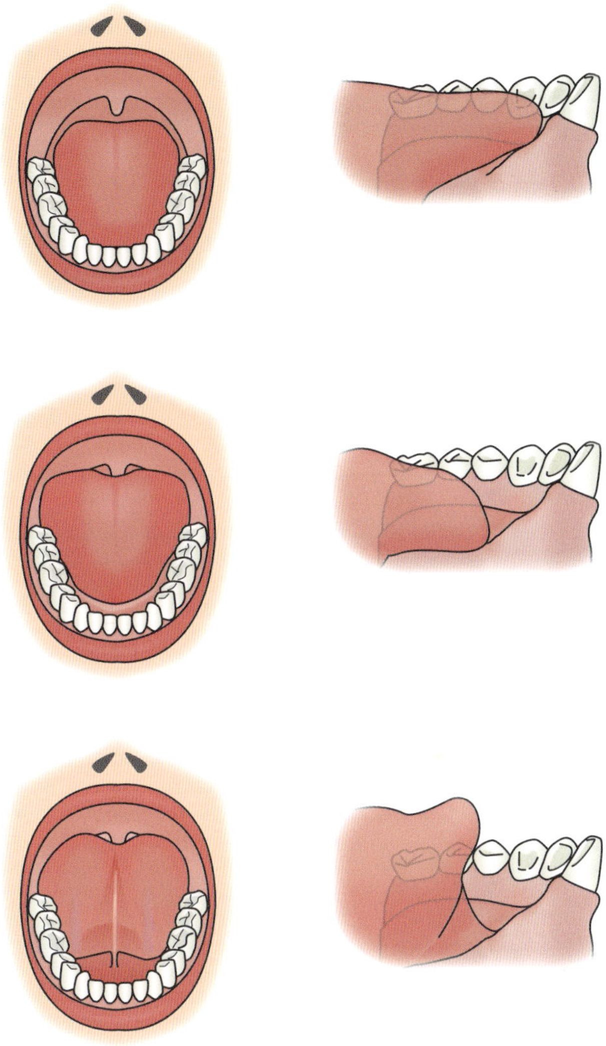

Wright 씨의 보고에 의하면, 입을 벌리면 75%는 혀가 정상위에 있고, 혀가 후퇴위를 취하는 사람이 25%였다고 한다.
1형은 혀끝을 아래로 향하고 혀가 후퇴위를 취하는 타입이다. 2형은 혀끝을 위쪽으로 향하고 혀가 후퇴위를 취하는 타입이다. 전방에서 혀를 보면, 설첨이 설체 안으로 파고 들어가 방형으로 보인다.
필자의 무치악 환자에 대한 임상 관찰에서도 마찬가지로 분류할 수 있다.

정상 1형 2형

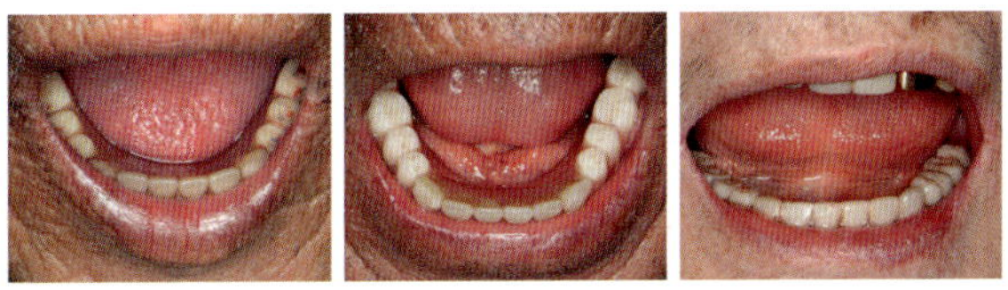

[참고문헌]
Wright, C.R., Swartz, W.H. and Godwin, W.C.: Mandibular denture stability. The Overbeck Co, 1961.

유치악 환자의 혀 후퇴위 비율

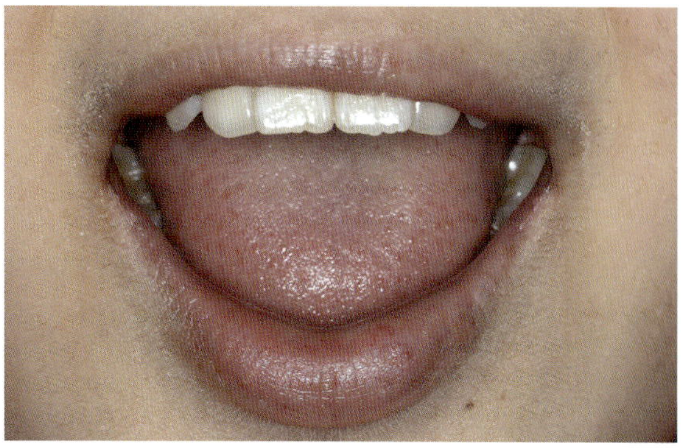

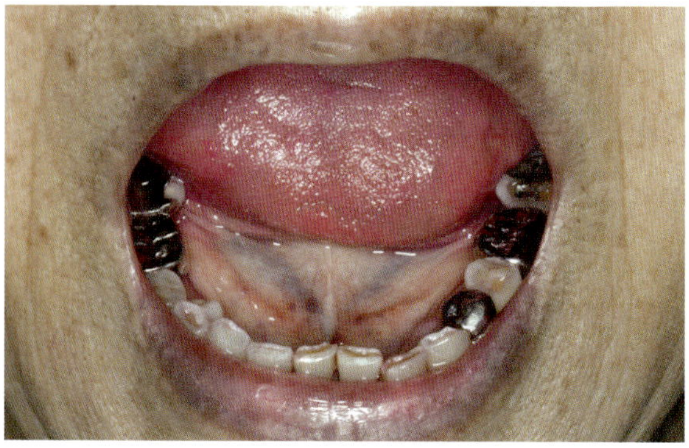

스터디 그룹 센다이(仙台) '츠키이치 모임(月一会)' 및 야마가타(山形) '카츠시 학원 Jr.의 모임(勝史塾Jr.の会)'에 의한
'혀의 위치'에 대한 설문조사(유치악 대상자 128증례): 2014

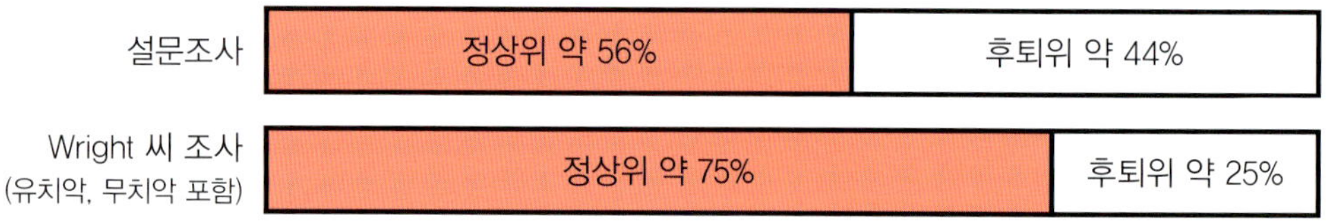

무치악 환자의 혀 후퇴위 비율

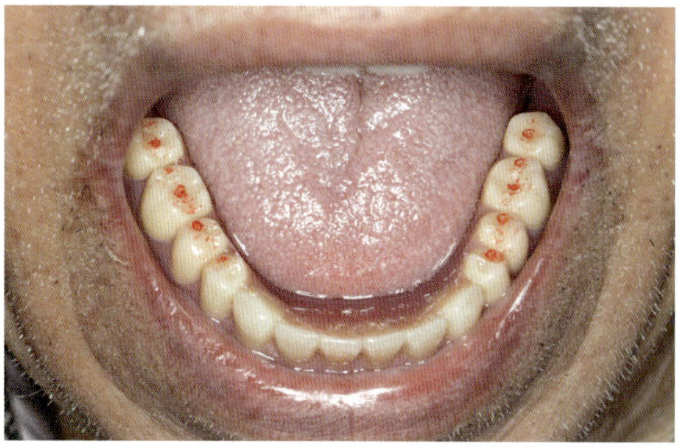

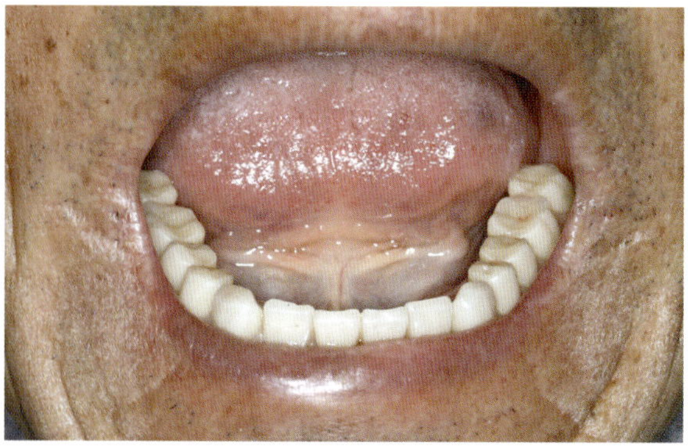

스터디 그룹 센다이(仙台) '츠키이치 모임(月一会)' 및 야마가타(山形) '카츠시 학원 Jr.의 모임(勝史塾Jr.の会)'에 의한
'혀의 위치'에 대한 설문조사(무치악 대상자 83증례): 2014

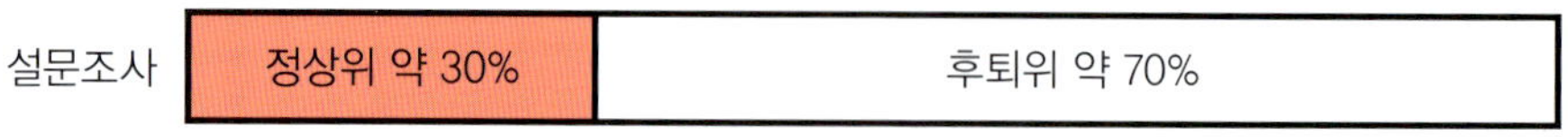

2. 설하주름부의 의치상을 연장한다

콘셉트

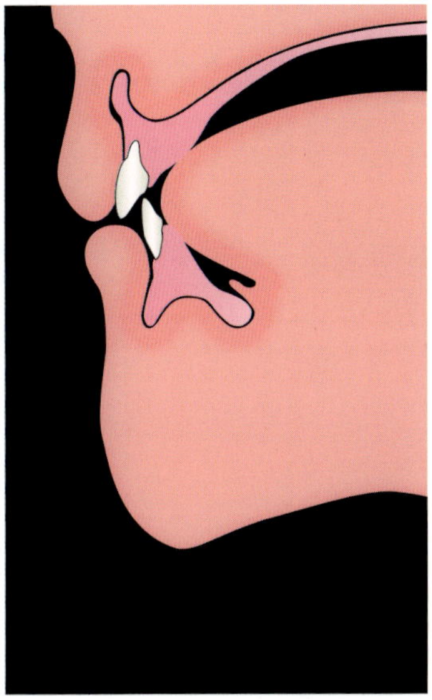

폐구 시에는 혀가 전방에 있는 정상위를 취하고 있다.

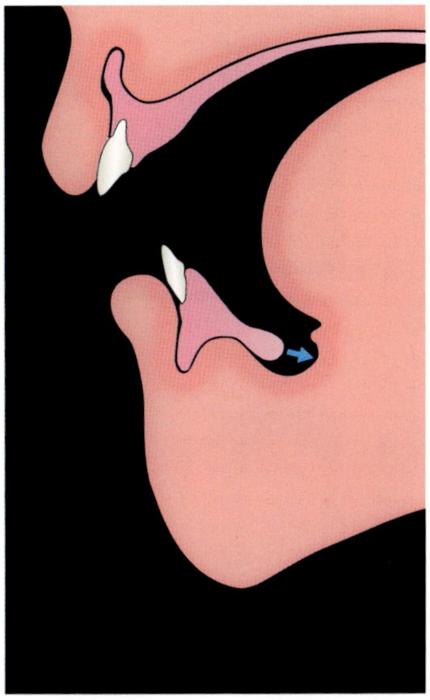

개구 시 혀가 후퇴위를 취하면 설하주름도 뒤로 당겨져, 결과적으로 구강저가 내려가고 누출이 일어나기 쉽다.

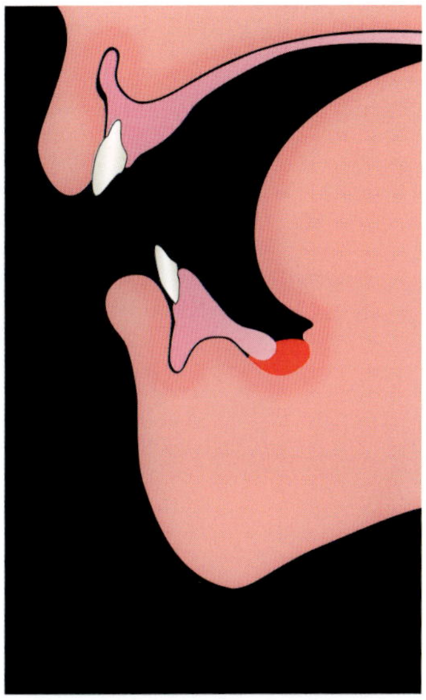

개구 시 혀가 후퇴위를 취하면 생기는 설하주름부 공간을 채우도록 설측 첨가를 실시한다. 이것으로 입을 벌려도 변연 봉쇄가 완성되어 흡착이 가능해진다.

혀의 후퇴 정도와 설하주름 양의 관계

많음 ← 설하주름 → 적음

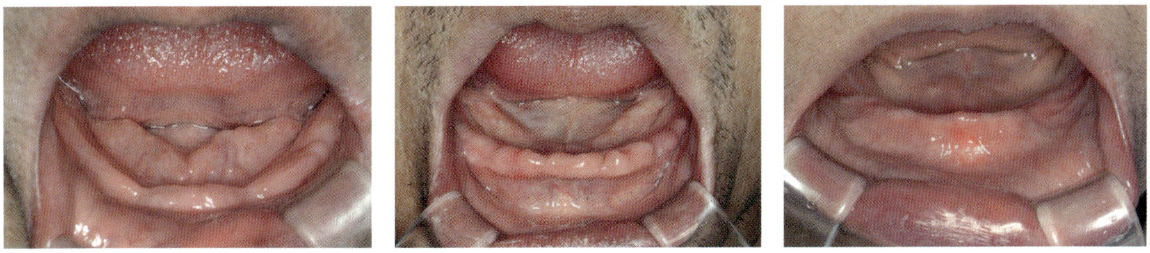

많음 ← 봉쇄 면적 → 적음

개구 시 혀가 후퇴위를 취하면 반드시 흡착이 되지 않는다는 것은 아니다. 혀의 후퇴 정도와 설하주름 양의 관계에 따라 다르다. 일반적으로는 혀의 후퇴 정도가 클수록 봉쇄가 깨지기 쉽고, 설하주름의 양이 많을수록 봉쇄가 깨지기 어렵다. 예외적으로 혀가 후퇴위를 취하더라도 구강저가 솟아올라와 봉쇄가 좋아지는 증례도 있다.

① 정밀 인상 시에 설하주름부를 연장한다. (→ p. 65)

② 의치 완성 후 설하주름부를 연장한다.

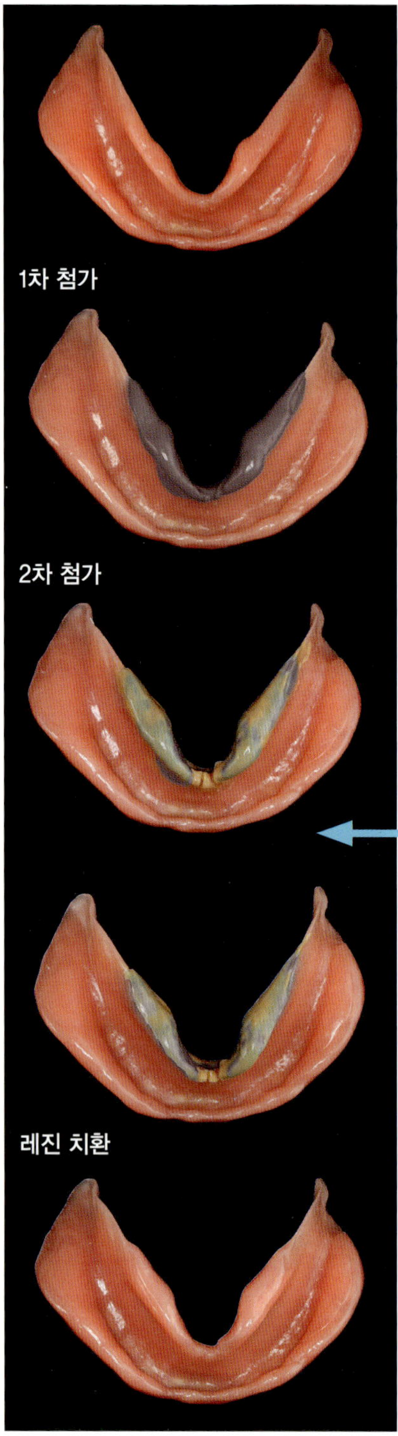

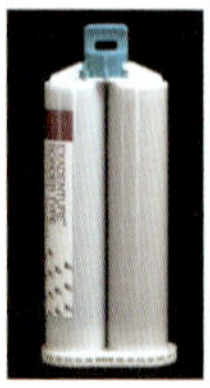

Ⓐ
EXADENTURE
보더 타입(GC)

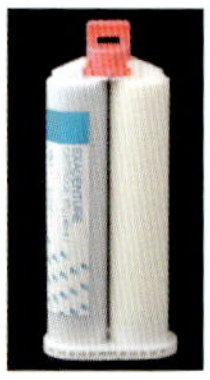

Ⓑ
EXADENTURE
(GC)

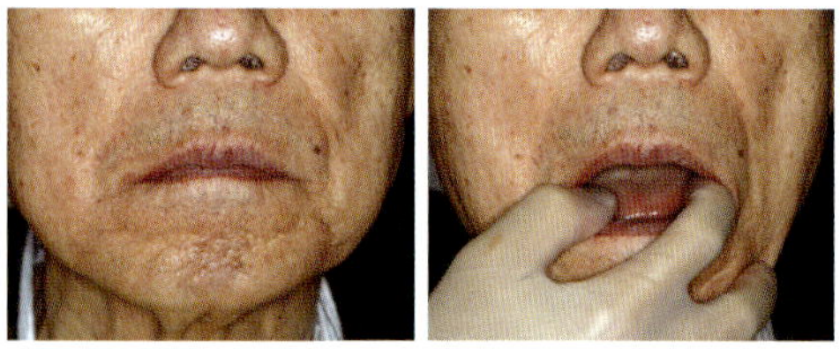

설하주름부에 단단한 실리콘 인상재를 도포하여, 연하와 개구를 2회 정도 반복하여 경화될 때까지 개구 상태를 유지한다.

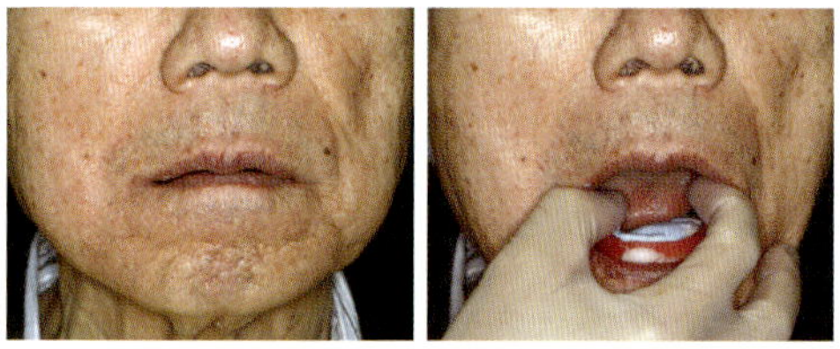

설하주름부에 부드러운 실리콘 인상재를 도포하여, 연하와 개구를 2회 정도 반복하여 경화될 때까지 개구 상태를 유지한다.

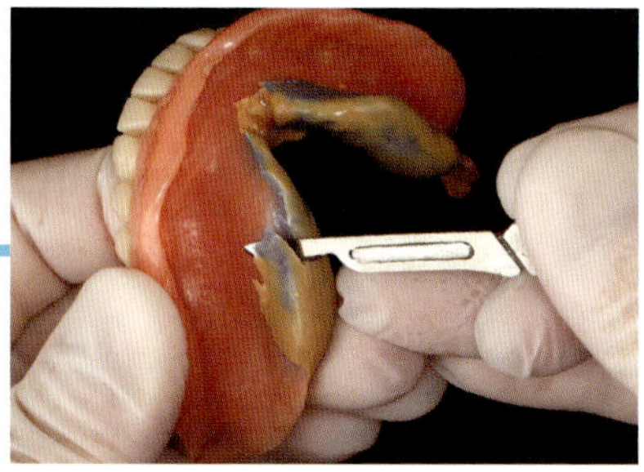

치조제에 해당하는 부위에 들어간 실리콘 인상재를 나이프 등으로 깎아낸다.

석고로 모형을 만들어 레진으로 대체한다.

교합

Fenlon 씨는 새로운 의치에 대한 환자 만족도는 악간 관계의 정확성과 크게 관련이 있으며, 환자의 의치에 대한 순응 능력은 이보다는 작지만 서로 관련이 있다고 하였다. 악간 관계 재현의 정확성은 하악 의치의 유지와 안정, 그리고 하악 치조제 조건이 영향을 미친다고 하였다.
즉 총의치 치료에서 가장 중요한 것은 '교합'이다.

환자 만족도 구조 모델
(잠재 변수와 통계학적 유의 경로)

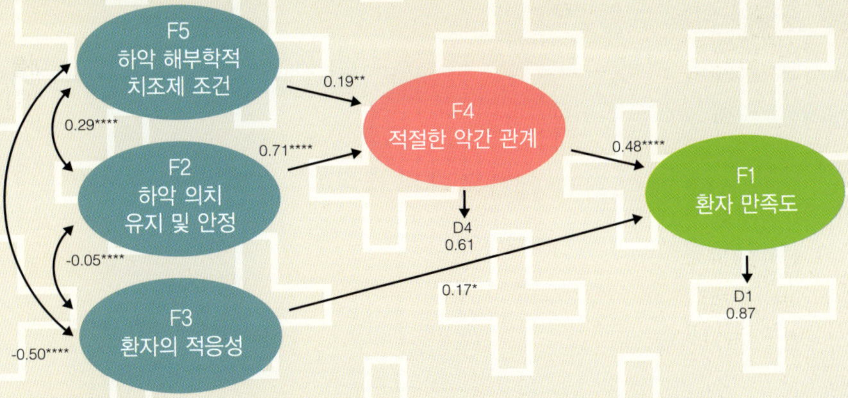

도형: Fenlon MR, Sherriff M: An investigation of factors influencing patients' satisfaction with new complete dentures using structural equation modeling. J Dent, 36 (6): 427–434, 2008.

4

Q 19

교합

흡착과 교합의 관계에 대해서 알려 주세요.

A

안정된 교합이 없으면 흡착을 얻을 수 없습니다.
안정된 tapping이 불가능한 경우, 의치는 기울거나 이동하는 등 3차원적으로 움직이며 정위치에 머무르지 않습니다.
정위치를 찾지 못하면 밀착이 일어나지 않고, 다음 단계의 흡착에도 도달할 수 없습니다.

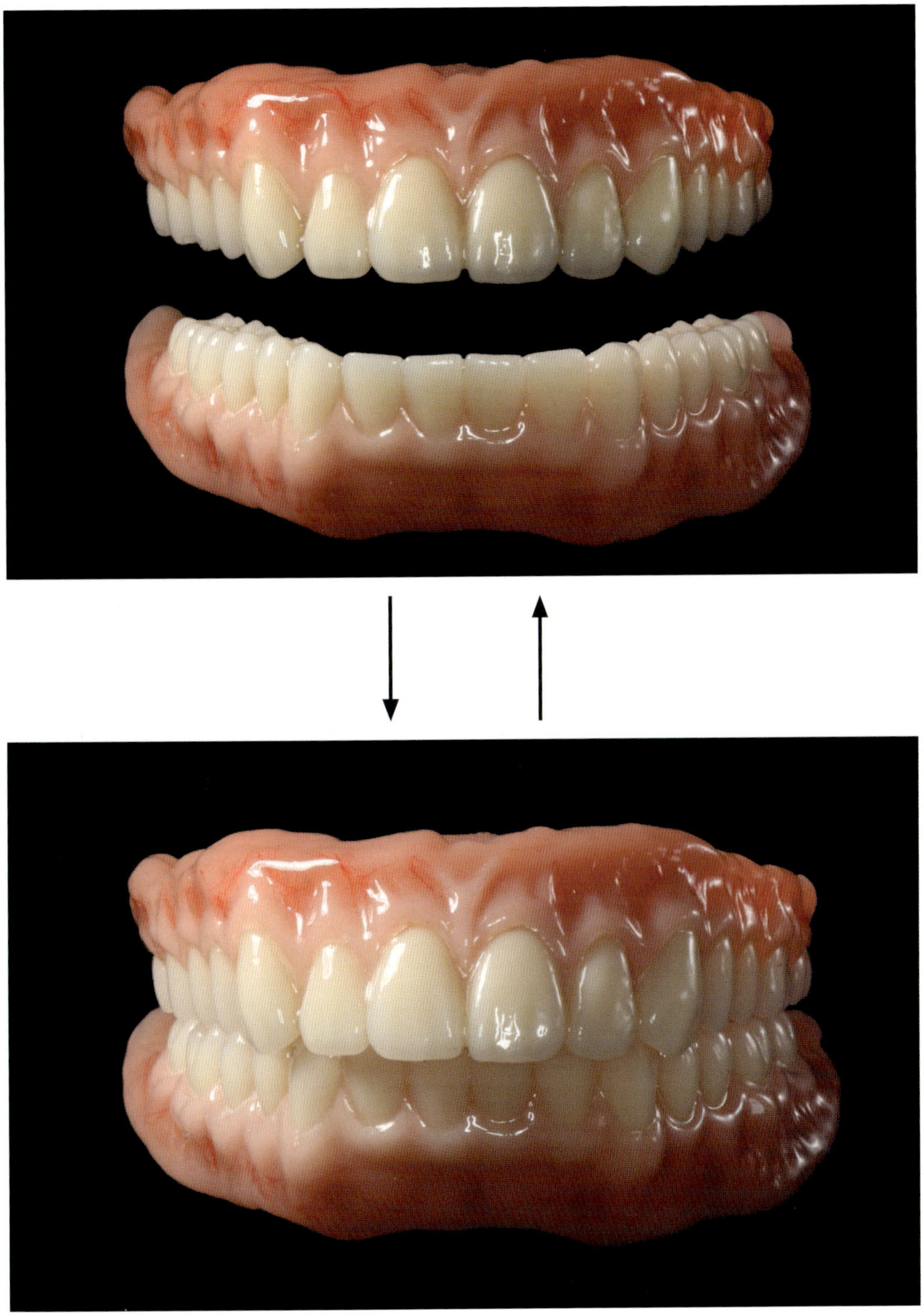

아무리 유지·안정이 뛰어난 의치를 만들어도 부적절한 교합이 되면 의치가 흔들려 궤양·통증을 일으키고, 전복·이탈을 일으킨다.
역시 총의치 치료에서 가장 중요한 것은 '교합'이다.

Q 20

교합

교합 고경의 설정법에 대해서 알려 주세요.

A

세 가지 이상의 방법을 복합적으로 시행하여 판단합니다.

현재 교합 고경을 과학적으로 결정할 수 있는 방법은 없습니다. 따라서 수많은 종류의 교합 고경 설정법 중에서 자신이 사용하기 쉬운 결정법을 세 가지 이상 선택하여 시행합니다.
다음은 필자가 시행하는 설정법과 확인법입니다.

교합채득 시 교합 고경 설정법

- 하악 안정위를 이용하는 방법
- Air-blow법
- 안모 관찰

고딕아치 채득 시 또는 시험 착용 시 확인법

① '11, 12, 13, 14, ……' 등 10대의 숫자를 발음하도록 합니다.
② '타/치/트/테/토'를 발음하게 됩니다.
고딕아치의 바늘이나 위아래 인공치가 발음 시에 딱딱 소리가 나지 않는지 확인합니다. 단, 교합 고경을 매우 낮게 설정한 경우에도 부딪쳐 소리가 나는 증례가 있으므로 참고 정도로 합니다.

● 하악 안정위를 이용하는 방법

개구 후 위아래 입술이 살짝 닿는 곳까지 천천히 입을 다물어, 그 위치를 하악 안정위로 계측한다. 그 값에서 2~3mm 뺀 값을 교합 고경값으로 한다.

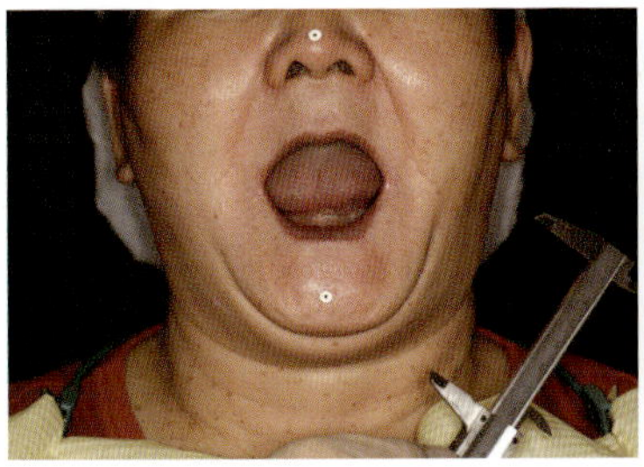

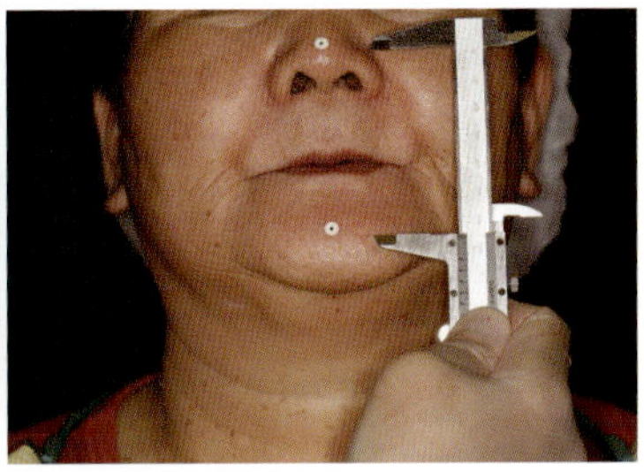

● Air-blow법

위아래 입술이 약간 닿은 상태에서 숨을 조용히 '후' 하고 내뱉은 위치의 높이에서 2~3mm 뺀 값을 교합 고경값으로 한다.

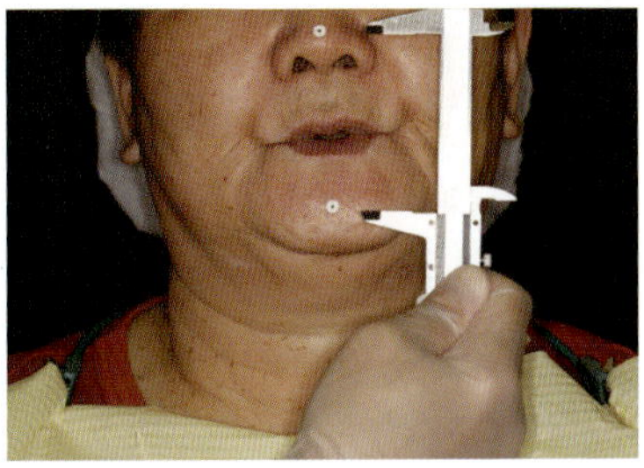

● 안모 관찰

마지막으로 환자로부터 조금 떨어져서 전체 얼굴 생김새를 반드시 체크한다. 명백하게 너무 높거나 너무 낮은 경우에는 얼굴 생김새에서 위화감을 느낄 수 있다.

입가에만 집중하면 크게 실수할 수 있으니 주의한다.

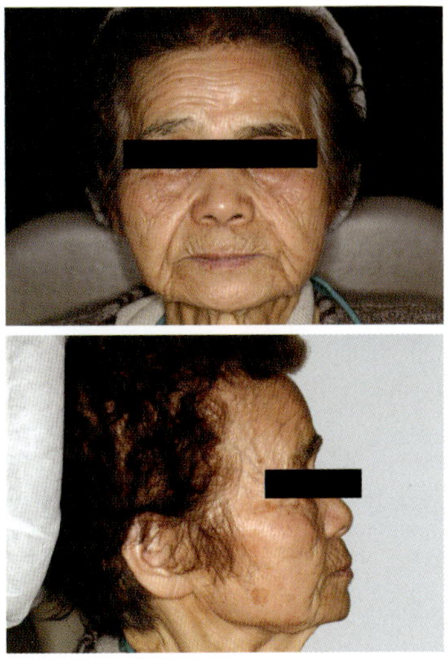

너무 낮은 교합 고경

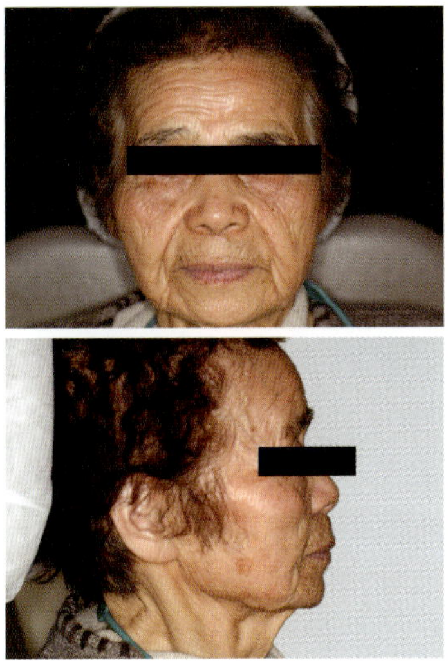

적절한 교합 고경

Q 21

교합

수평적 악위의 채득법을 알려 주세요.

A

4점 왁스 교합상법으로 "입을 다무세요."라고 환자에게 말하여 채득합니다. 또는 고딕아치 묘기법에서 tapping point를 수평적 악위로 합니다.

고딕아치 묘기법에서,

① Tapping point와 apex point가 일치, 또는 2mm 이내의 차이
Tapping point에서 수평적 악위를 설정합니다. 악위의 큰 변화는 없다고 생각하고, 치과병원 내에서의 교합 조정으로 대응할 수 있기 때문입니다.

② Tapping point와 apex point가 2mm 이상 (→ p. 84)

③ Tapping point가 불안정 (→ p. 84)

4점 왁스 교합상법

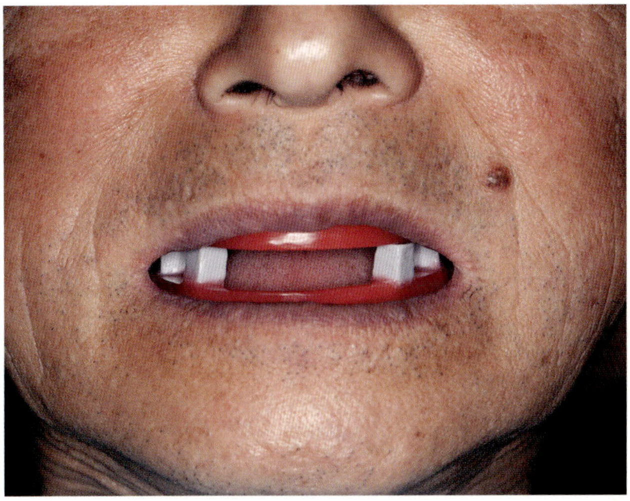

면과 면을 맞추는 교합상에서의 채득에서는 다음과 같은 우려가 있다.

① 좌우의 균일한 연화가 어려워 딱딱한 쪽으로 악위가 변화하기 쉽다.

② 면으로 유도되어 교합상과 하악이 편위된다.

그래서 접촉 면적이 작고 안정이 잘되는 4점의 왁스 버팀목를 만들고, 열로 달구어진 스패츌러로 끝부분을 용해한 후 "입을 다무세요."라고 말하여 설정한 교합 고경으로 수평적 악위를 채득한다. 버팀목은 파라핀 왁스로 원기둥 모양으로 제작하지만, 교합력이 강한 환자의 경우에는 버팀목이 찌그러지지 않도록 좀 더 단단한 인레이 왁스로 제작한다.

고딕아치 묘기법

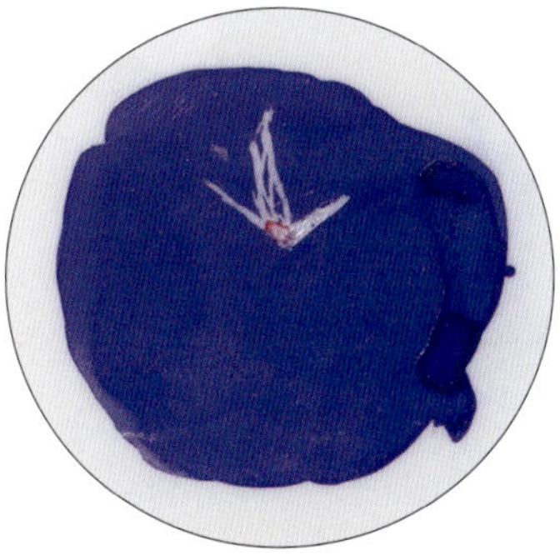

① Tapping point와 apex point가 일치하거나 또는 2mm 이내의 차이. Tapping point에서 수평적 악위를 설정한다.

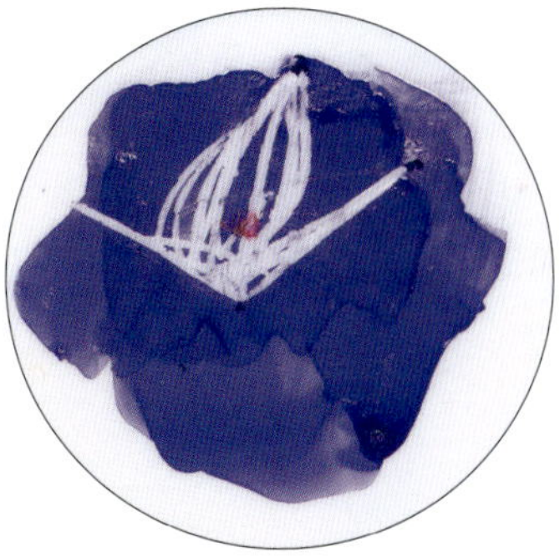

② Tapping point와 apex point가 2mm 이상

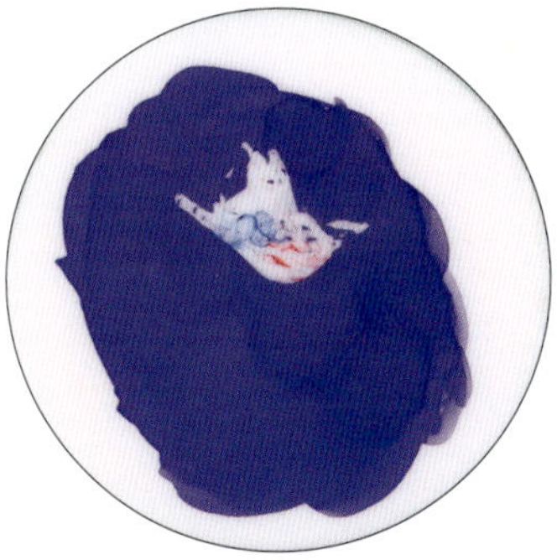

③ Tapping point가 불안정

Q 22

교합

고딕아치 묘기법에서 습관성 tapping point와 apex point가 커지는 증례에 대응하는 방법을 알려 주세요. 또한 교합이 불안정한 환자에 대한 대처 방법을 알려 주세요.

A

리마운트법이나 플랫 테이블법

고딕아치 묘기법에서,

① Tapping point와 apex point가 일치, 또는 2mm 이내의 차이

Tapping point에서 수평적 악위를 설정합니다. 악위의 큰 변화는 없다고 생각하고, 치과병원 내에서의 교합 조정으로 대응할 수 있기 때문입니다.

② Tapping point와 apex point가 2mm 이상

③ Tapping point가 불안정

②에서는 적정한 교합 고경으로 안정성이 좋은 새로운 의치를 장착하면 악위가 크게 변화할 수 있습니다. 또한 ③에서는 어디에 교두감합위 리마운트를 해야 하는지 알 수 없습니다.

이 ②, ③에 대한 대응책은 다음 두 가지입니다.

❶ 리마운트법: 악위가 바뀌었을 때 리마운트하여 교합기 위에서 인공치를 교환하거나 교합 조정을 악위가 안정될 때까지 반복하는 방법이다.

❷ 플랫 테이블법: 하악 구치부에 강도가 약한 평평한 테이블을 설치한 의치를 사용하게 함으로써, 상악 구치부 흔적이 발생하여 악위가 안정되기를 기다리는 방법이다.

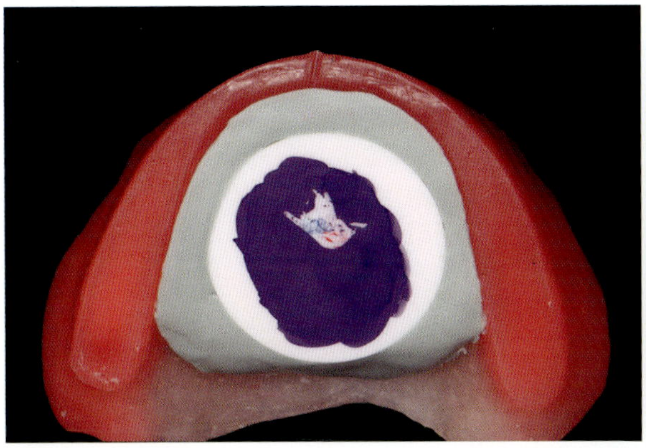

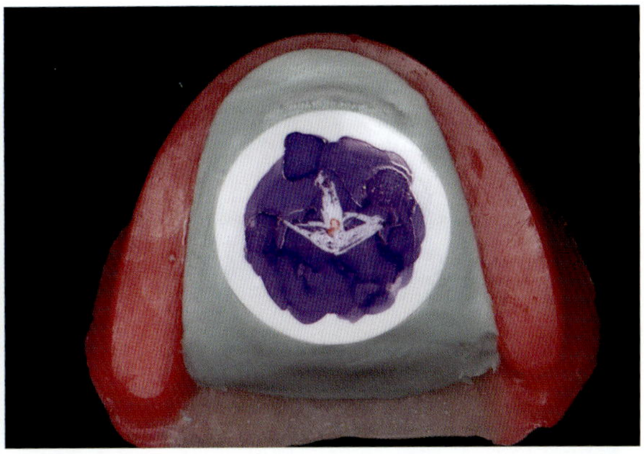

고딕아치 묘기법에서 악위가 불안정하거나 apex point와 tapping point가 2mm 이상 떨어져 있는 경우에는 아래와 같은 방법으로 대응한다.

❶ 리마운트법

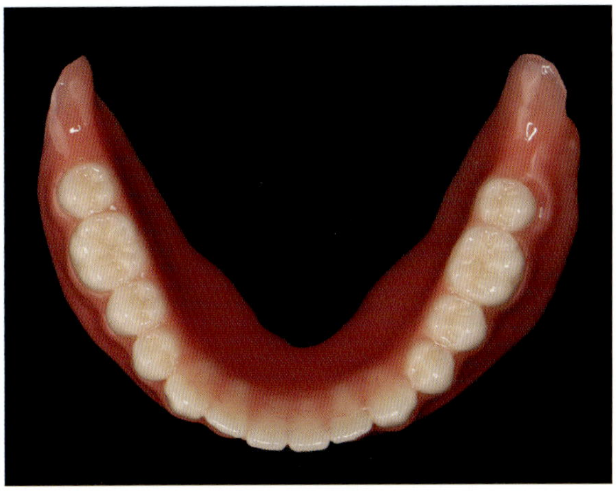

장점

- 교합이 비교적 안정되기 쉽다.
  악위가 크게 변경된 경우에도 보통 1, 2회의 리마운트와 치과병원 내에서의 교합 조정으로 안정된다.

단점

- 술기가 필요하다.
  치과의사에게 치과병원 내에서 교합 조정을 할 수 있는 술기가 필요하다. (→ p. 86)

❷ 플랫 테이블법

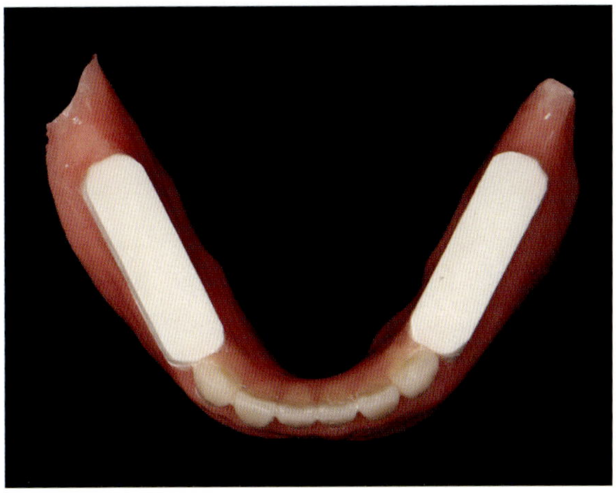

장점

- 간단하다.

단점

- 통증이 발생하기 쉽다.
  특히 처음 일주일 동안 통증이 쉽게 발생할 수 있기 때문에 Tissue Conditioner가 필수적이다.
- 더 중증화될 수 있다.
  드물게 교합 불안정의 정도가 중증화되는 경우가 있다. 3~4개월 이상 사용은 권장하지 않는다. 리마운트법으로 전환한다. (→ p. 152)

Q 23

교합

리마운트에 대해 알려 주세요.

A

구치부에 연화한 이소 컴파운드를 4개 만들고, 개·폐구 운동의 한 가지 악위를 얻을 수 있도록 교합채득을 합니다.

총의치 장착 시 교두 감합위가 일치하지 않을 때 리마운트를 실시합니다. 교합채득이나 기공 오류나 오차, 또는 구의치에서 신의치가 되어 적정한 교합 고경과 의치의 안정을 얻음으로써 시험 적합 시, 장착 시 및 사용 중에 악위가 변경될 수 있습니다.
조금이라면 치과병원 내에서의 교합 조정으로 대응하겠지만, 그것으로 좋아지지 않을 때는 리마운트를 해서 교합기 위에서 교합 조정을 하거나 인공치를 교환해줍니다.
방법으로는 파라핀 왁스를 몇 장 접어서 좌우 양쪽에 물려도 좋지만, 좌우 왁스의 연화도가 다를 경우에는 딱딱한 쪽으로 악위가 이동하는 경향이 있습니다.
그것을 방지하기 위해 접촉 면적을 작고, 게다가 안정이 좋도록 구치부에 팥알 크기의 이소 컴파운드를 4곳에 만드는 방법을 추천합니다.
개·폐구 운동의 한 가지 악위를 얻는다는 생각으로 교합채득을 합니다.
환자에게 천천히 입을 다물게 하고, 하악 인공치가 상악 인공치에 접촉하기 직전에 확 하고 입을 벌리게 합니다.
"천천히 다물고, 자, 입을 벌리세요!"

장착 시 악위가 후퇴한 증례

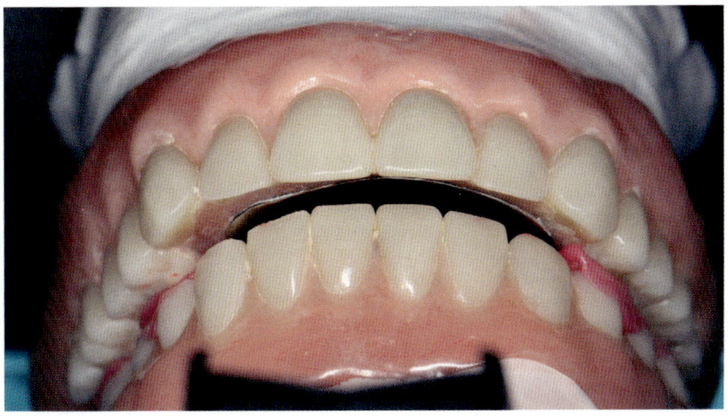

리마운트 시술법

리마운트에 사용하는 재료

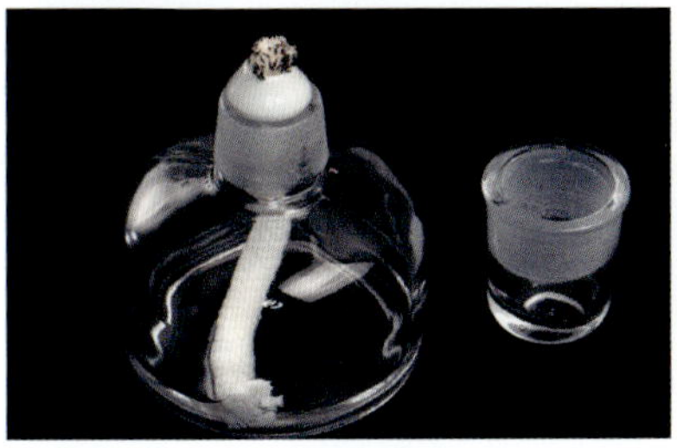

알코올 램프

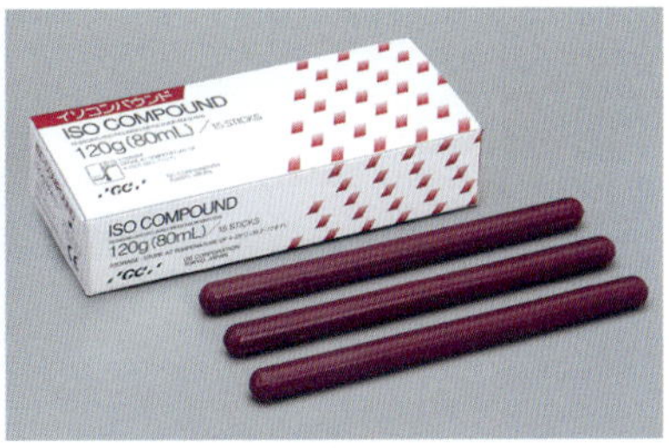

이소 컴파운드(GC)

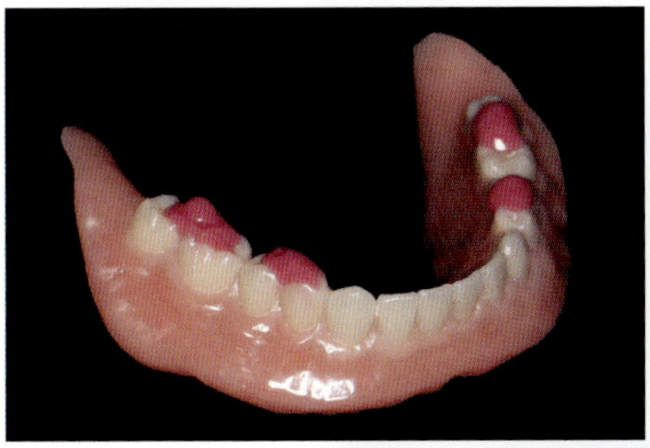

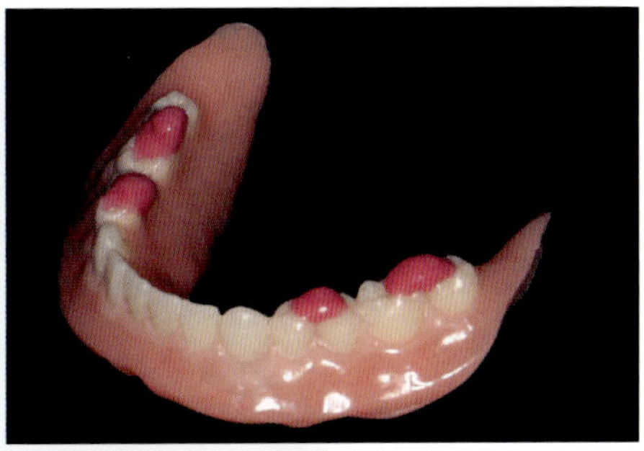

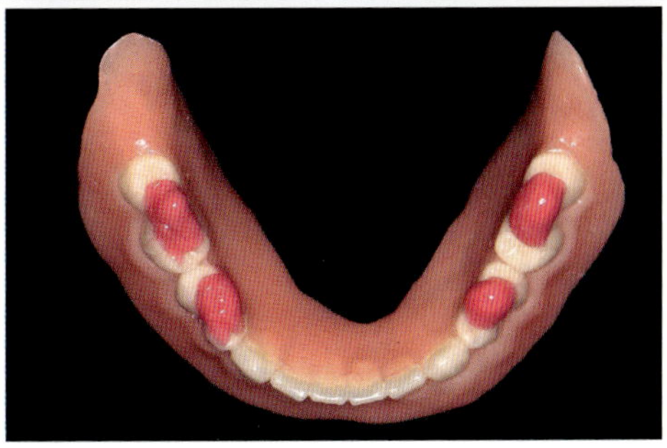

이소 컴파운드를 알코올 램프로 녹여 구치 인공치 위 4점에 담는다.

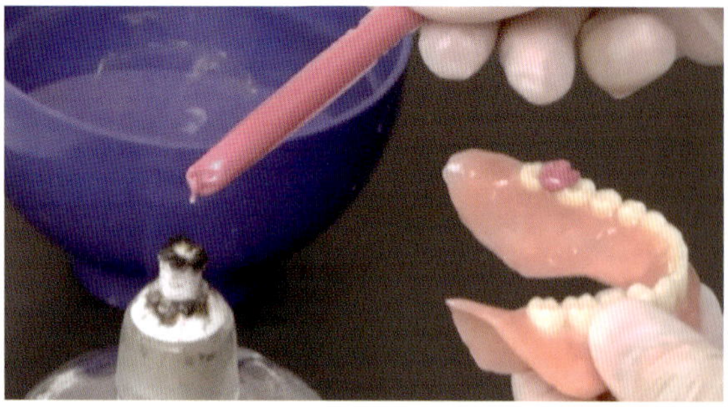
이소 컴파운드를 알코올 램프로 데워 녹인다.

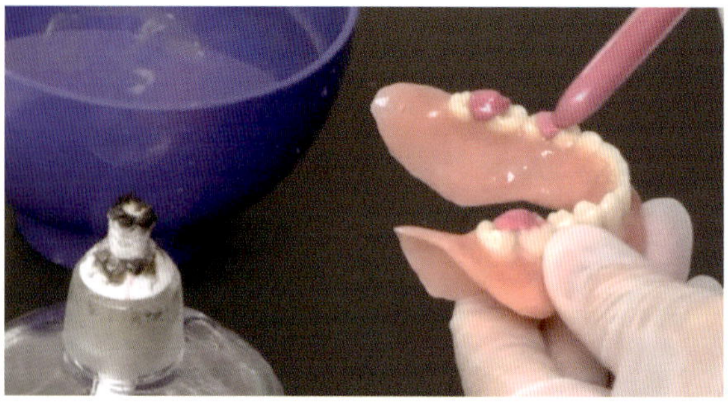
하악 의치 인공치 위에 옮긴다.

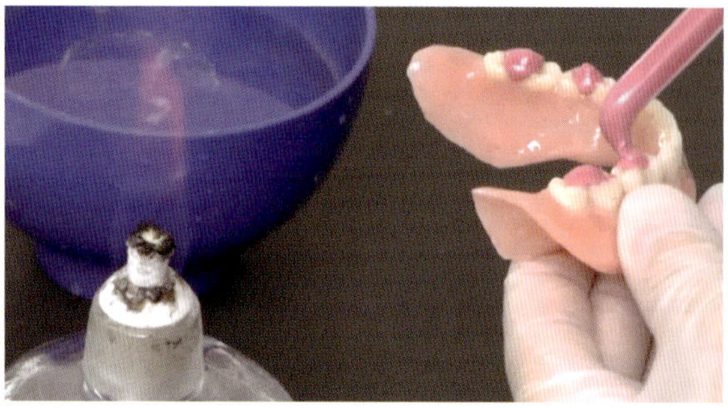
좌우 45와 67 인공치 사이에 녹인 이소 컴파운드를 올린다.

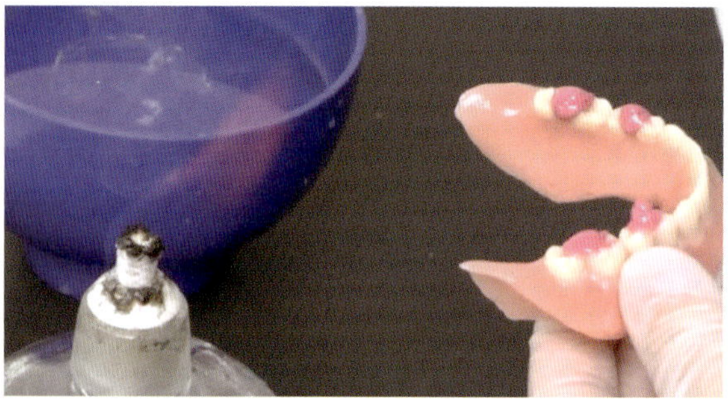
4점에 담은 상태이다.

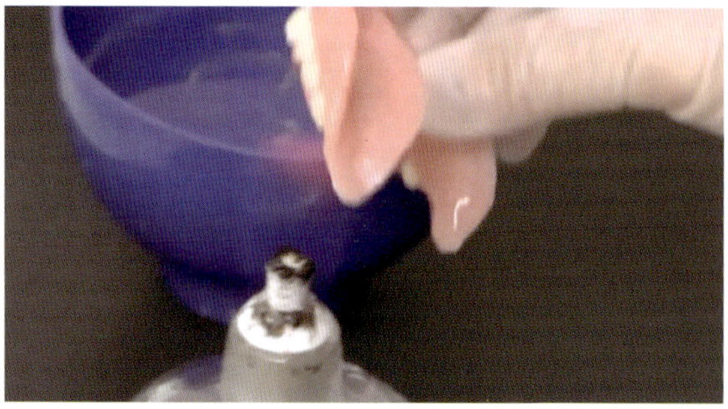
알코올 램프로 고르게 데운다.

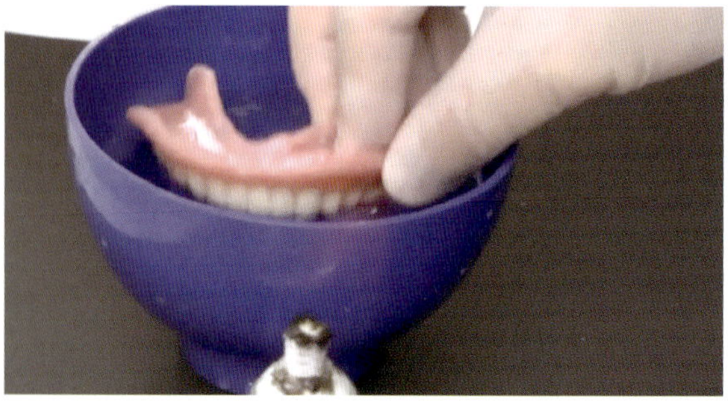
끈적임을 없애기 위해 40℃ 정도의 물에 담근다.

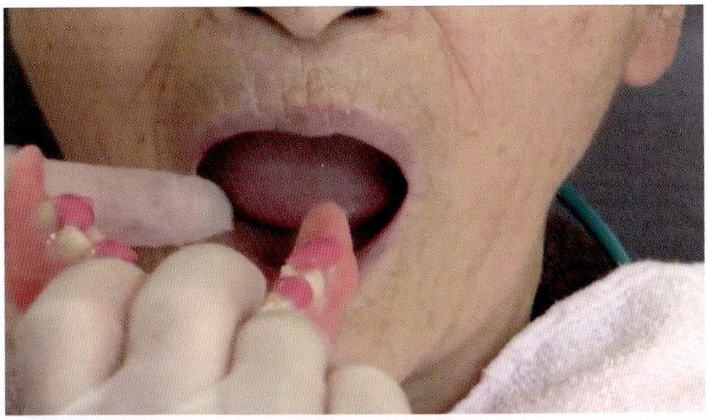

4점을 올린 의치를 삽입한다.

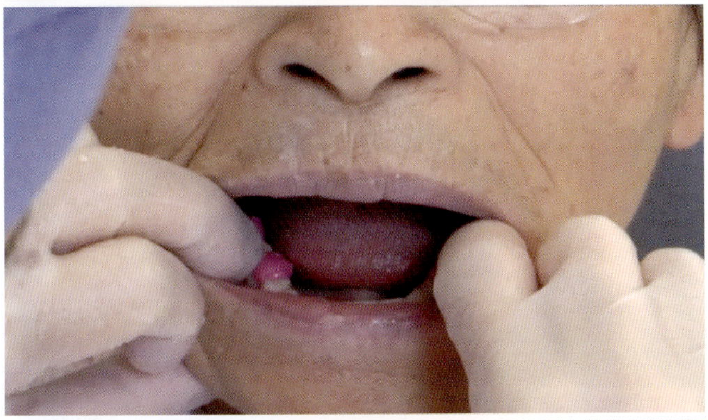

시술자, "천천히 입을 다물어 보세요."

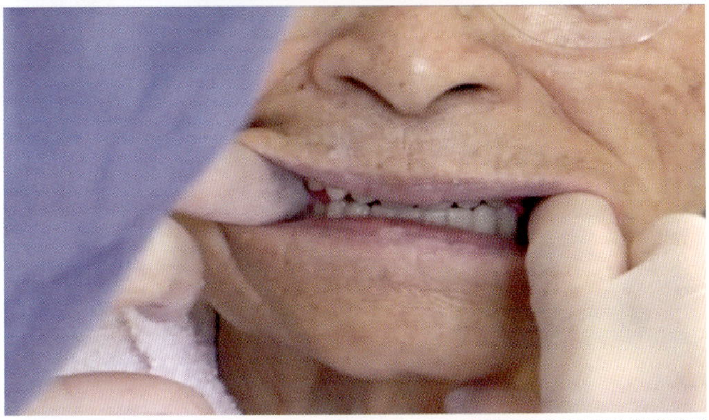

상악 인공치와 하악 인공치가 접촉하기 직전이다. 시술자, "자, 입을 벌리세요!"

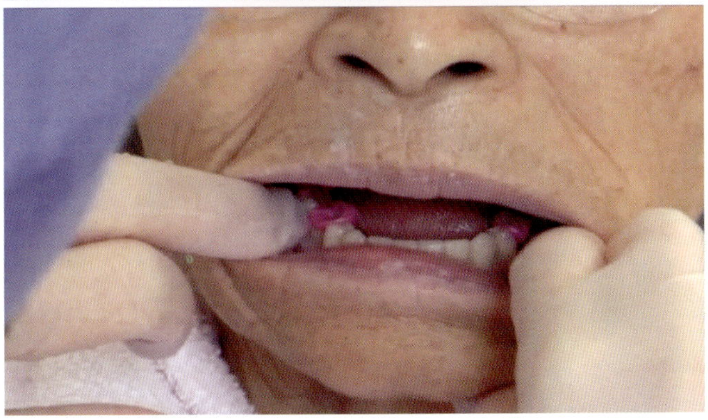

큰소리로 말을 걸어 깜짝 놀라게 함으로써 입을 벌리게 한다. 흡착이 좋다면 하악 의치를 손가락으로 누를 필요는 없다.

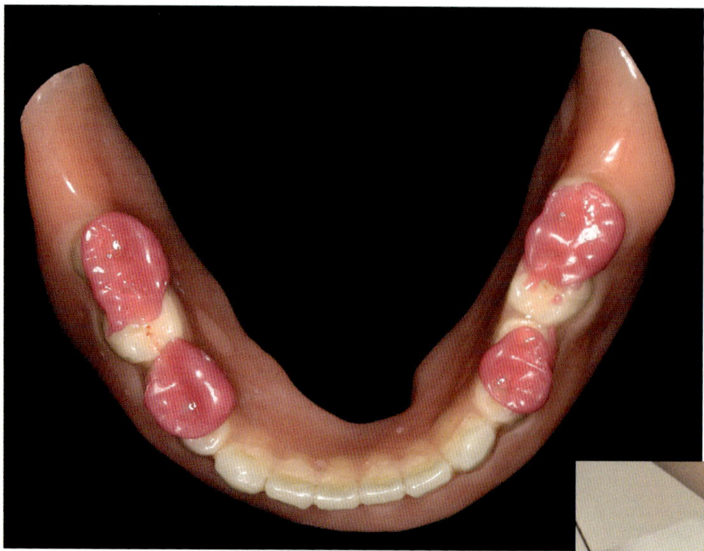

이소 컴파운드에 대합 인공치의 눌린 자국이 생긴 상태이다.

물로 식혀서 굳히다.

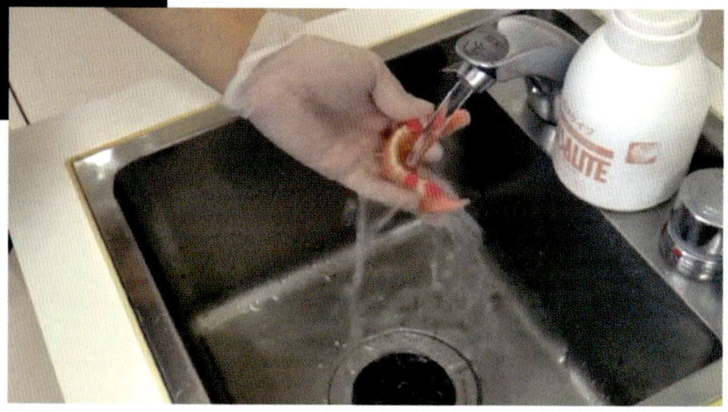

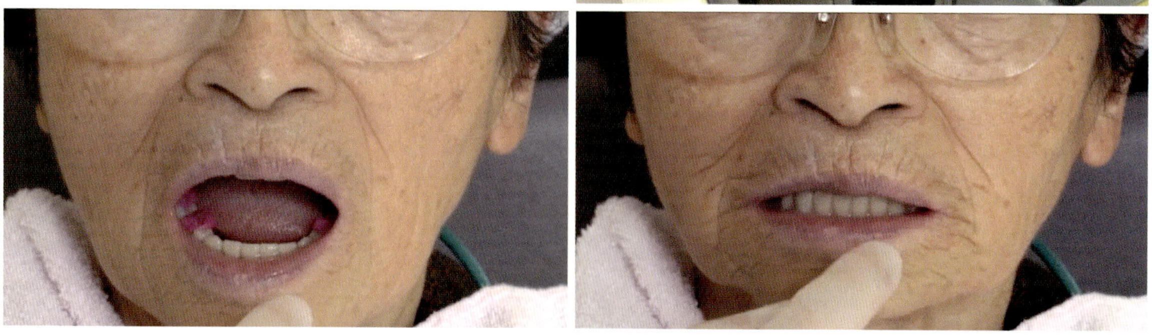

구강 내에 다시 장착하여 눌린 자국과 같은 곳을 깨물고 있는지 확인하기 위해 입을 벌리고 다물게 하여 먼저 육안으로 확인한다.

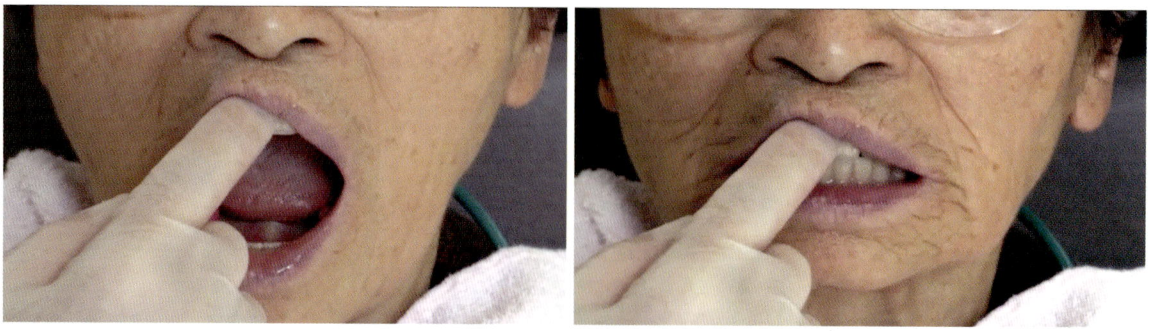

일치하지 않으면 상악 의치가 옆으로 빙글 돌기 때문에 검지손가락을 상악 중절치에 대고 미세한 움직임을 만져 보면서 확인한다. 불일치의 경우 그대로 알코올 램프로 이소 컴파운드를 따뜻하게 재가열하여 다시 교합채득을 한다.

교합기에 리마운트하여 교합 조정을 한다.

악위가 크게 변경되어 교합 조정만으로 대처할 수 없는 증례에서는 인공치를 교환한다.

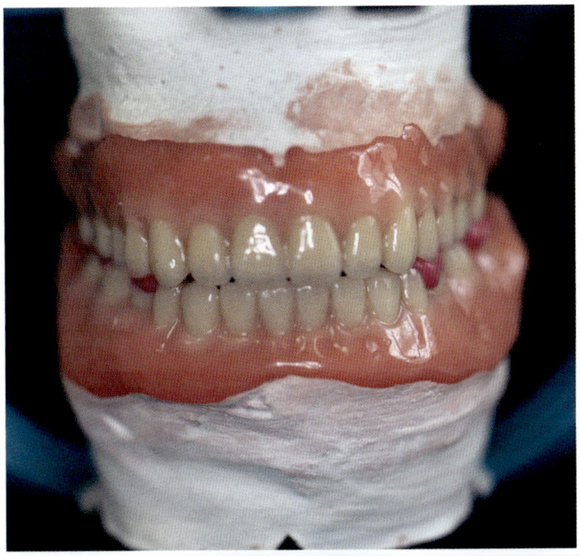

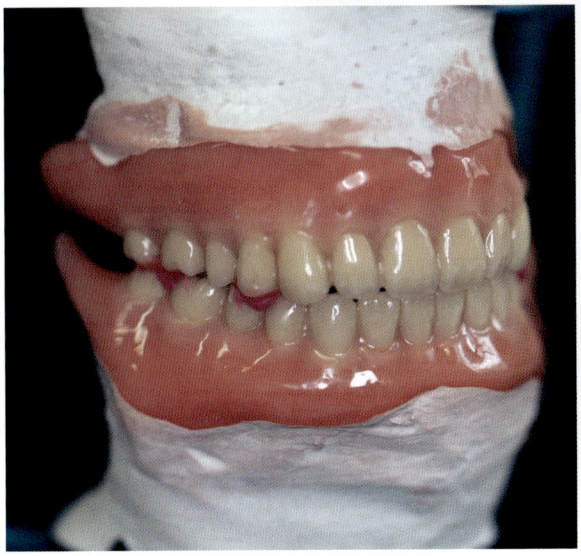

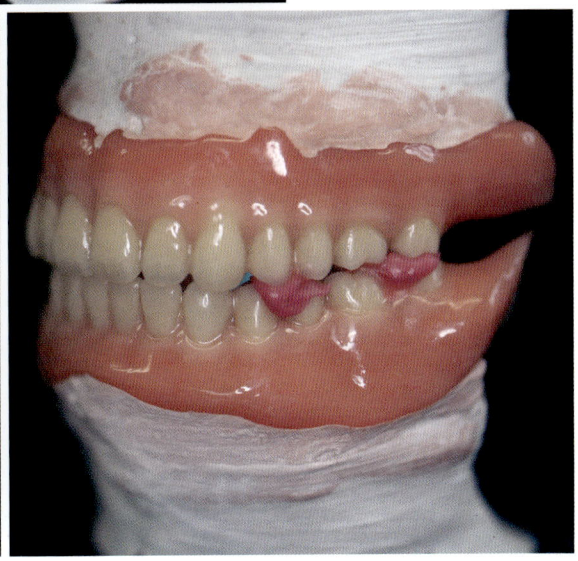

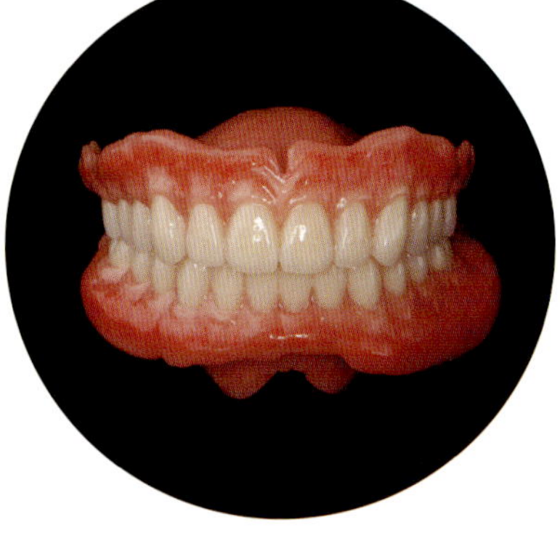

전치부 인공치의 선택과 배열

기본적으로 환자의 취향과 심미를 우선으로 선택·배열한다.

시간을 내어 환자와 많은 상담을 하고, 함께 의치를 만들고 있다는 느낌을 주면, 의치 완성 후에 환자는 그 의치에 애착을 가진다.

5

Q 24

전치부 인공치의 선택과 배열

전치부의 인공치 선택과 기준에 대해서 알려 주세요.

A

환자의 취향을 먼저 고려합니다.
인공치의 팸플릿이나 실물 등으로 환자가 좋아하는 인공치 형태와 색조를 선택하게 합니다.

[참고문헌]
松本直之 : 増令的にみた臨床的歯冠形態に関する研究. 口腔病誌, 32 (1) :108-136,1965.
高橋 衛 : 日本人成年男子の顔面形態と前歯部歯冠形態との関連性に関する研究. 日本補綴歯科学会誌, 11 (2) : 167-180, 1967.
Mavroskoufis F, Ritchie GM : The face-form as a guide for the selection of ma xillary central incisors, J Prosthet Dent, 43 (5) : 501-505, 1980.

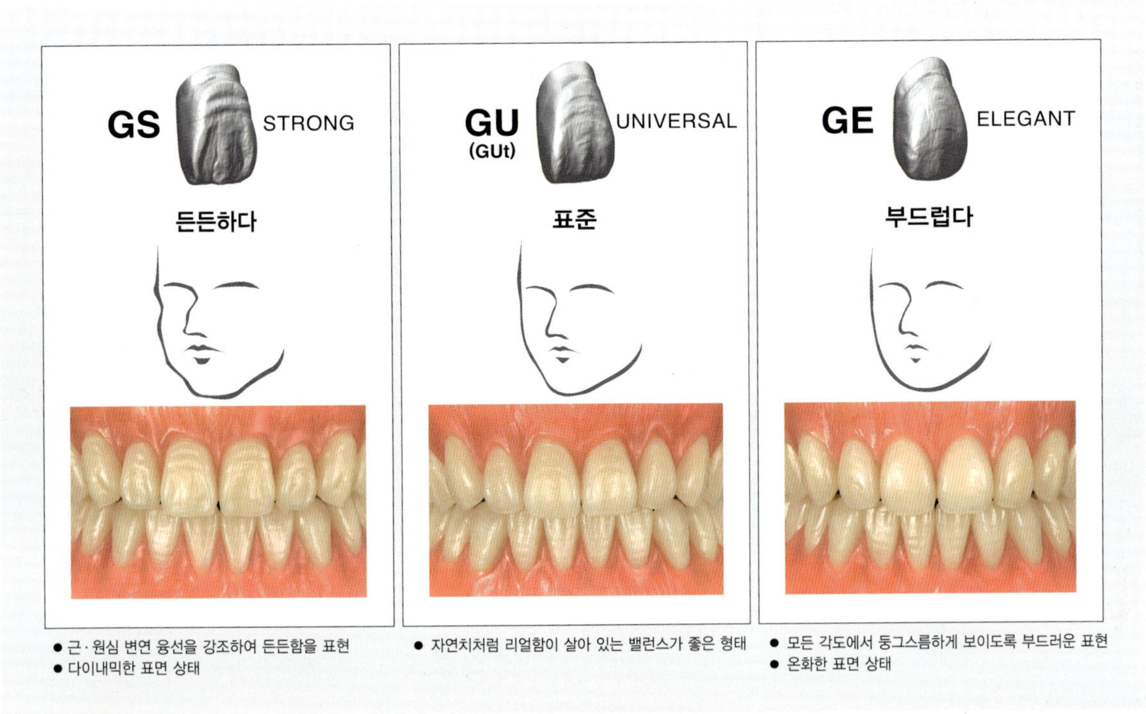

GC 서패스 전치 G-시리즈 팸플릿 발췌

기존에는 얼굴형과 치아 모양에 서로 닮은꼴이 있다고 하여 인공치 형태의 선정에 이용되었지만, 현재는 서로 닮은꼴이 없다는 조사 결과가 발표되었다.

모처럼 새로운 의치를 만드는 것이므로 인공치의 형태가 주는 이미지를 설명하고, 환자가 원하는 형태를 선택하도록 하는 게 좋다. 인공치의 색조에 관해서도 마찬가지이다.

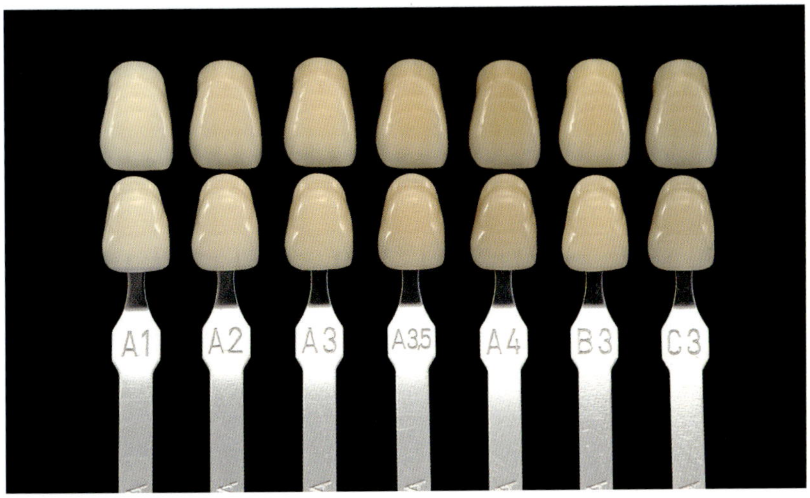

GC 서패스 전치 G-시리즈 팸플릿 발췌

Q 25

전치부 인공치의 선택과 배열

상악 전치 절단연의 위치 결정에 대해 알려 주세요.

A

윗입술에서 상악 중절치가 보이는 방법에 따라 결정합니다.

나이가 들수록 입술 위치가 내려오므로, 60대 이상이 입을 가볍게 벌렸을 때 실제로 보이는 양은 0mm입니다. 그러나 총의치 제작은 환자와 상의하여 요청 사항을 들은 후 1~2mm 정도로 보이도록 하는 것이 젊어 보입니다. 남성은 자제하고, 여성은 넉넉하게 설정합니다.
조금 웃을 때와 크게 웃을 때, 대화할 때의 입가를 확인하고 위화감이 없도록 결정합니다.

연령(나이)	상악 중절치가 보이는 양(mm)	하악 중절치가 보이는 양(mm)
15	5	–
30대 이하	3.4	0.5
30대	1.6	0.8
40대	1.0	2
50대	0.5	2.5
60대 이상	0	3

1) Peck S, Peck L, Kataja M: The gingival smile line Angle Orthod, 62(2): 91–102,1992.
2) Vig RG, Brundo GC: The kinetics of anterior tooth display. J Prosthet Dent, 39(5): 502–504, 1978.

따라서 유치악과 비교하면 총의치의 상악 중절치 쪽이 아래쪽에 위치하는 것을 이해할 수 있을 것입니다.

교합상·시적상의 표준적 상악 중절치 절단연을 결정하는 방법

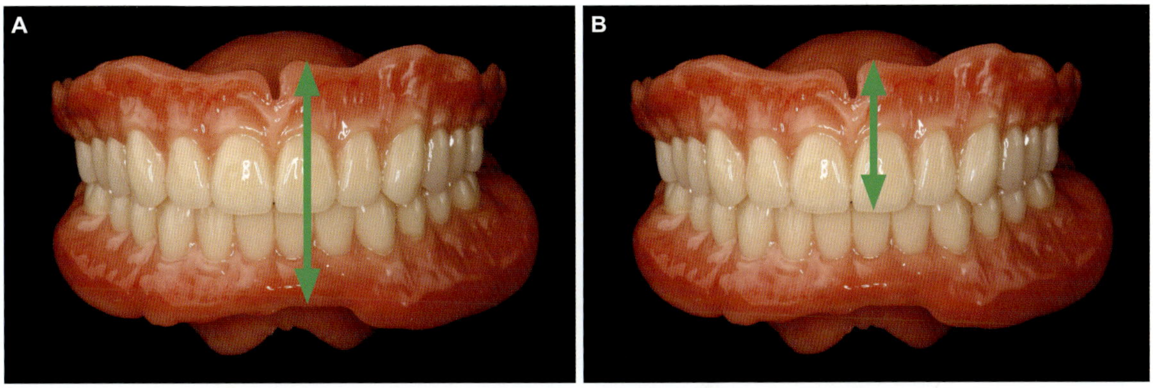

A: 상순소대 부근의 치은순이행부에서 하순소대 부근의 치은순이행부까지의 거리.

B: 상순소대 부근의 치은순이행부에서 상악 중절치 절단연(incisal edge)까지의 거리.

A:B의 평균 비율	유치악	1:0.55	[와다(和田) 정밀 사원 26증례]
	총의치	1:0.64	(113증례를 측정)

■ 기존 교합상 · 시적상의 표준값

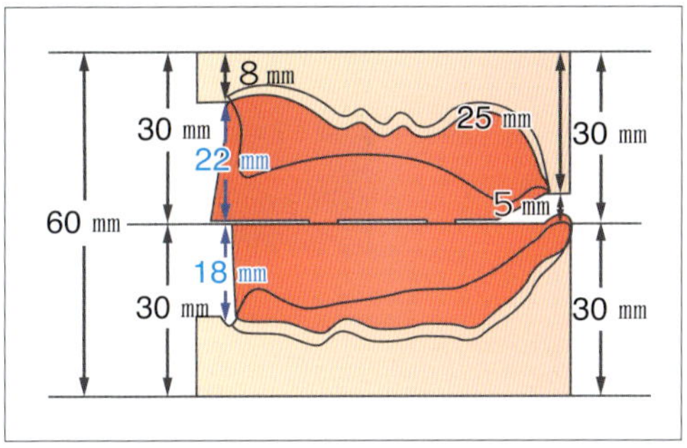

40㎜ : 22㎜ =1 : 0.55

■ 총의치의 상악 전치부 위치를 고려한 표준값

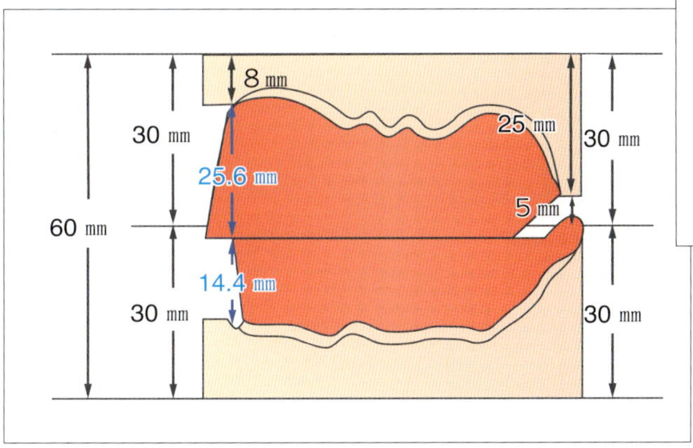

40㎜ : 25.6㎜ =1 : 0.64

상악을 약 26mm, 하악을 약 14mm로 하면 더 임상적으로 된다.

일반적으로 유치악의 중절치보다 총의치 중절치 쪽이 비율적으로 아래쪽에 있다고 하고, 그것을 활용하는 연구·제안. [사사하라 마사노리(笹原将則) 선생님/야마가타현(山形県) 개업]

[참고문헌]
堤 嵩詞, 平岡秀樹 : 総義歯患者の「なんともない」を求めて一時代は患者満足度一. 医歯薬出版, 東京, 2014. 112-117.

유치악보다 무치악의 상악 전치 절단연이 아래쪽에 있는 이유

1. 노화에 따른 입술 위치의 하강
2. 교합 고경의 저하
3. 얇은 상악 전치부 순측 연마면 형태 및 상악 전치부 인공치의 설측 배열

1. 노화에 따른 입술 위치의 하강

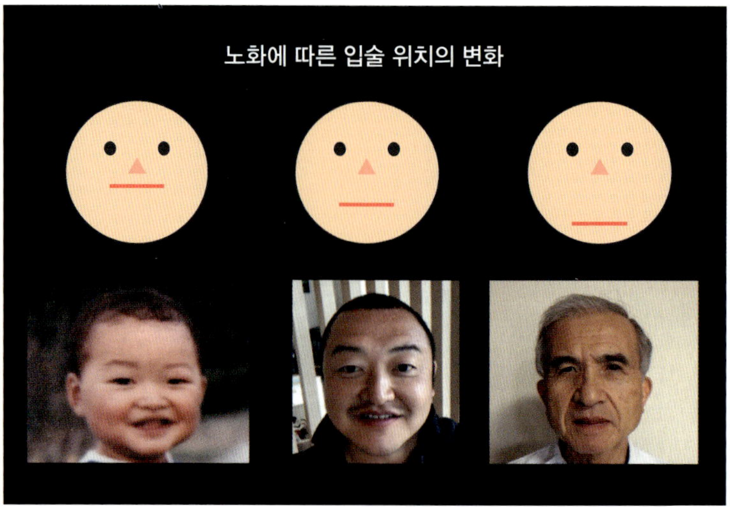

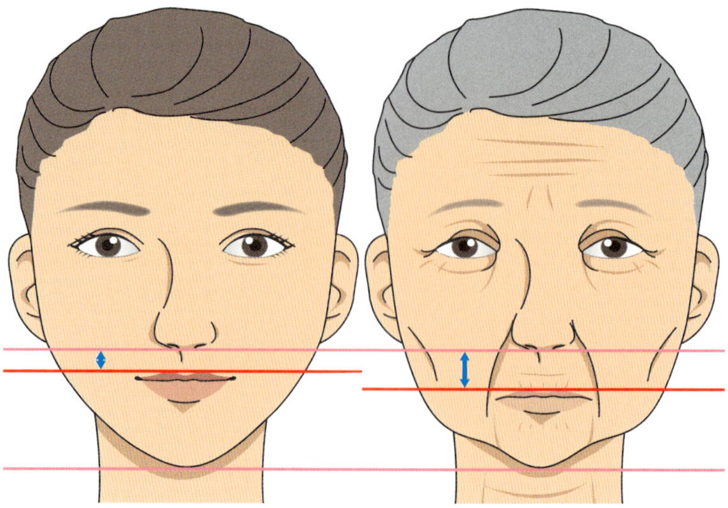

근력과 피부 탄력이 떨어져 윗입술의 위치가 내려간다.

2. 교합 고경의 저하

교합 고경이 낮아지면 가장 먼저 하악이 낮아지고, 이후 상악이 낮아지는 경향이 있다. 따라서 상대적으로 입술 위치가 내려간 것처럼 보인다.

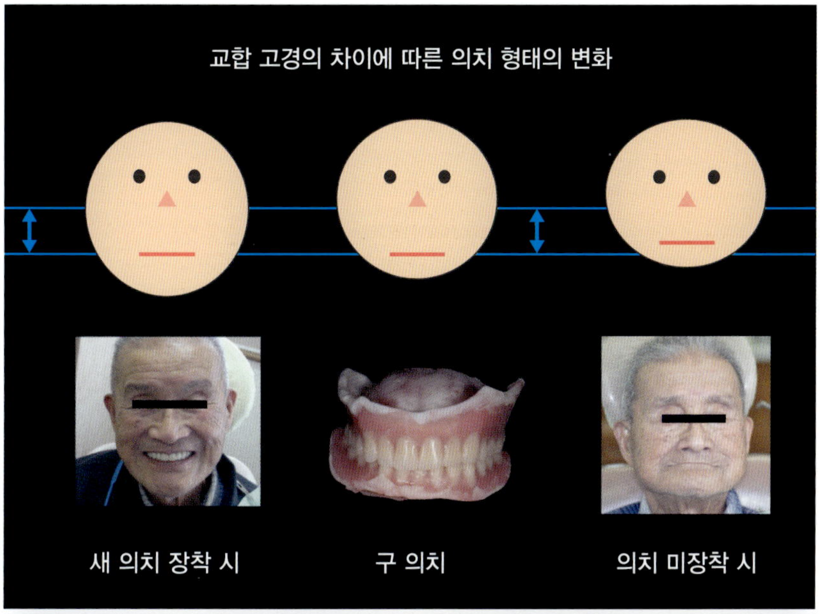

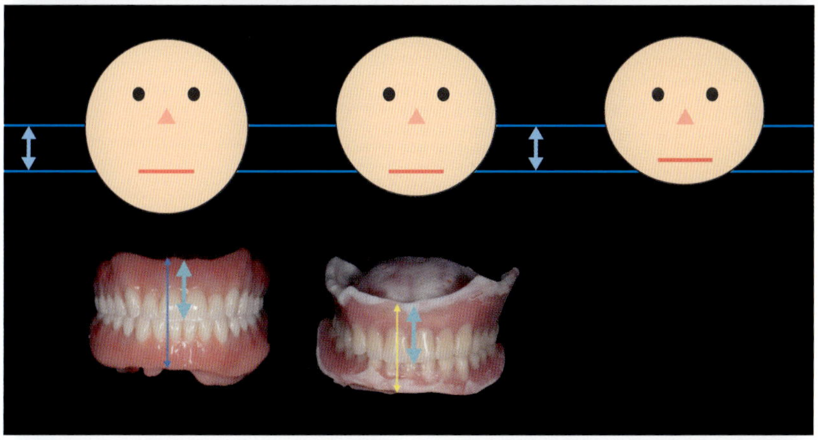

A : B의 비율이 변화한다.

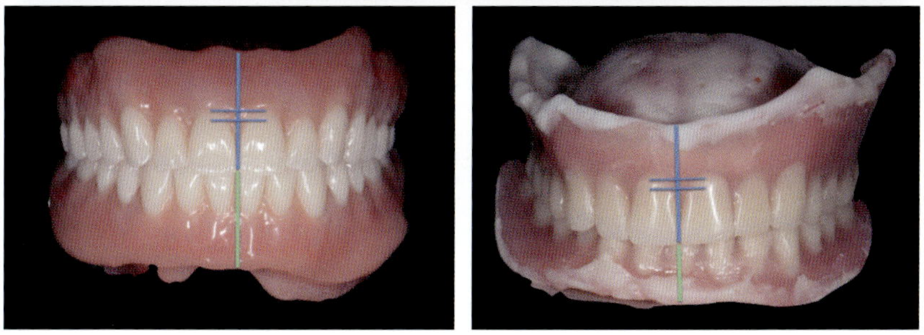

B는 그다지 변화하지 않았다.

3. 얇은 상악 전치부 순측 연마면 형태 및 상악 전치부 인공치의 설측 배열

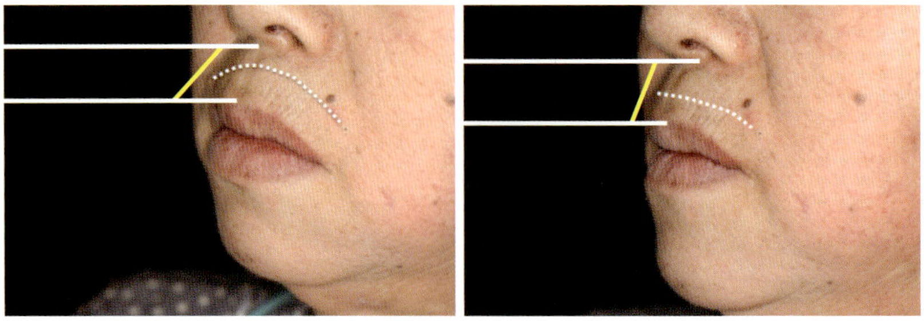

얇은 상악 전치부 순측 연마면 형태로, 상악 전치부 인공치가 설측으로 배열되어 있으면 코 밑이 탄력을 잃어 윗입술이 내려간다.

① 상악 전치부 치조제 흡수 증례

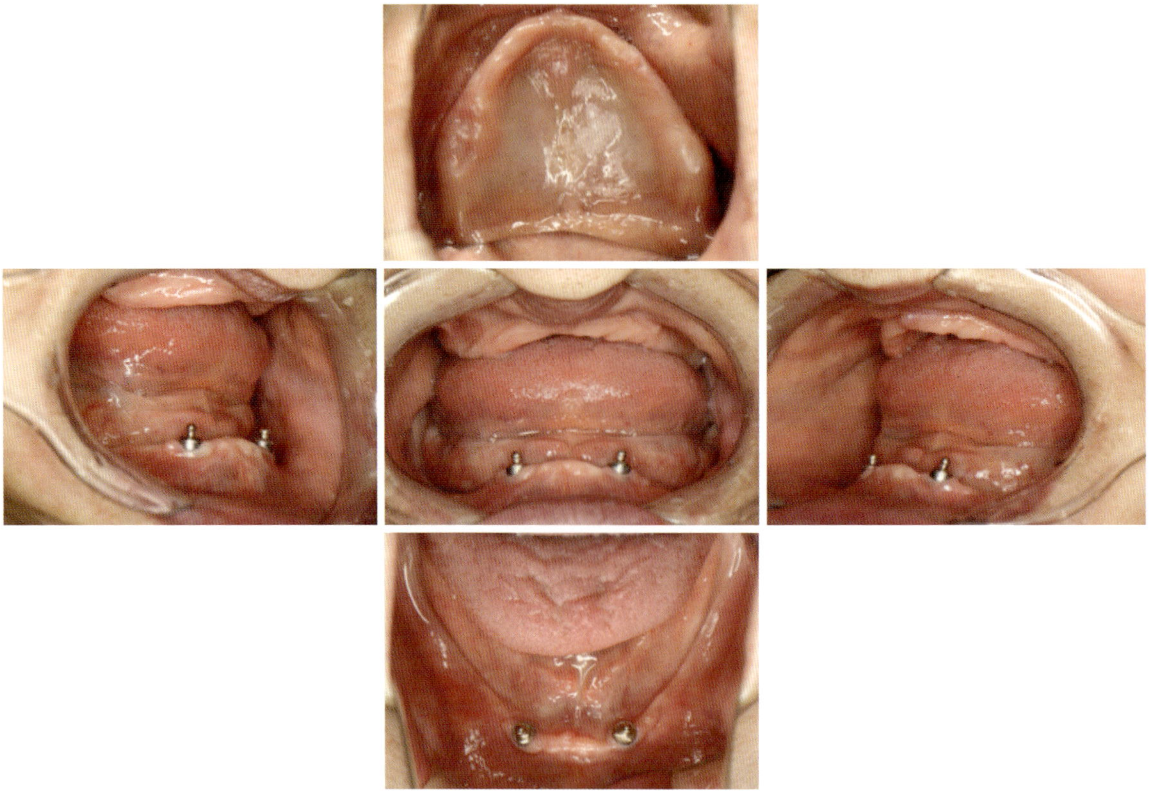

상악 전치부 치조제에 칩이 박혀 있는 경우에는 상악 의치를 떨어뜨리는 윗입술의 힘을 피하기 위해 얇은 상악 전치부 순측 연마면 형태로 하고, 상악 전치부 인공치를 설측으로 배열하지 않을 수 없다.

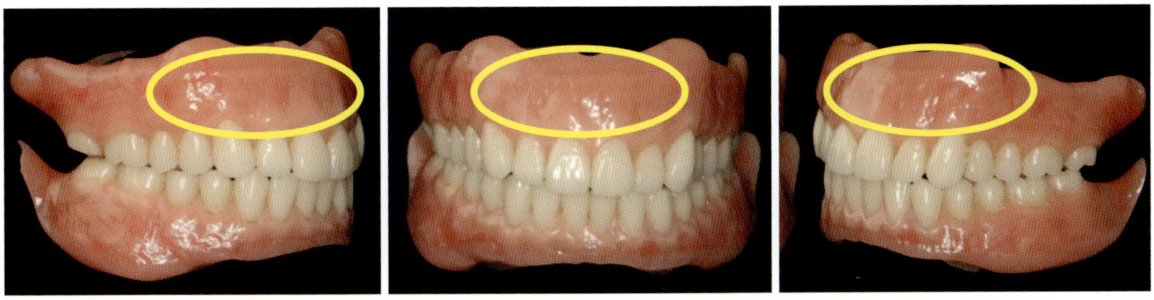

② 윗입술의 힘이 강한 증례

구륜근의 힘이 강하여 윗입술이 의치를 이탈시키는 증례에서는 얇은 상악 전치부 순측 연마면 형태로 하고, 상악 전치부 인공치를 설측으로 배열하지 않을 수 없다.

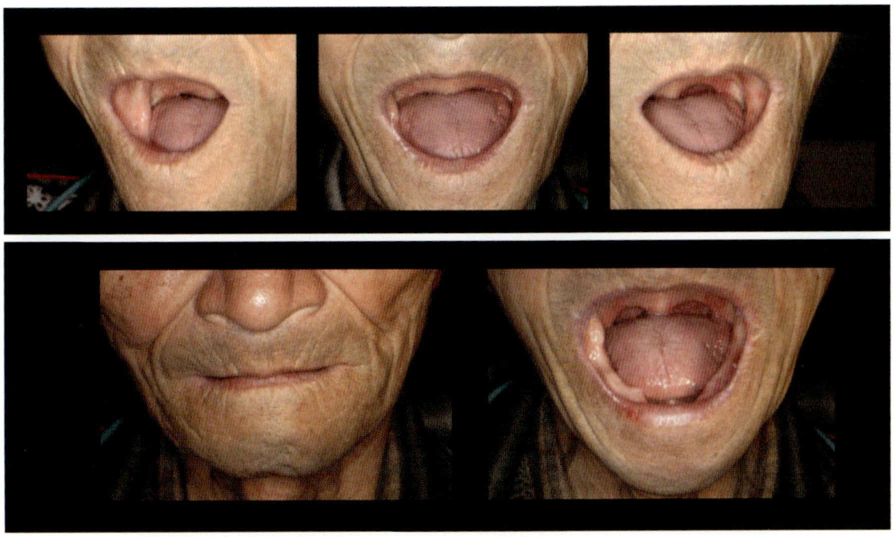

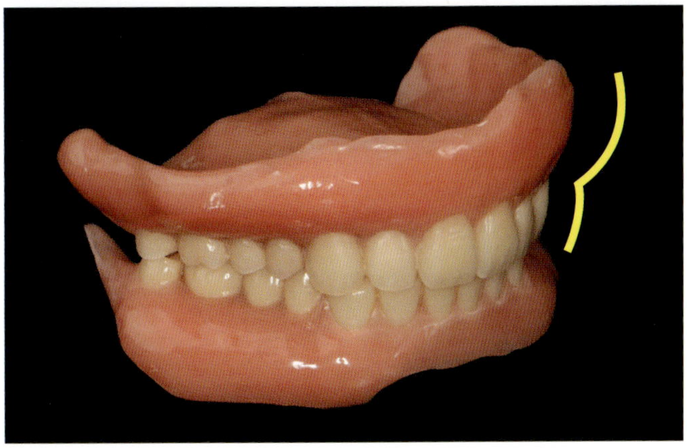

Q 26

전치부 인공치의 선택과 배열

Angle Class II 증례의 배열 포인트를 알려 주세요.

A

설측면 융선의 부여

이태 교합(dual bite)은 습관적인 폐구 종말위가 과두가 안정된 위치에 있을 때와 다른 교합위를 가지는 것입니다. Angle Class II—division 1의 증례에서는 하악을 편위시킴으로써 환자 자신의 구순 폐쇄가 쉬워지거나, 얼굴 모양을 잘 보이려고 하악을 전방 쪽으로 유지하는 경향이 있습니다. 또 물어뜯거나 찢어 먹는 음식물이 입속에 들어 있을 때 하악은 앞쪽 방향으로 편위됩니다. 이와 같이 본래의 교합위에서 벗어난 위치를 하악이 습득했을 경우에 생기는 것으로 여겨집니다. 이러한 환자가 무치악이 되면 불안정한 교합이 되기 쉽다고 알려져 있습니다.
그래서 하악 전치부를 전방으로 이동시키지 않고도 접촉해서 물어뜯을 수 있게, 상악 전치 구개부에 설측면 융선(lingual ridge)을 만듭니다. 이 전방 멈춤턱(anterior stop)을 부여함으로써 앞뒤로 움직임이 작은 저작 사이클과 의치의 안정을 얻는 것을 기대할 수 있다.

[참고문헌]
歯科医学大辞典編集委員会編：歯科医学大辞典. 医歯薬出版, 東京, 1989.1910.
Gino Passamonti 西浦 恂/権田悦通 共訳：パサモンティの総義歯アトラス.クインテッセンス出版. 東京, 1981.

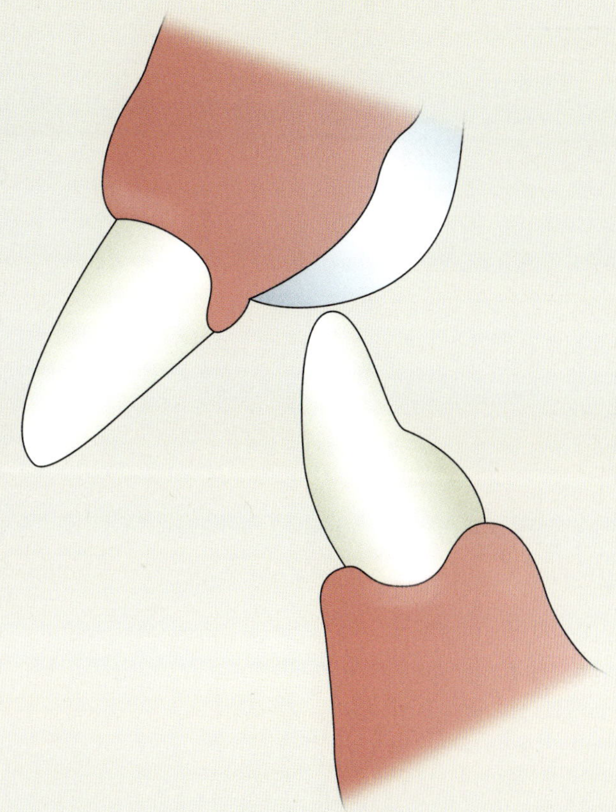

설측면 융선을 부여하여 상악 전치가 가볍게 접촉하게 한다.

[참고문헌]

阿部二郎（監著）: 下顎総義歯吸着テクニック ザ・プロフェッショナル. クインテッセンス出版. 東京, 2017. 149-160.

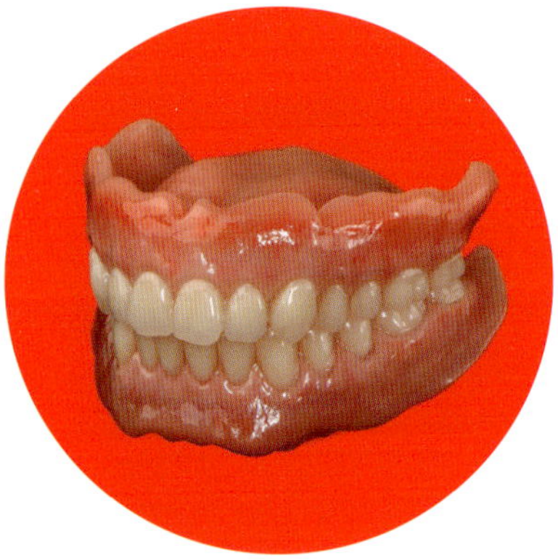

구치부 인공치 배열

편측성 교합 균형과 양측성 균형을 얻을 수 있게 배열한다.
이로써 저작 시 의치의 흔들림을 감소시키고 전복이나 이탈을 막을 수 있다.
나아가 환자가 마음 놓고 식사를 즐길 수 있어 가족들과도 단란하고 화목해진다.

6

Q 27

구치부 인공치 배열

교합 조정의 기준(목적)에 대해 알려 주세요.

A

설측 교두 교합의 5곳에 접촉을 주는 것을 권장합니다.

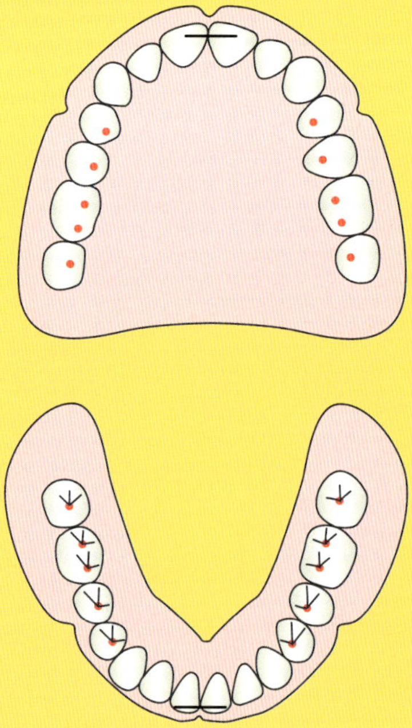

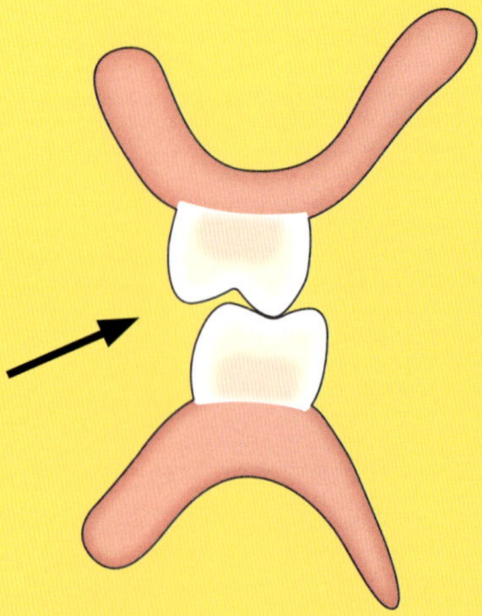

협측에 0.5mm 정도 간극 부여

평균치 교합기에서 측방 운동 시와 전방 운동 시에 전체적으로 활주하도록 조정한다.

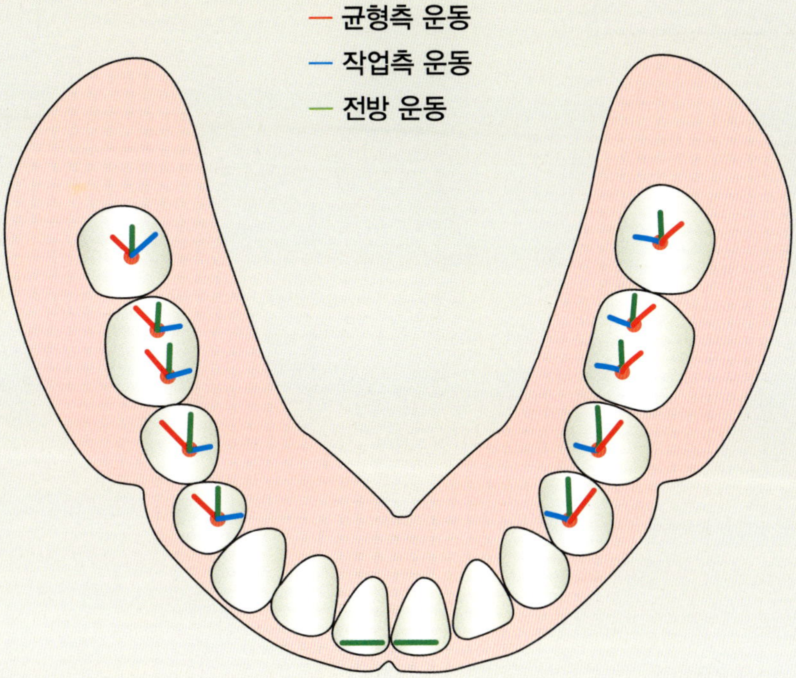

구강 내 조정에서 측방 운동 시는 적어도 작업측은 2점, 균형측은 1점이 만나도록 조정한다.
전방 운동도 상·하 중절치와 후방 구치가 2점이 접촉하도록 한다.
평균치 교합기에서 위 그림과 같이 조정되어 있다면, 대부분의 증례에서 이 정도의 교합 접촉은 미세 조정이 가능하다.
게다가 접촉점이 많아질수록 안정도가 확실해진다.

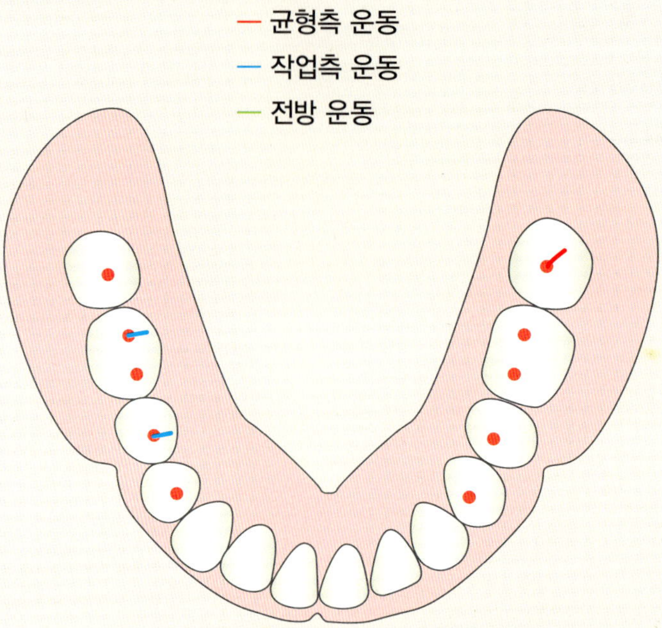

우측 측방 운동 시: 최소 3점 접촉 부여

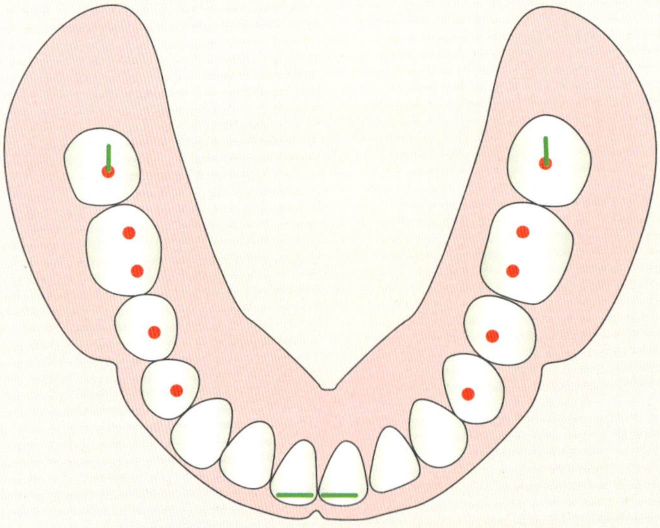

전방 운동 시: 최소 3점 접촉 부여

Q 28

구치부 인공치 배열

구치부 인공치 배열 시 주의할 점에 대해 알려 주세요.

A

편측성 교합 균형 및 양측성 밸런스가 될 수 있게 배열합니다.

편측성 교합 균형

작업측에 음식물 덩어리가 끼여 있더라도 의치가 이탈하거나 회전하지 않고 안정된 상태를 의미한다. 임상적으로는 상·하 인공치 접촉점을 손가락으로 눌러도 전복되지 않는 상태로 배열한다.

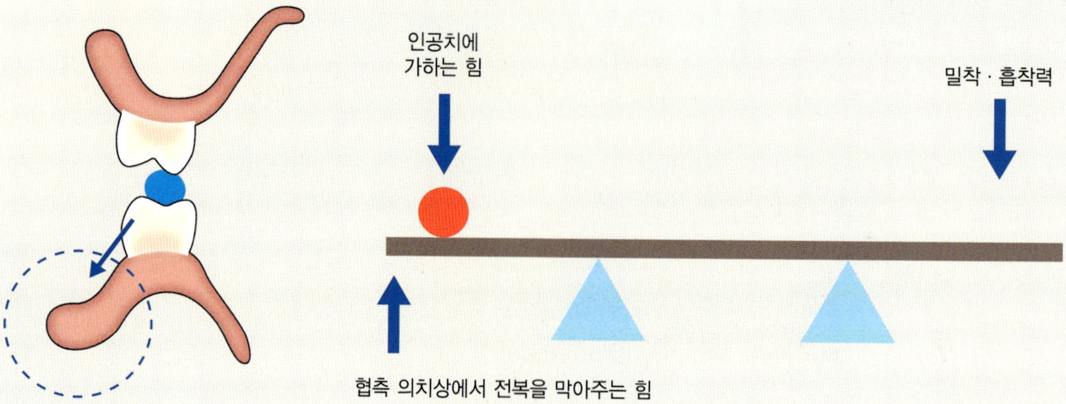

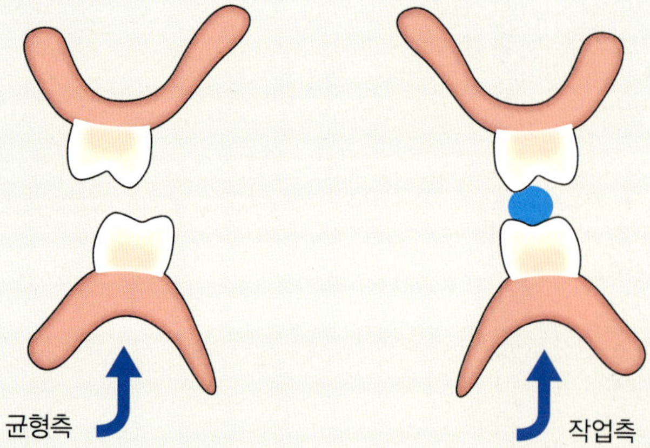

다시 말해, 균형측의 접촉이 없는 상태로 작업측에서 어느 정도 크기의 음식물 덩어리를 부숴도 의치가 이탈하지 않는 상태이다.

편측성 교합 균형을 맞추지 못할 경우의 대처법

① 인공치의 교두경사 각도 조정

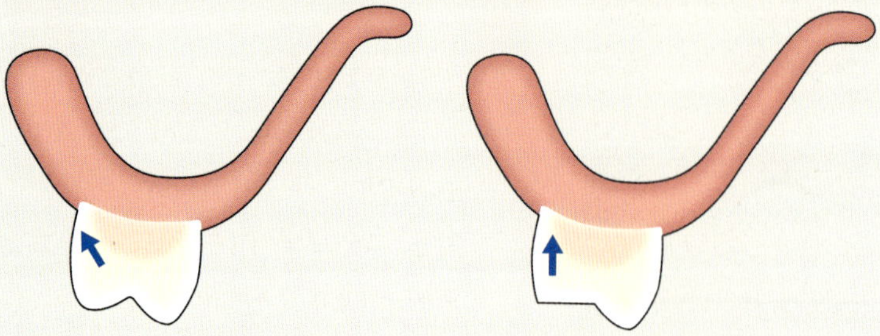

상악 구치 협측 교두 내사면을 가공해 각도를 조정함으로써, 힘의 벡터가 치조제에서 의치가 빠지는 방향으로부터 빠지기 어려운 방향으로 변경된다.

② 인공치 배열 위치의 설측 이동

인공치의 교두경사 각도를 조정하여도 편측성 교합 균형이 맞지 않는 경우에는 인공치 배열 위치를 설측으로 이동시킨다.

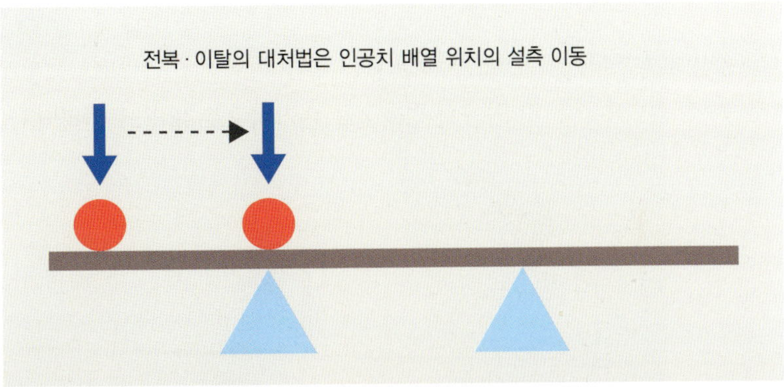

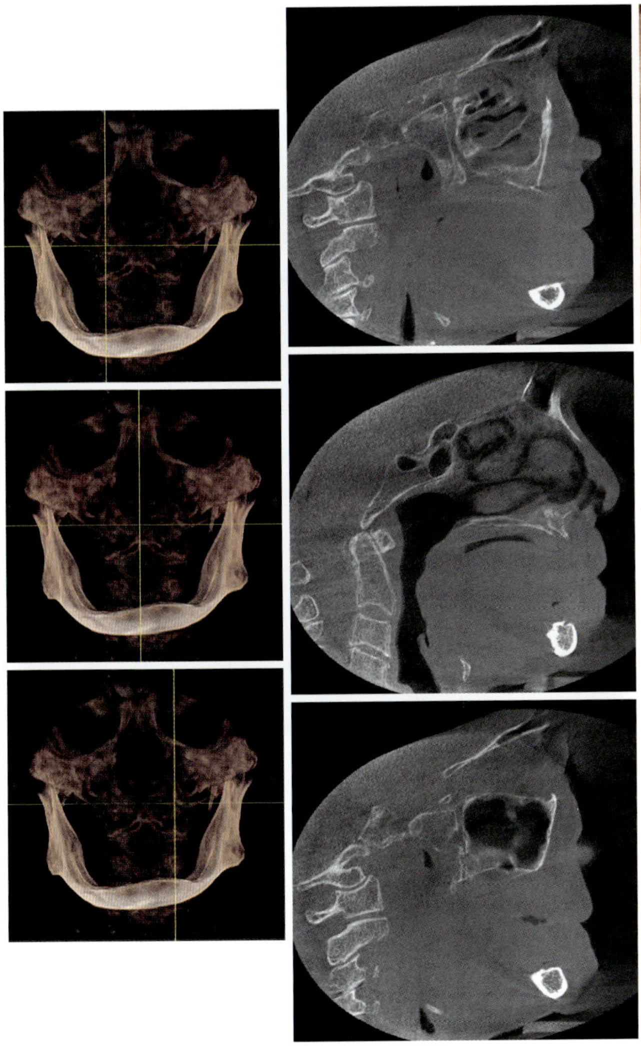

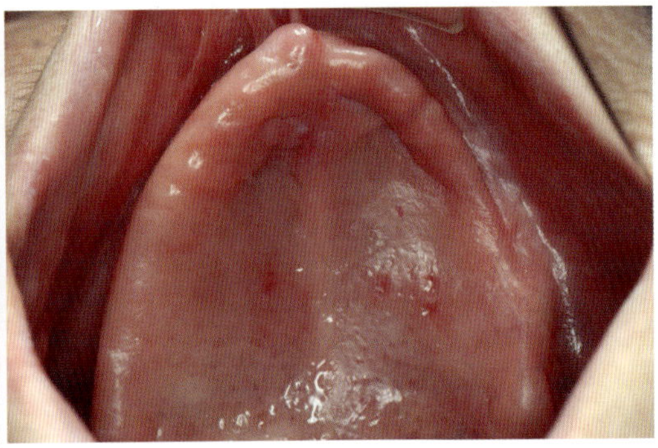

상악 전치부에서 소구치부까지 치조골이 흡수되어 가동조직(flabby tissue)이 되어 있다.
좌측 구치부는 치조골 및 치조제의 볼록한 형태가 소실되었다.

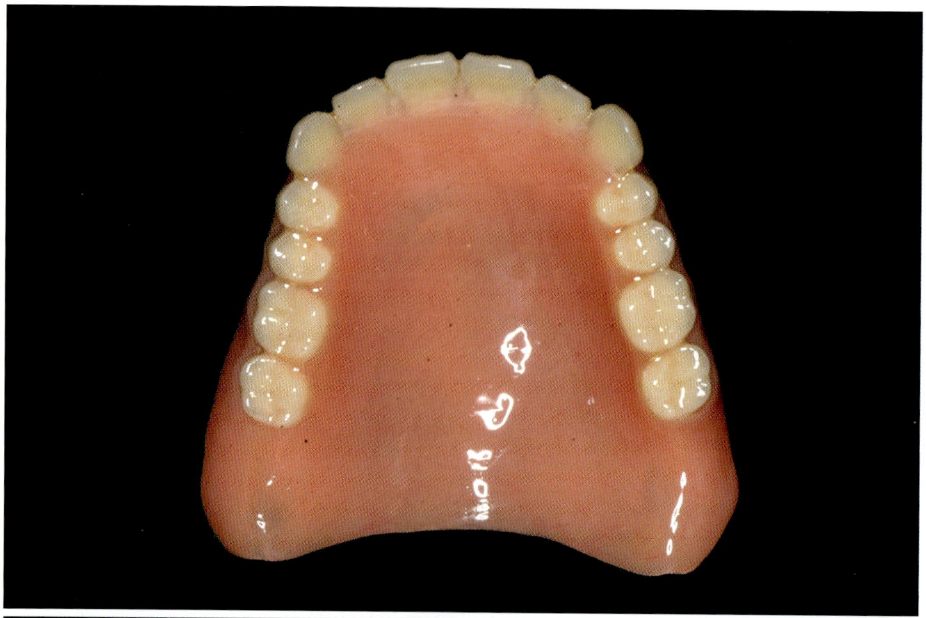

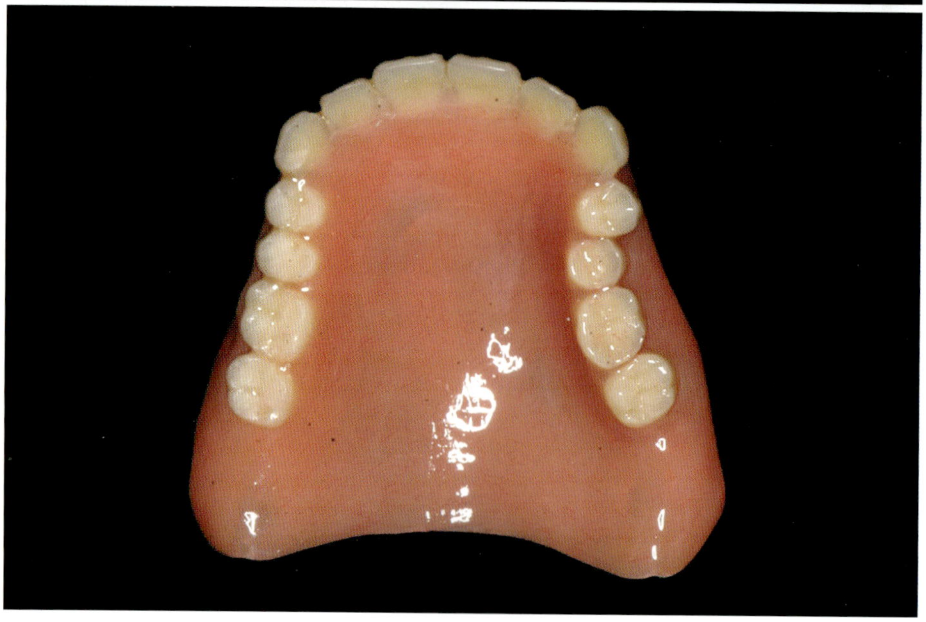

좌측에서 음식물 덩어리를 깨물면 상악 의치가 떨어지기 때문에 좌측 구치 인공치를 안쪽으로 떨어지지 않는 곳까지 이동한다.
#24는 교합시키지 않고, #23과 #25 치아의 연속성을 유지하기 위해서만 존재하게 한다.
대합 하악 구치 인공치의 관계는 교차교합이다.
설방이 협소해지기 때문에 혀를 깨물거나 위화감을 느끼거나 저작 장애를 걱정했지만, 그러한 증상은 나타나지 않았다.

편측성 교합 균형을 이루지 못하는 증례는 대부분 상악에서 일어나므로, 결과적으로 좌우 양측 교차교합이 되는 경우도 있다.

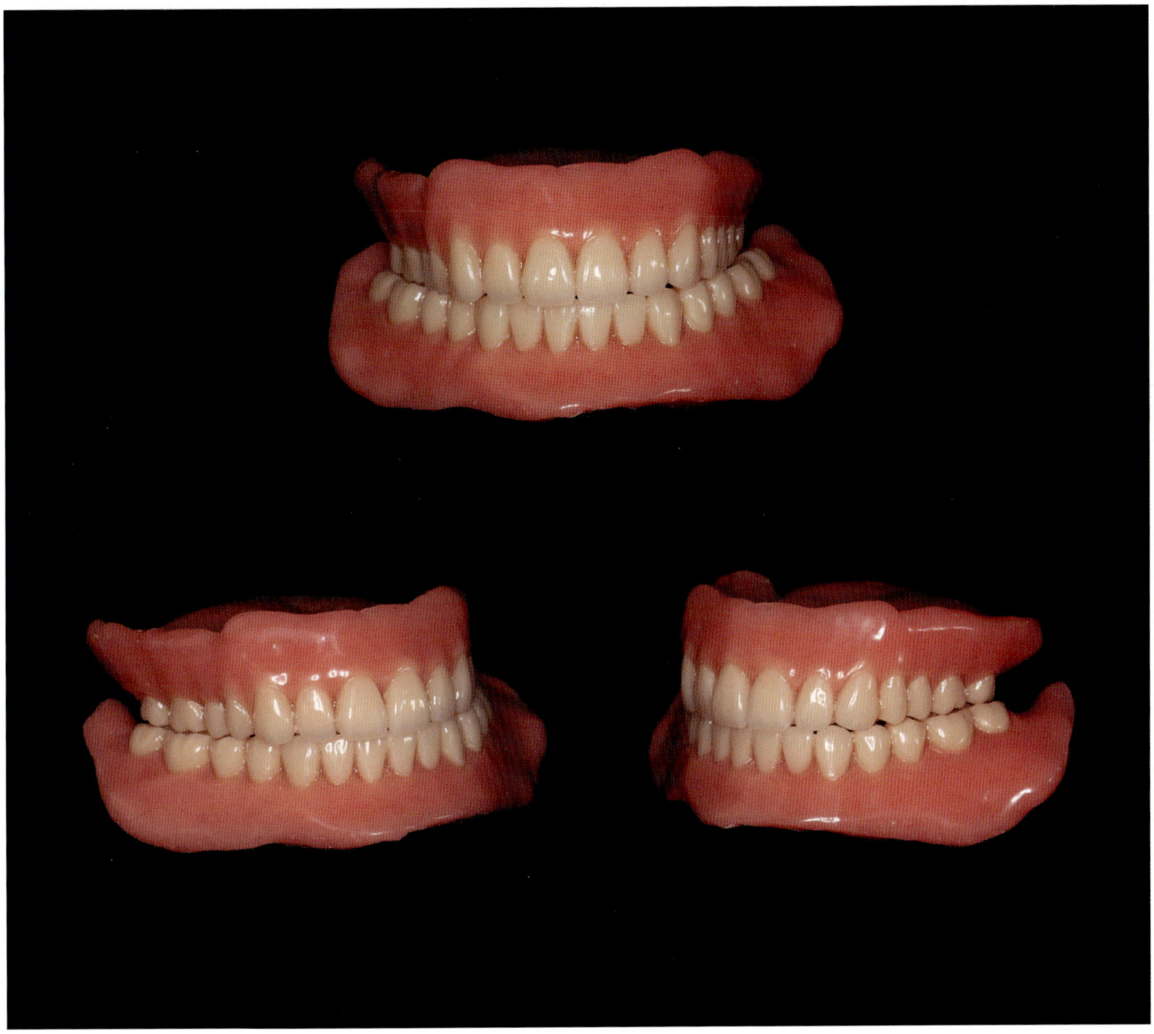

양측성 밸런스

강한 힘으로 음식물 씹을 때, 가장 먼저 반대편 인공치가 접촉하여 전복을 막아주는 밸런스이다.

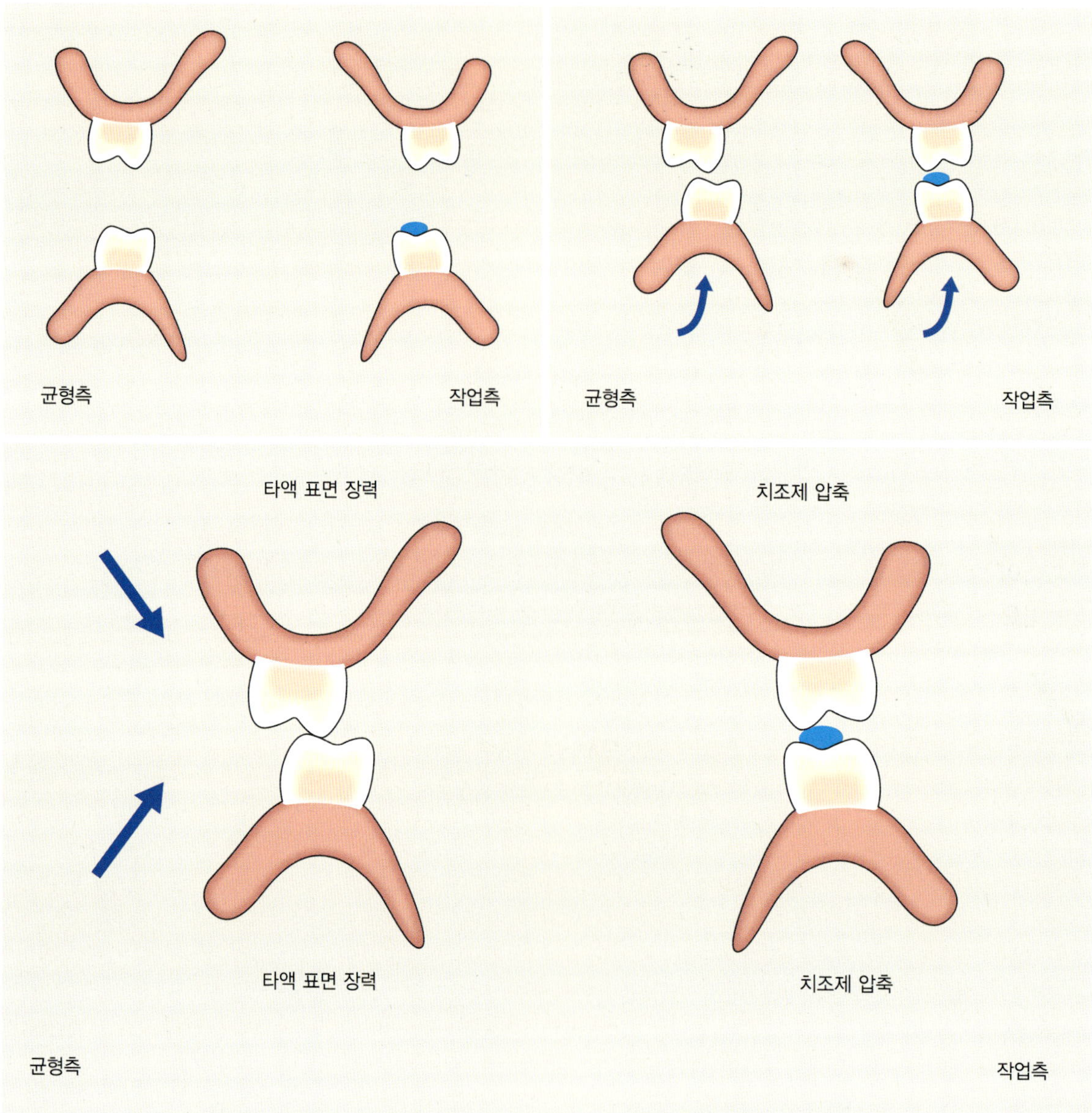

작업측 치조제는 압축되어 의치가 가라앉고, 균형측 의치는 빠지지 않을 정도로 들뜨며, 가장 먼저 균형측 인공치가 접촉한다.

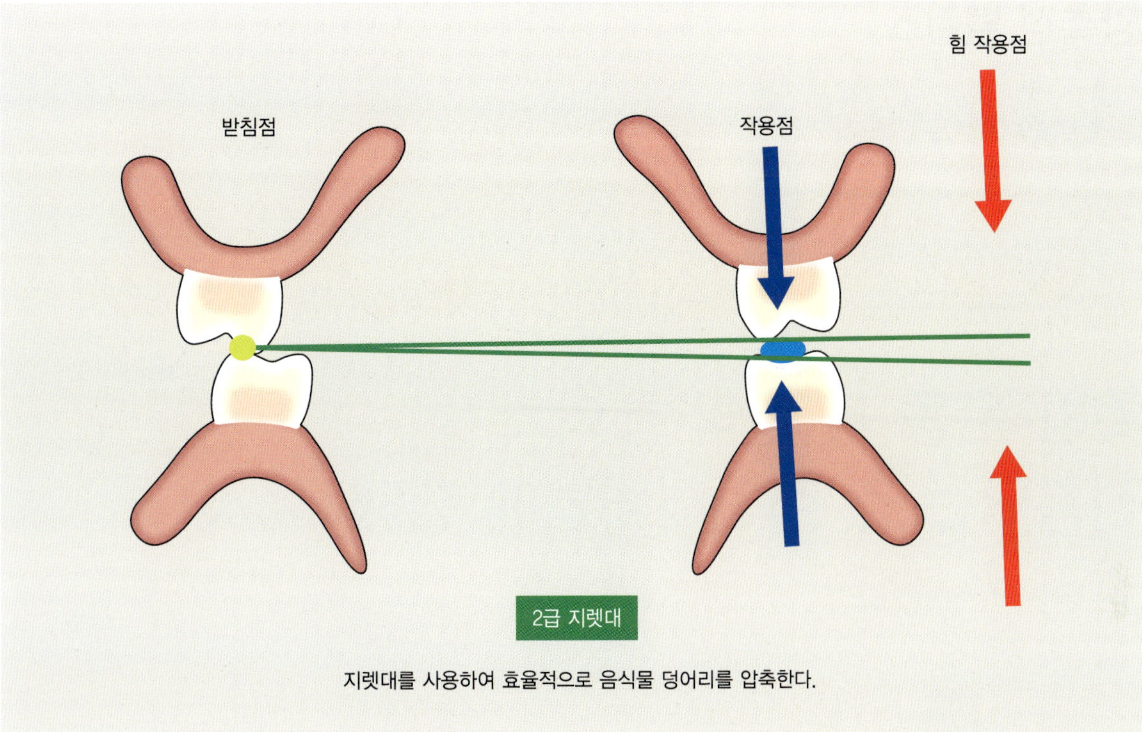

균형측이 받침점(fulcrum)이 되어 협근 등에 의해 힘이 가해져 작업측에서 음식물 덩어리를 압축한다. 이것이 2급 지렛대로 되어 있어 효율적으로 강한 힘으로 짓찧거나 깨물 수 있다.

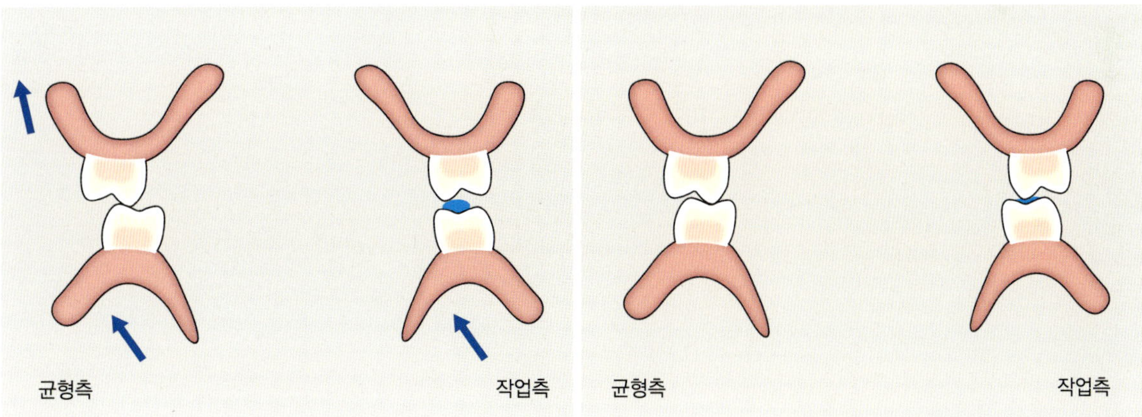

다시 말해, 작아진 음식물 덩어리를 강한 힘으로 깨물 때 균형측 인공치의 접촉에 의해 의치의 기울기를 억제하고 이탈되지 않는 상태이다.

양측성 밸런스 부여법

양측성 밸런스를 잡기 위해서는 양측성 균형교합을 부여한다. (→ p. 117)

Q 29

구치부 인공치 배열

측방 운동 시 상악 총의치가 전복되는 경우의 대처법에 대해 알려 주세요.

A

측방 운동 시 작업측 인공치의 접촉과 동시에 균형측의 접촉, 이른바 양측성 균형교합이 되도록 해주십시오.

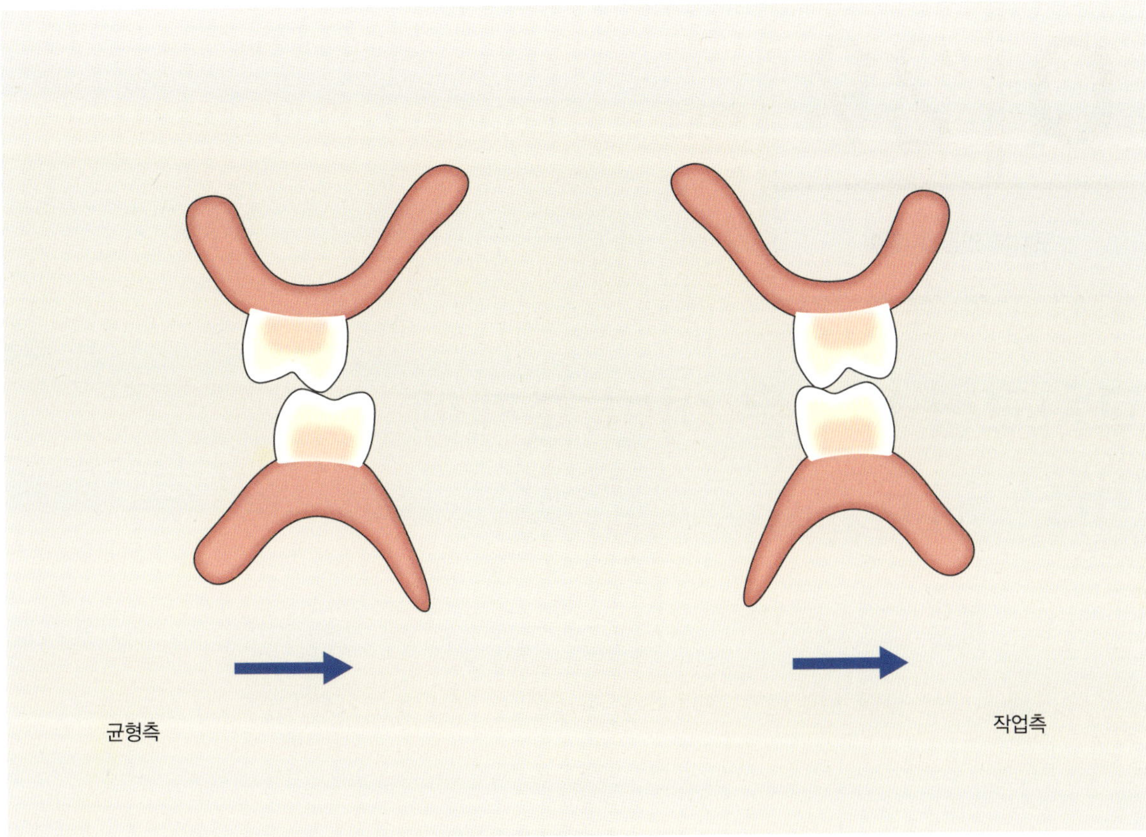

이른바 양측성 균형교합을 부여한다

양측성 균형교합이란 측방 교합위에서 작업측 인공치에 가해지는 의치의 회전이나 이탈에 들어가는 힘을 비작업측의 교합 접촉으로 상쇄할 목적으로 부여하는 교합 양식이다. (→ p. 107)

편측성 교합 균형: 작업측 상·하 인공치 사이에 음식물 덩어리가 끼여 있음
양측성 밸런스: 작업측 상·하 인공치 사이에 음식물 덩어리가 끼여 있음
양측성 균형교합: 상·하 인공치 사이에 음식물 덩어리가 끼여 있지 않은, 구강이 비어 있는 상태

[참고문헌]
日本補綴歯科学会 (編) : 歯科補綴学専門用語集 第5版. 医歯薬出版, 東京, 2019.

Q 30

구치부 인공치 배열

교차교합 배열은 어떤 증례에 이용되나요?

A

하악 치조제에 대해 상악 치조제가 구개 측에 존재하며, 상악 총의치가 낙하하기 쉬운 증례에 적응됩니다.

상악 치조제는 협측에서 흡수가 진행되므로 고도 흡수 치조제에서는 하악 치조제에 대해 상악 치조제가 안쪽에 위치하게 됩니다. 그러면 힘의 벡터가 상악 치조제의 바깥쪽으로 향하기 때문에 상악 의치가 전복되기 쉬워집니다. 그래서 하악 구치부 인공치는 별로 움직이지 않고, 상악 구치부 인공치를 치조제 쪽으로 이동시켜 전복을 방지하는 교합을 부여합니다. Skeletal Class Ⅲ에서도 마찬가지입니다.

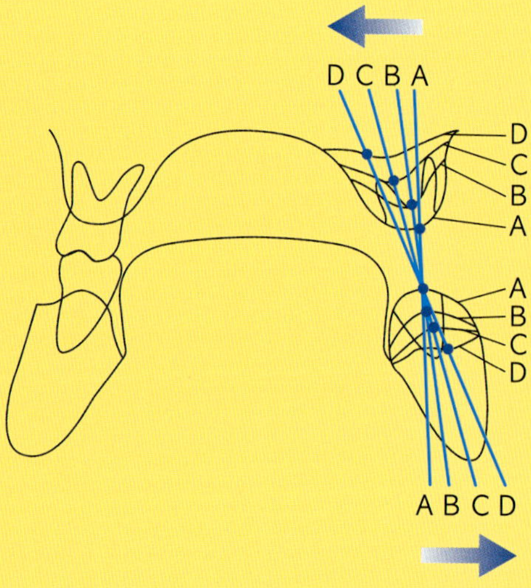

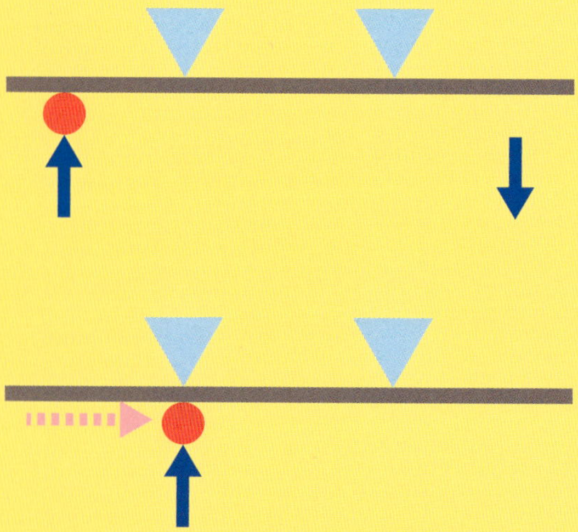

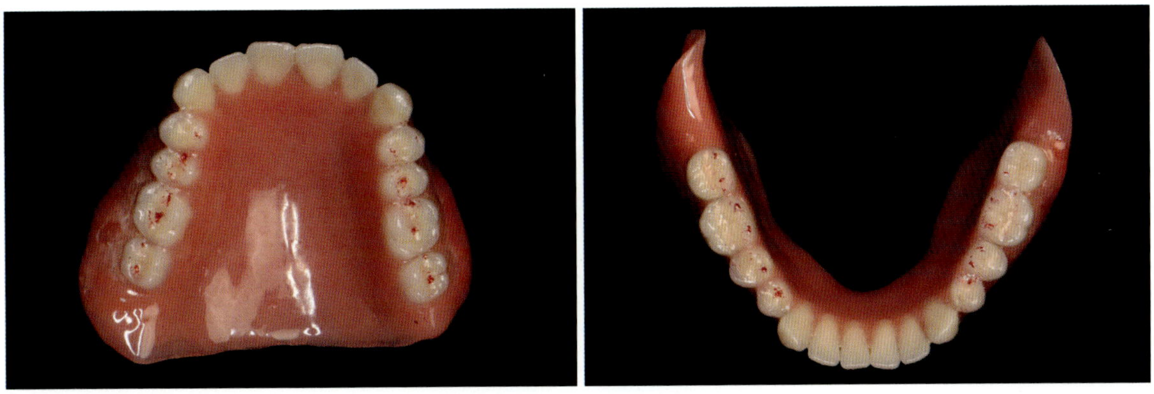

하악 567 설측 교두가 상악 567의 와에 들어가도록 배열한다.
4는 3과의 이행 형태로 한다.

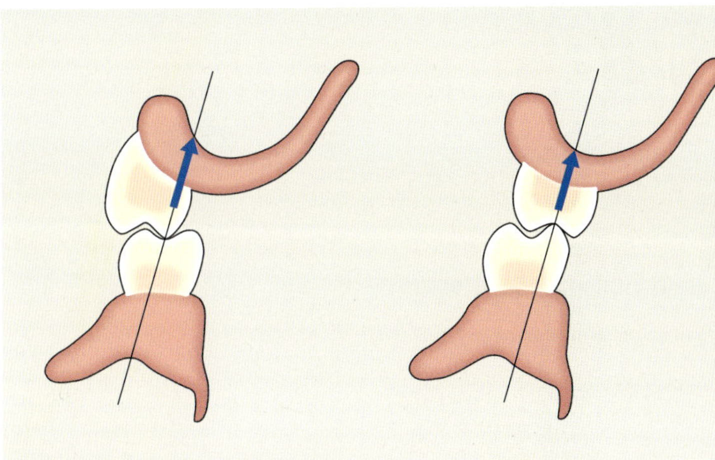

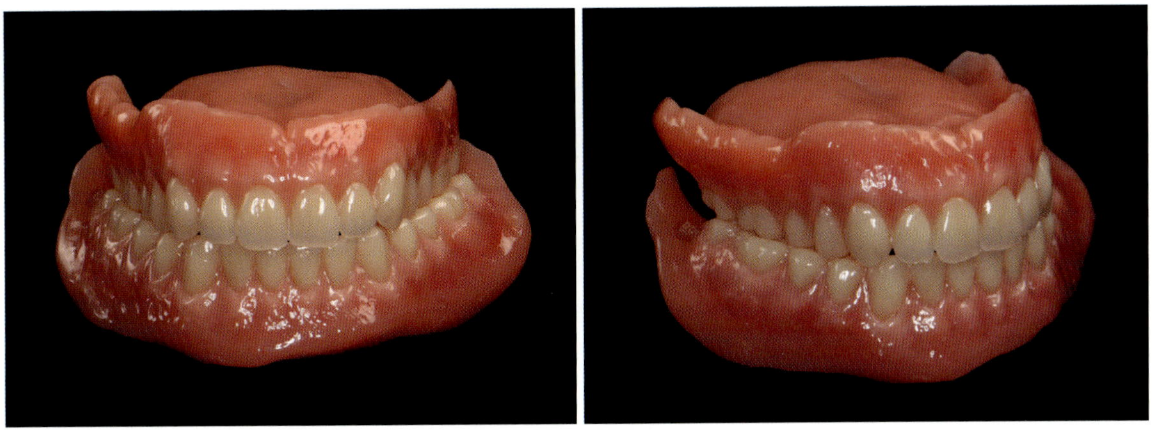

단, 설방이 협소해지므로 혀를 잘 깨물거나, 위화감을 강하게 느끼거나, 저작 장애를 일으키는 증례도 있으므로 주의한다.

Q 31

구치부 인공치 배열

치조제가 가늘고 높은 증례에서 통증이 멈추지 않습니다. 대응법을 알려 주세요.

A

구치부 인공치를 설측 교두 교합으로 배열하고, 교합압의 벡터가 하악 치조정(ridge crest)에 핀 포인트로 오도록 배열합니다.
침하 현상(의치가 점막에 가라앉음)이 진정될 때까지 세세하게 조정합니다.

치조제가 가늘고 높은 증례에서는 아래와 같은 이유로 통증이 발생하기 쉽습니다.

① 치조정이 받침점이 되어 야지로베(밸런스 장난감)처럼 의치의 움직임이 커지기 쉽습니다. 그리고 교합압의 벡터가 하악 치조정에서 조금이라도 벗어나면 의치가 더 크게 움직이고 통증, 궤양이 심해지므로, 신중한 배열이 필요합니다. 또 인공치의 접촉 면적도 커지지 않도록 주의해야 합니다.

② 형태적으로 교합압에 대항하는 치조제의 수평면이 적기 때문에 의치가 치조제 점막에 강하게 가라앉기 쉽습니다.

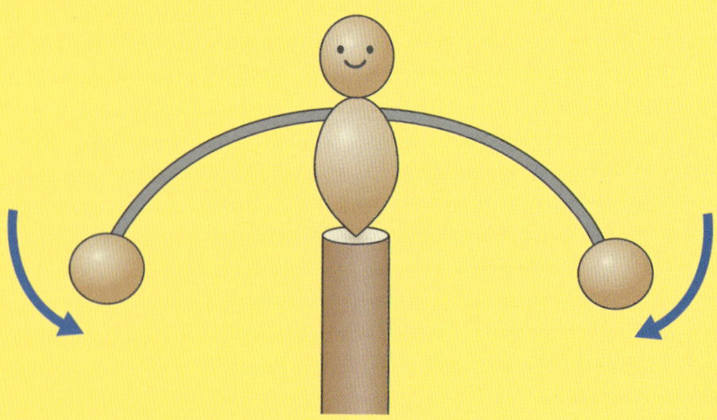

야지로베 장난감

하악 치조제가 가늘고 높은 증례

① 치조정이 받침점이 되어 의치의 움직임이 커진다

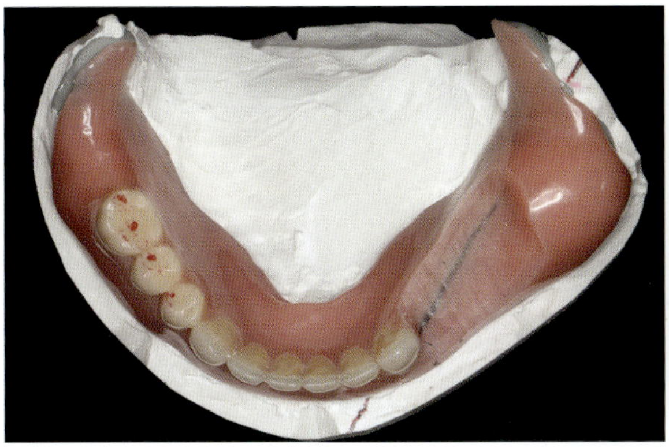
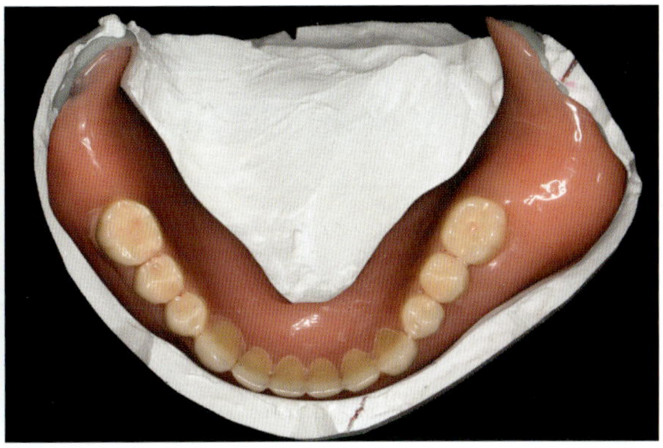

치조정(ridge crest)에 상악 설측 교두가 핀 포인트로 위치하도록 배열하여 대응한다.

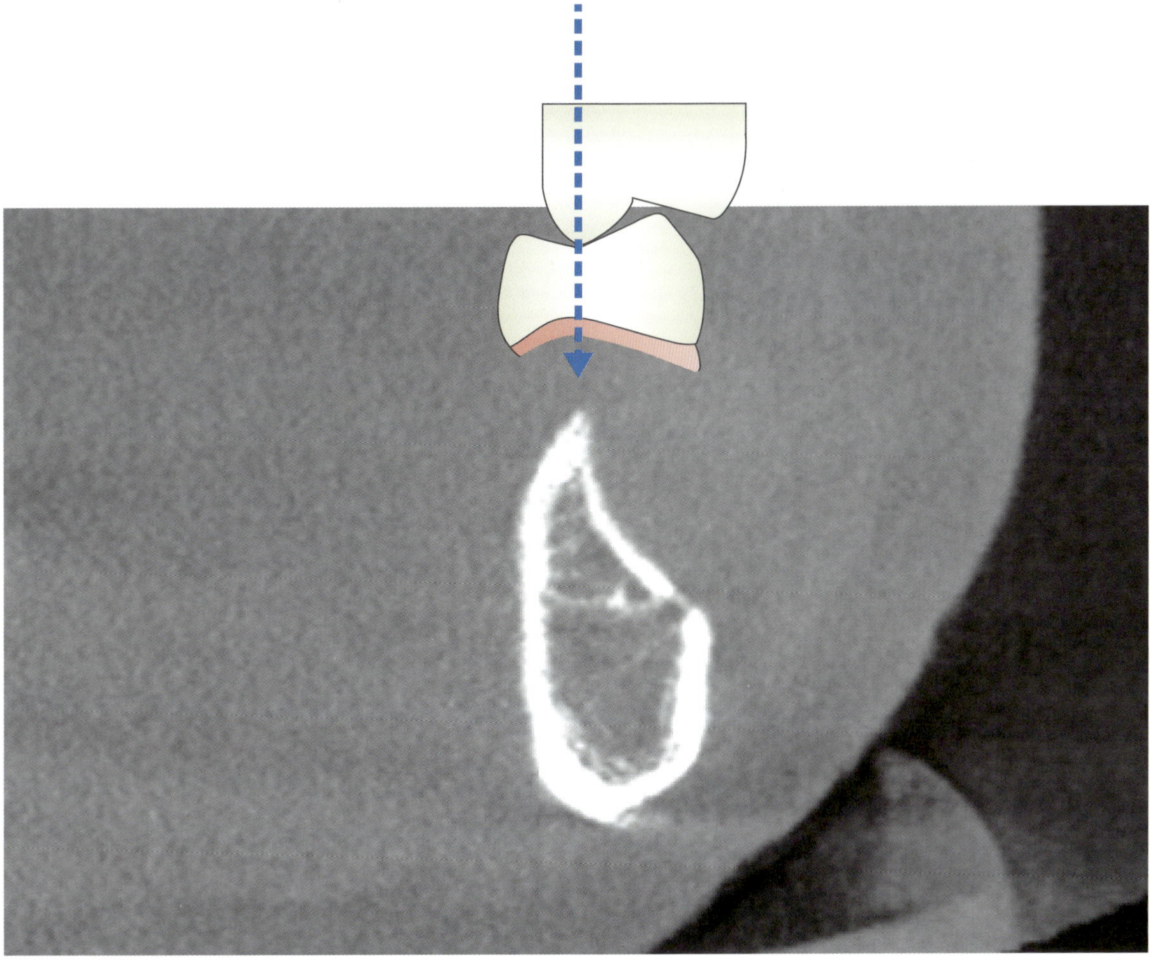

② 의치가 치조제 점막에 심하게 침하하기 쉽다

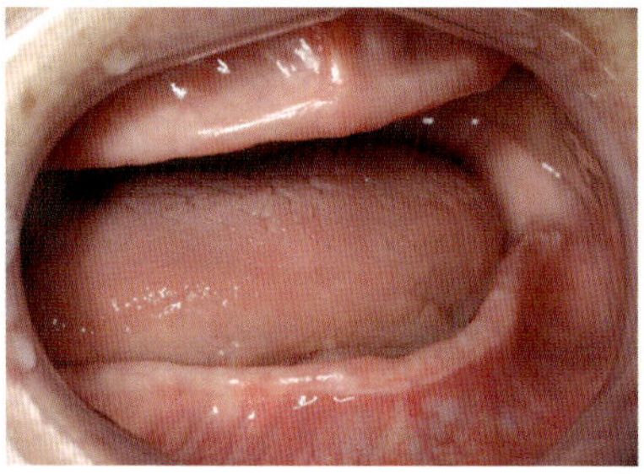
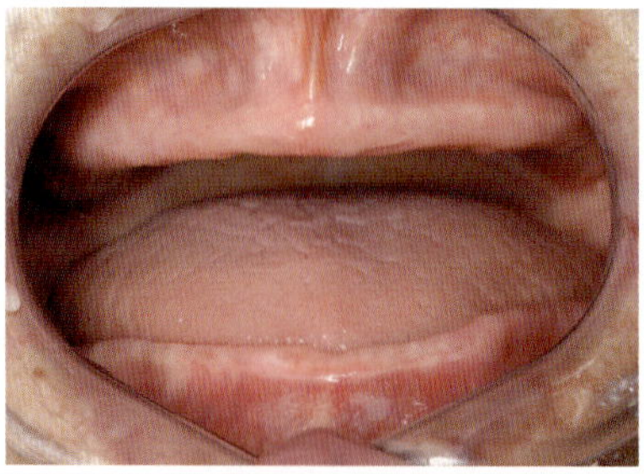
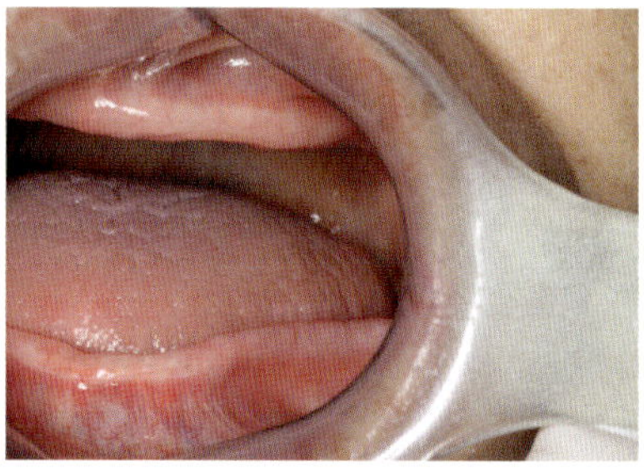

교합력에 대항하는 수평면이 작기 때문에 침하 현상이 심하다.
전체적으로 침하하기 때문에 retromolar pad에도 궤양이나 눌린 자국이 보이는 것이 특징이다. (→ p. 163)
저녁이 되면 압박감이 발생해 괴로워진다고 호소한다.
아침에 장착하면 시간이 지남에 따라 서서히 침하한다.
필요가 없을 때는 의치를 빼어 놓도록 지도하였다.

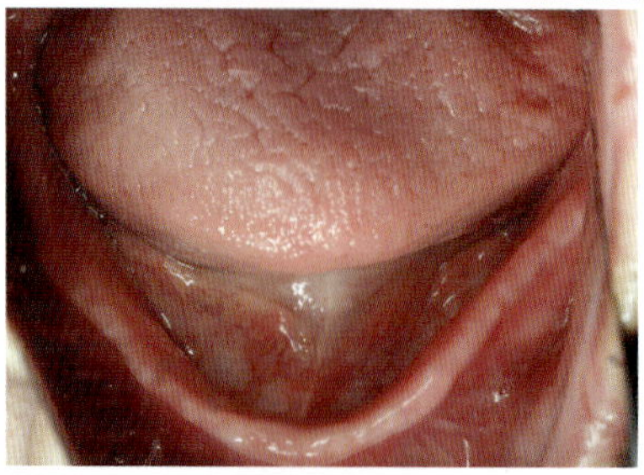
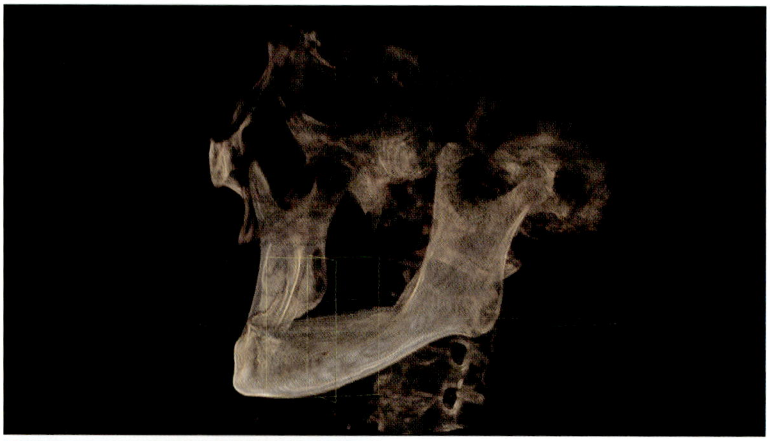
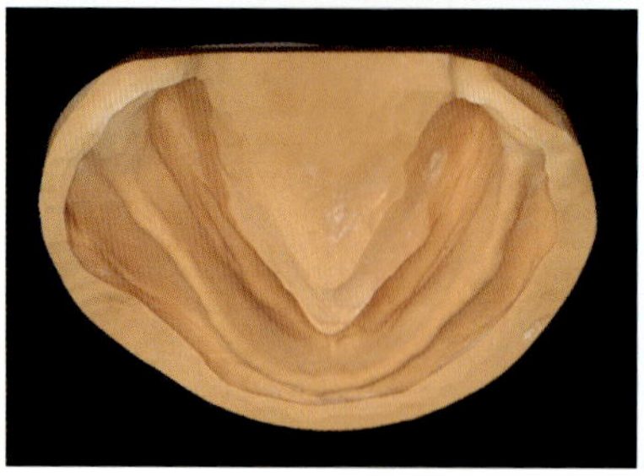
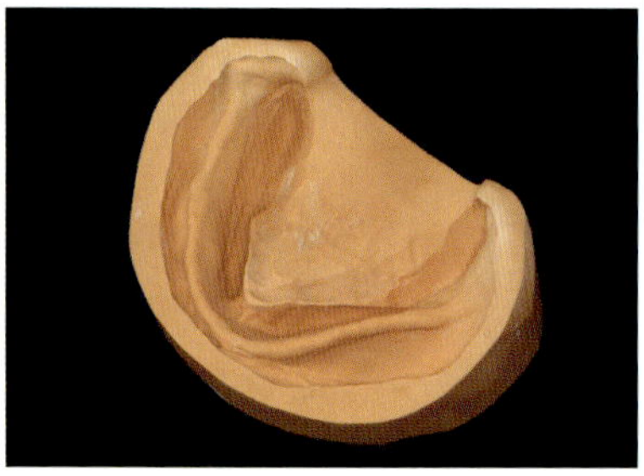
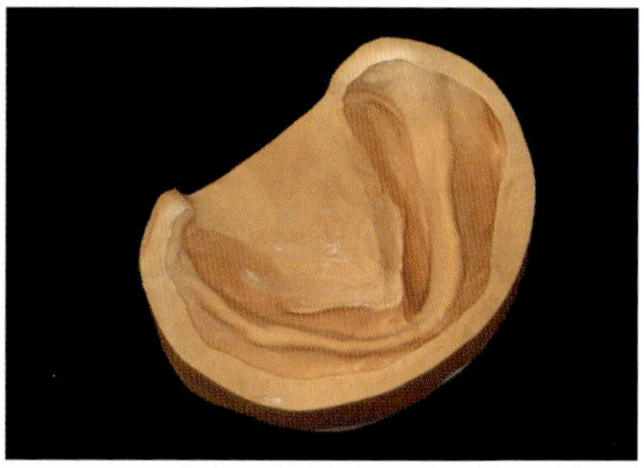

의치 형태

정밀 인상 점막면을 레진으로 그대로 옮겨 놓으면 흡착 하악 총의치의 의치상 형태가 완성된다. 이 형태는 무치악 환자의 근육 기능 운동으로 구강점막이 움직여 형성된 것이다.
또한 의치상 연마면 형태도 흡착하기 쉽도록 고안되어 있으므로 확인해주었으면 한다.

7

Q 32

의치 형태

흡착 하악 총의치의 의치상 형태의 특징을 알려 주세요.

A

아래쪽 그림을 참조하십시오.

순·협측과 비교하여 설하주름부의 봉쇄 면적이 작습니다. 따라서 의치를 완성할 때 같은 부분을 너무 연마해서 작아지면 봉쇄가 불완전해지기 쉽습니다. 이것은 흡착 하악 총의치 제작에서 가장 많이 볼 수 있는 기공 실수입니다.

형태를 가능한 한 변형시키지 않도록 신중하게 연마를 진행합니다. 모든 변연에서도 마찬가지이지만, 특히 이 부위는 주의해주시기 바랍니다.

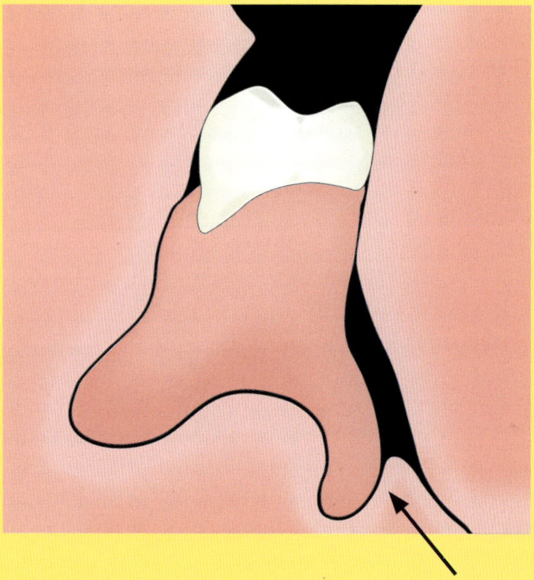

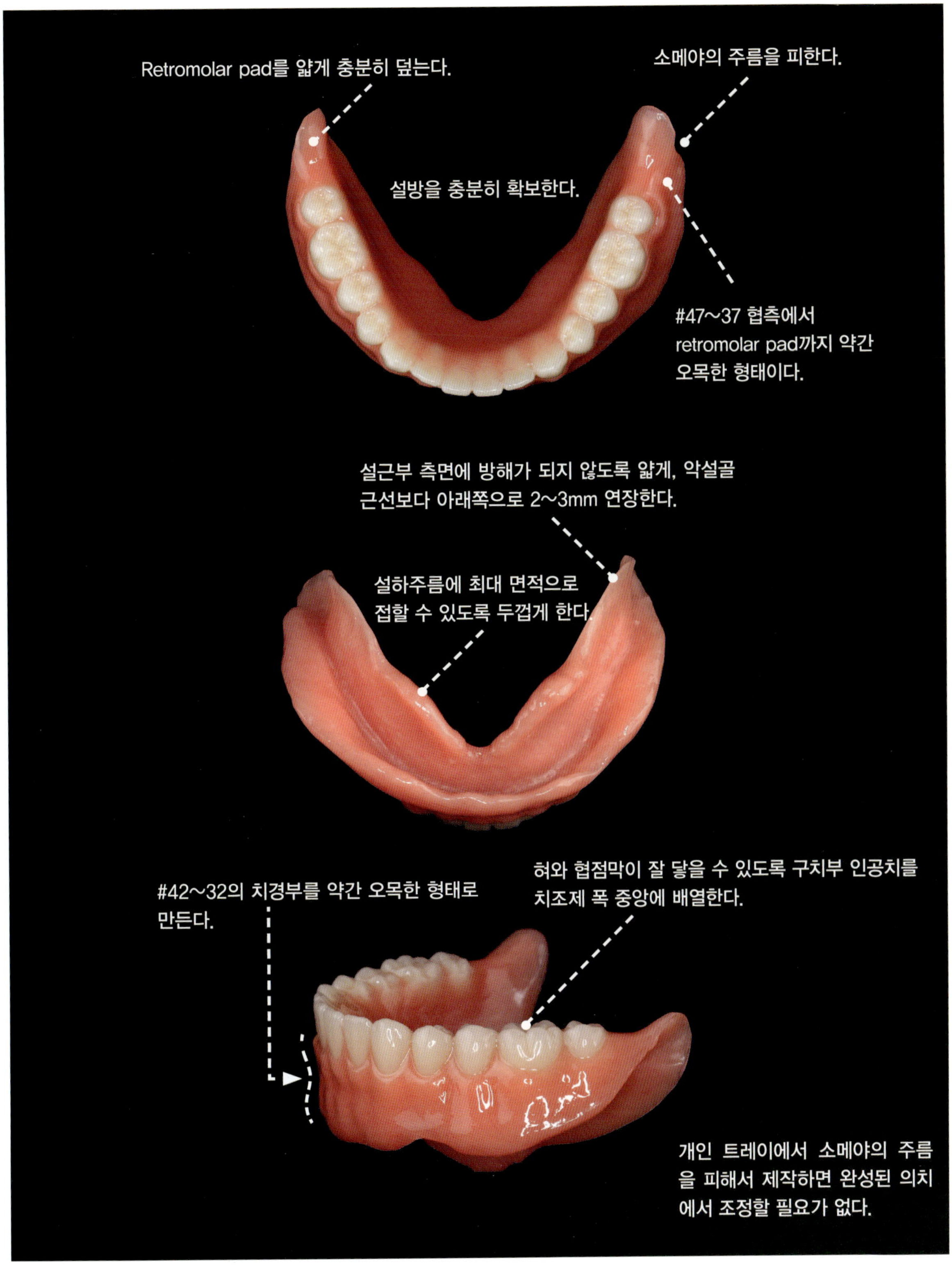
Retromolar pad를 얇게 충분히 덮는다.
소메야의 주름을 피한다.
설방을 충분히 확보한다.
#47~37 협측에서
retromolar pad까지 약간
오목한 형태이다.
설근부 측면에 방해가 되지 않도록 얇게, 악설골
근선보다 아래쪽으로 2~3mm 연장한다.
설하주름에 최대 면적으로
접할 수 있도록 두껍게 한다.
#42~32의 치경부를 약간 오목한 형태로
만든다.
혀와 협점막이 잘 닿을 수 있도록 구치부 인공치를
치조제 폭 중앙에 배열한다.
개인 트레이에서 소메야의 주름
을 피해서 제작하면 완성된 의치
에서 조정할 필요가 없다.

Q 33

의치 형태

하악 설측 후방 의치상 변연부의 길이와 두께의 결정 기준(환자의 의견도 고려함)에 대해 알려 주세요.

A

악설골근선보다 아래쪽으로 의치상을 2~3mm 연장합니다. 또 가능한 한 얇게 합니다.

아래 목적을 위해 악설골근선보다 아래쪽으로 의치상을 2~3mm 연장합니다.

① 의치의 수평방향 움직임의 저항

② 의치를 정위치에 장착하기 위한 가이드, 특히 치조제 흡수의 뚜렷한 증례에서는 치조제에 볼록한 형태가 상실되어 이 부위에서만 그 역할을 할 수 있기 때문에 필수적입니다.

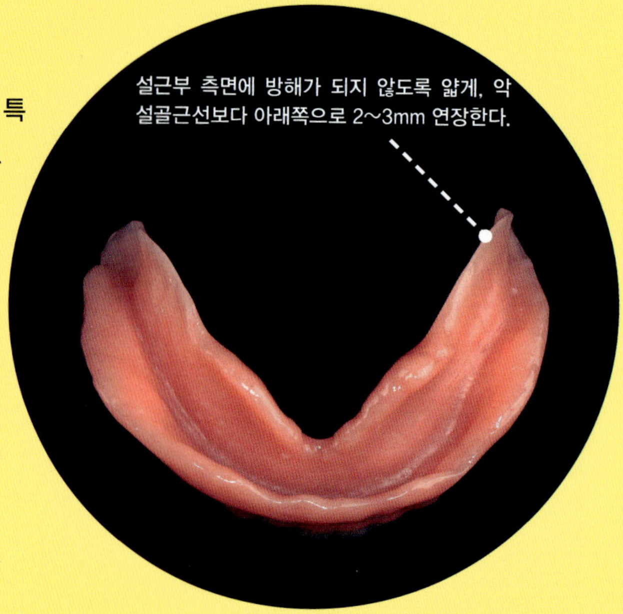

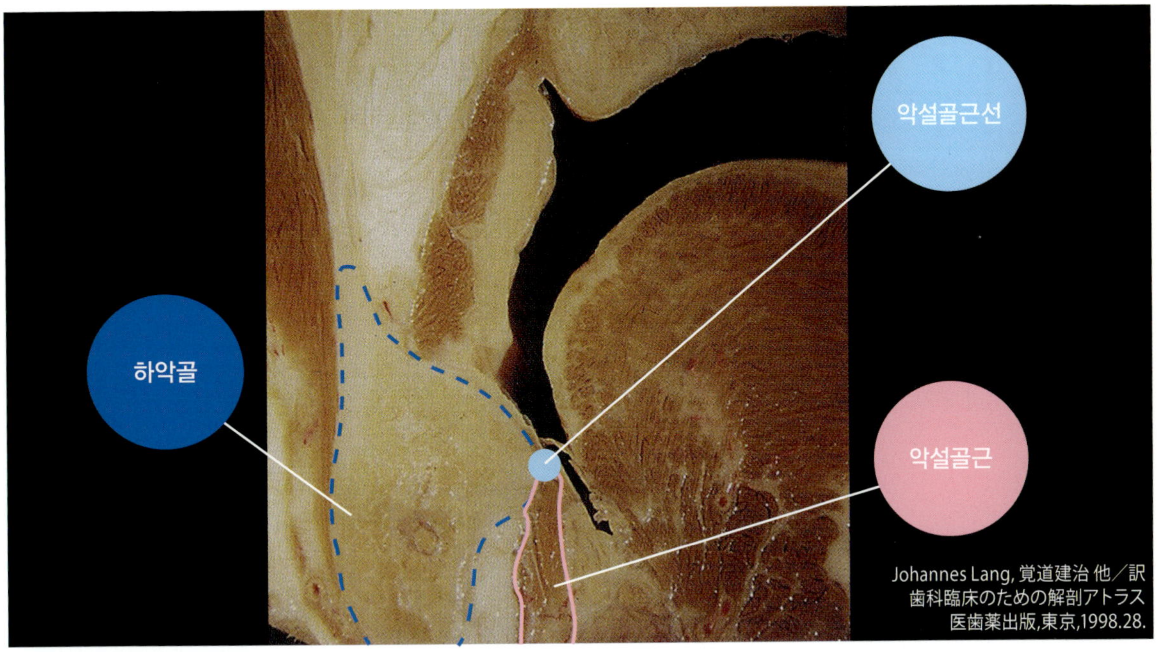

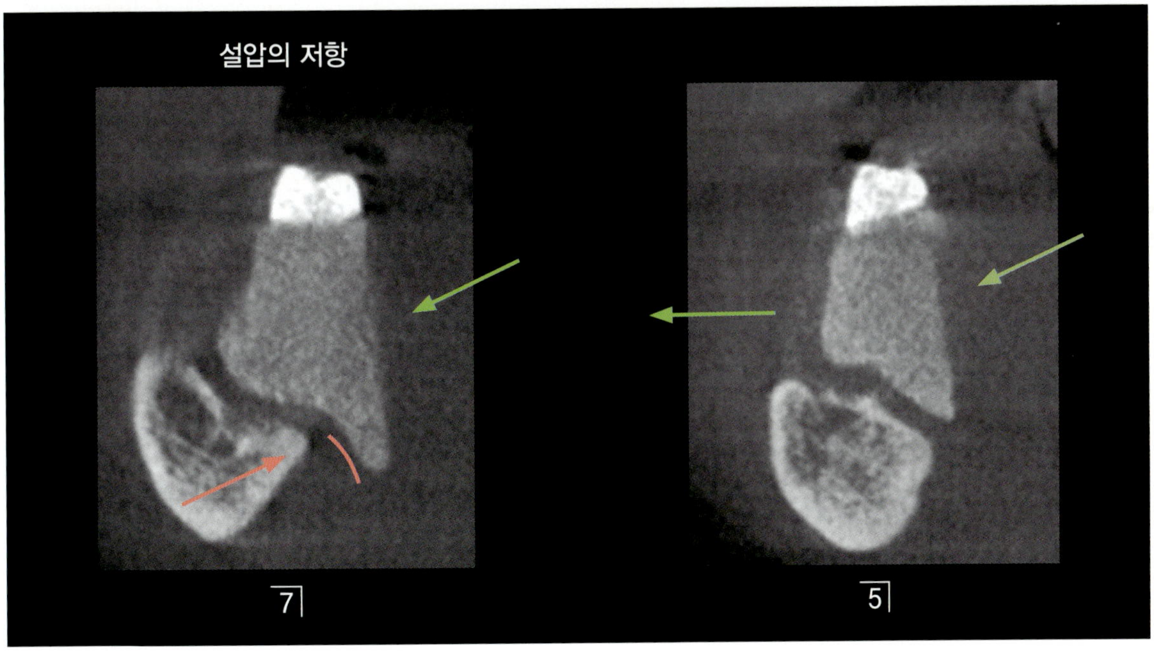

치조제의 흡수가 뚜렷한 증례에서는 치조제의 볼록한 형태가 상실되어 소구치부 의치의 수평방향으로 저항할 수 없게 된다. 그러나 대구치부의 악설골근선 아래쪽에는 의치상을 연장할 수 있기에 저항하기 위한 것으로서 필수적이다.

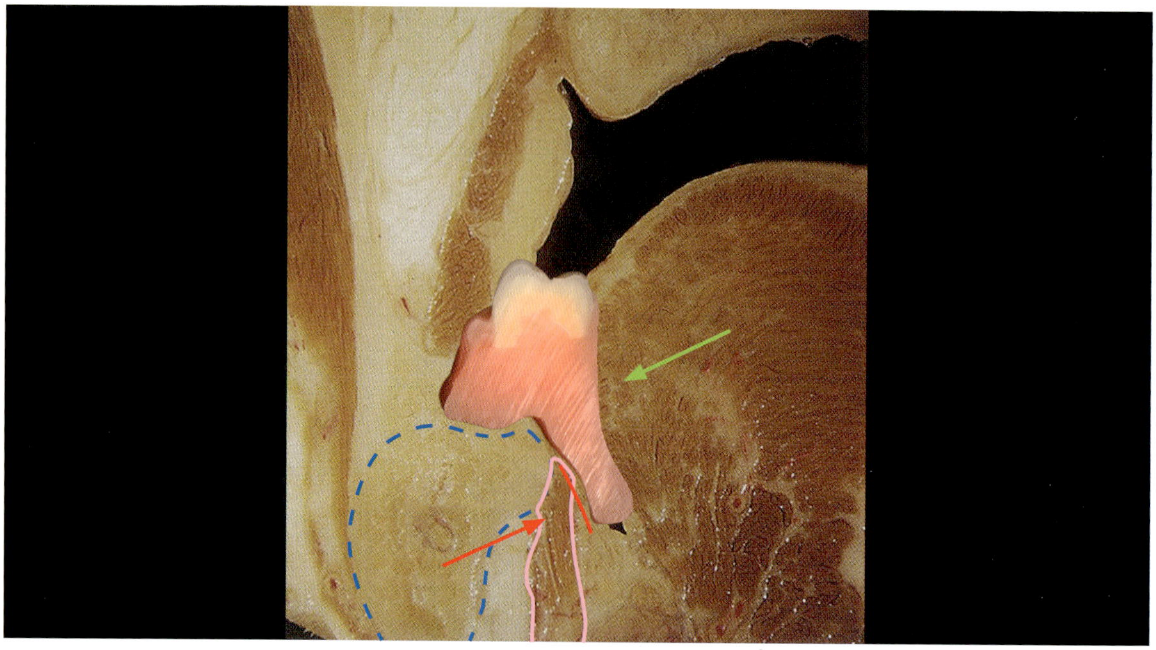

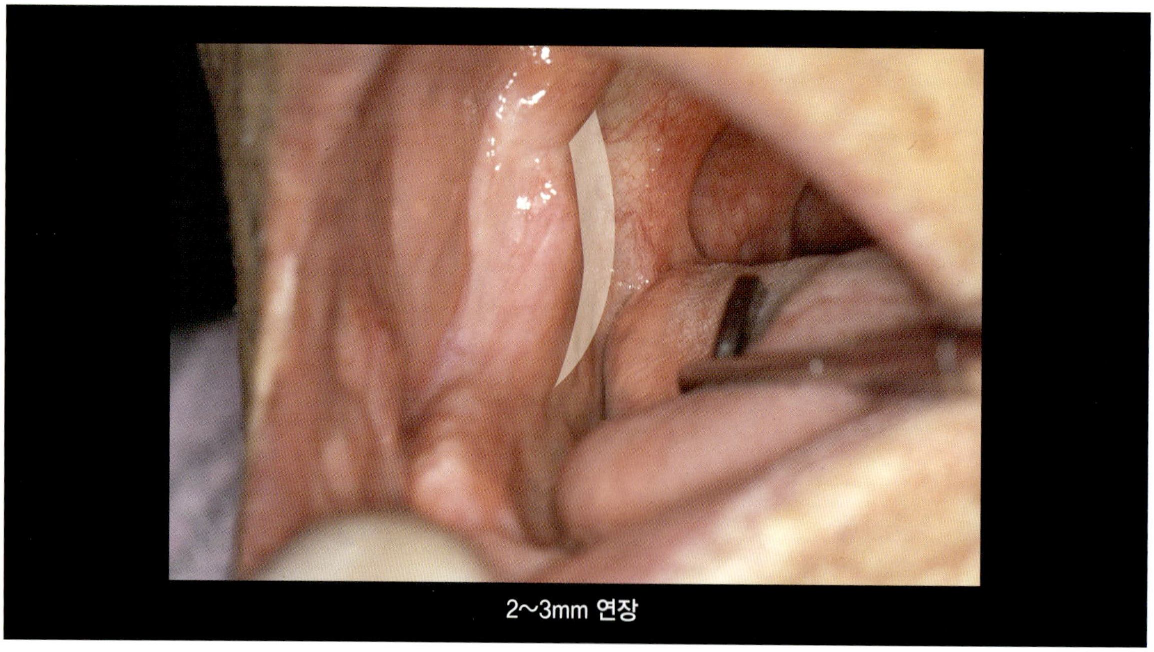

악설골근 부착부에 거는 듯한 이미지로 악설골근선보다 아래쪽으로 2~3mm 연장한다.

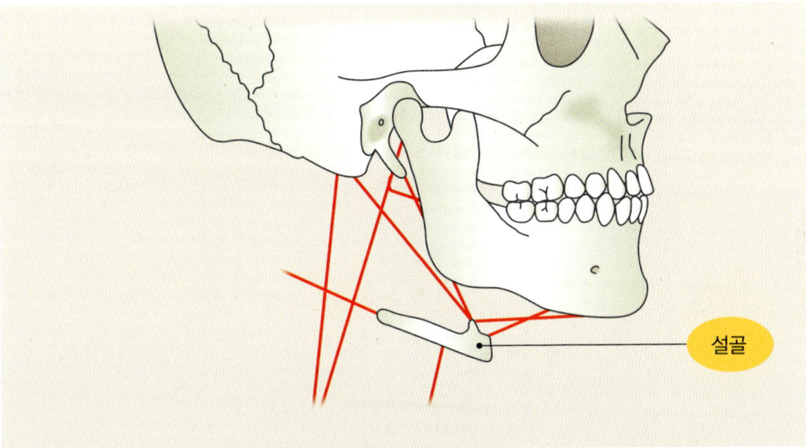

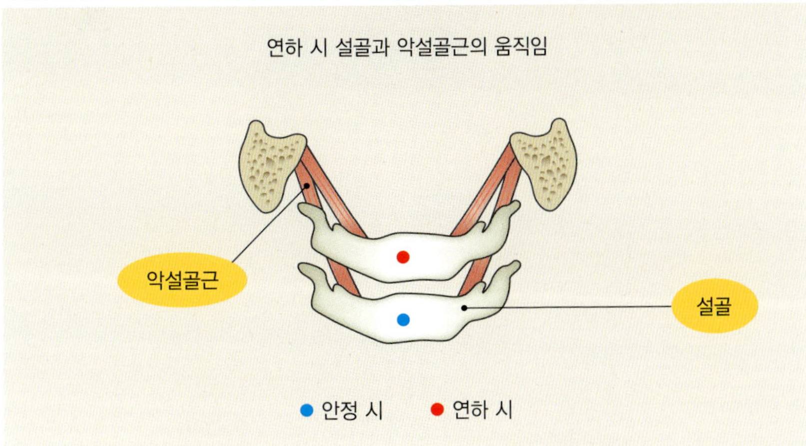

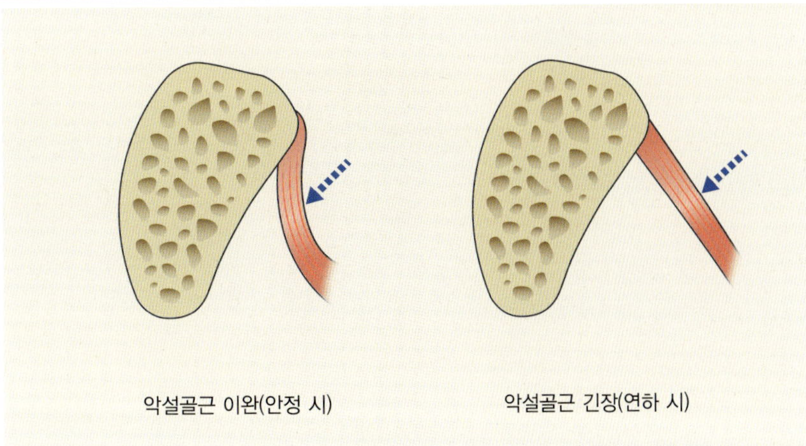

악설골근은 설골을 매달고 있어 연하 시 수축하여 설골을 위쪽으로 견인한다. 이때 결과적으로 악설골근이 위쪽으로 움직인다.

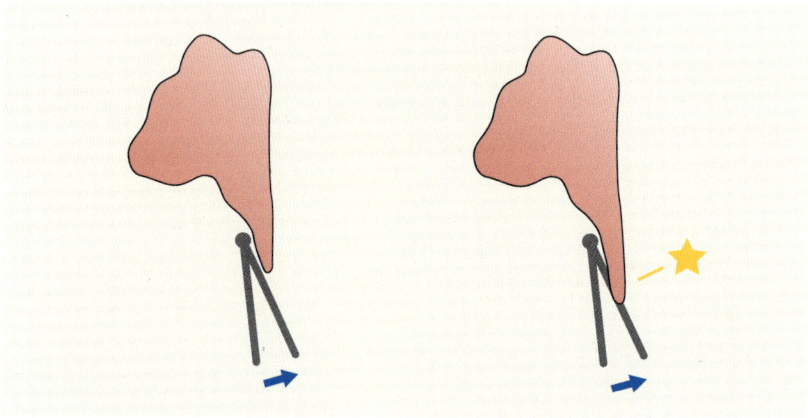

의치상 변연의 악설골근선 하부를 지나치게 연장하면 연하 시 쉽게 부딪친다.
또한 장시간 의치를 끼고 있으면 고통스럽다고 호소하는 환자도 있다.
따라서 최소한으로 필요한 길이인 2~3mm 정도로 한다.

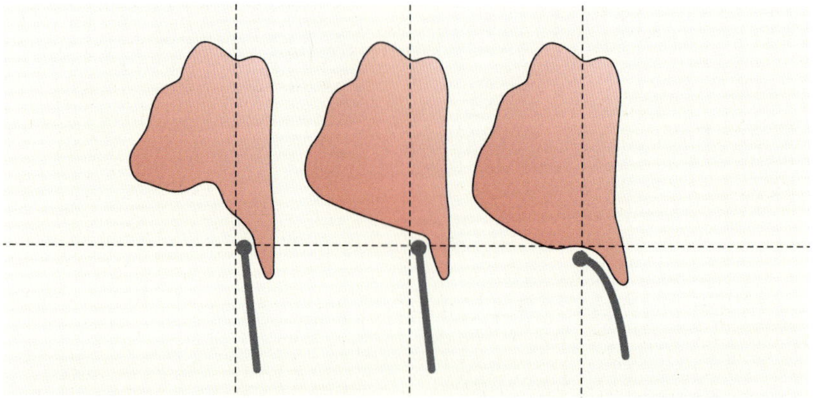

치조제의 흡수가 현저하게 진행되면, 악설골근의 부착부가 결과적으로 치조제 위에 위치하게 된다.

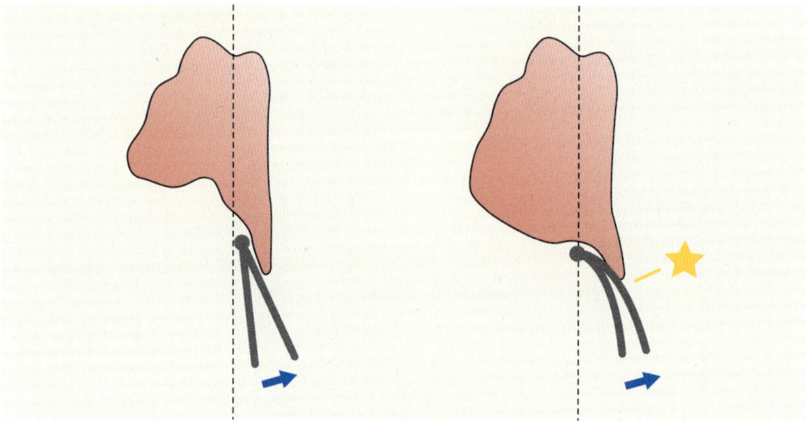

그러면 역시 연하 시 의치상 변연과 부딪치기 쉬워진다.

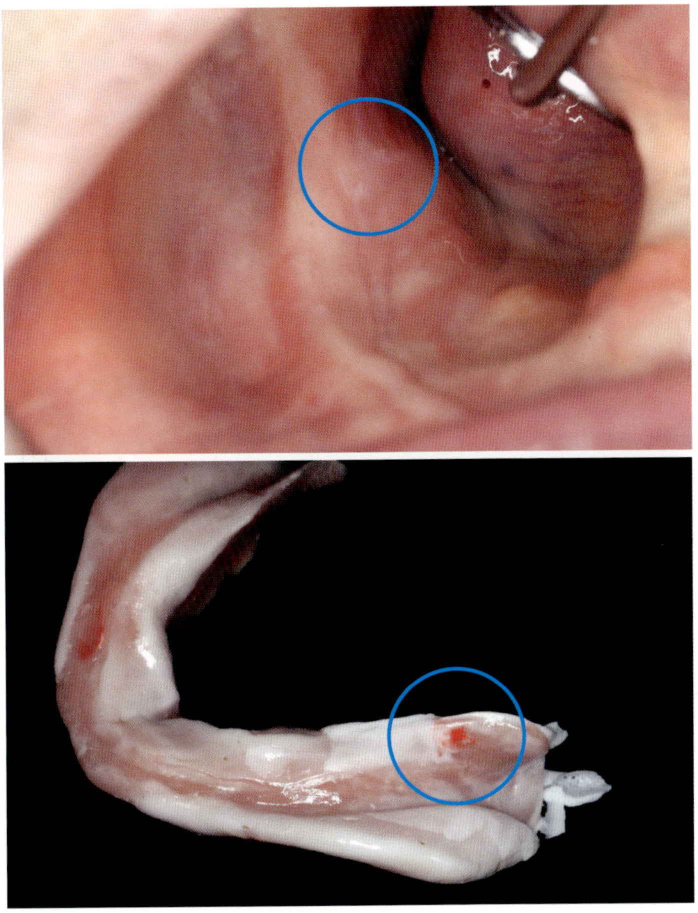

치조제가 뚜렷하게 흡수되어 궤양이 발생한 증례이다.

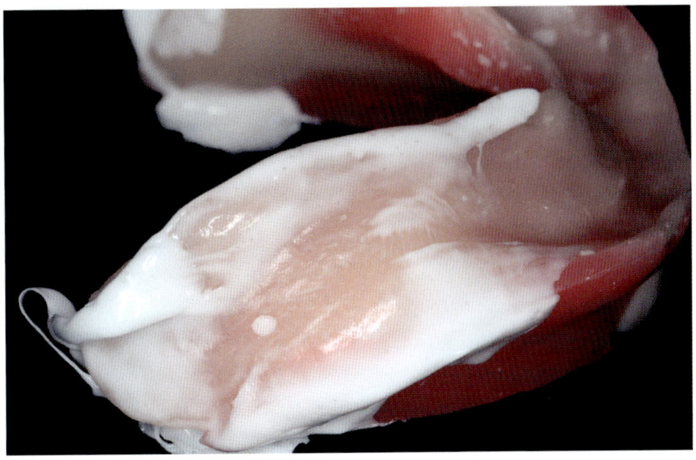

고도 흡수 치조제에서는 정밀 인상 전에 개인 트레이 내에 핏체커를 도포하여 환자에게 침을 삼키게 한 후에 확인을 한다. 그 후 부딪치는 곳을 조정하여 인상을 실시하면 의치 장착 후의 조정이 줄어든다.

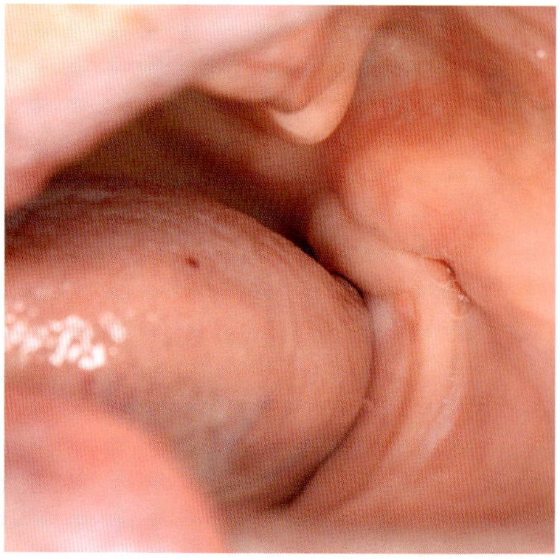

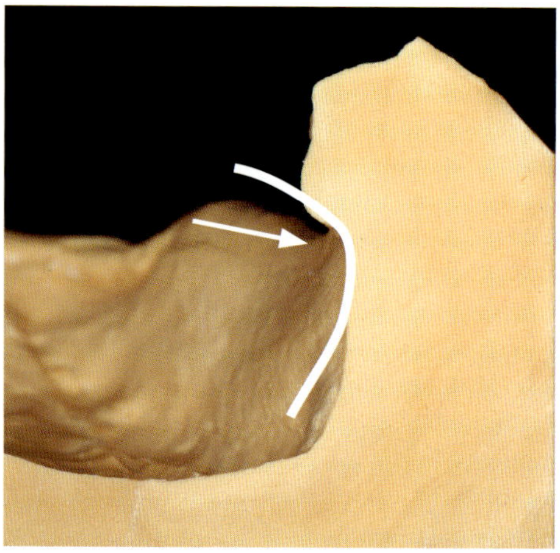

원래부터 접촉하고 있는 혀의 측면과 retromolar pad 설측 하부에 의치상을 억지로 끼워 넣었기 때문에, 같은 부분의 의치상이 두꺼우면 환자는 방해가 되는 것으로 느끼고 아래와 같은 호소를 하게 되는 일이 생긴다. 또한 타액을 연하 시에는 설근부가 부풀어 오르기 때문에 아래와 같은 증상을 호소하는 증례도 있다.

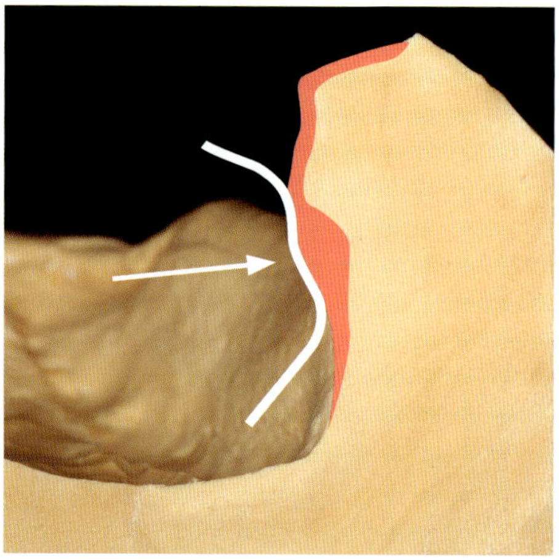

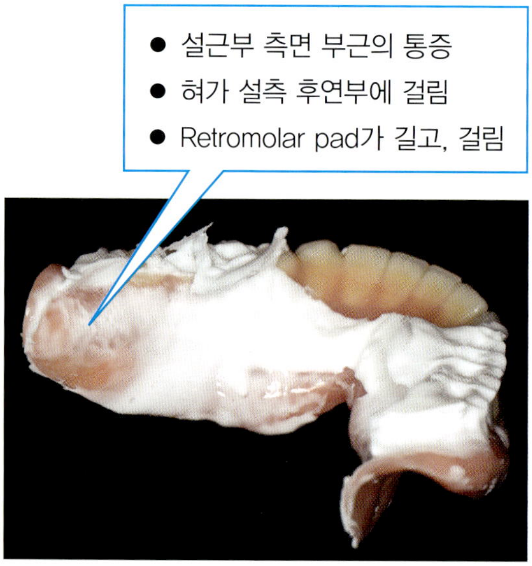

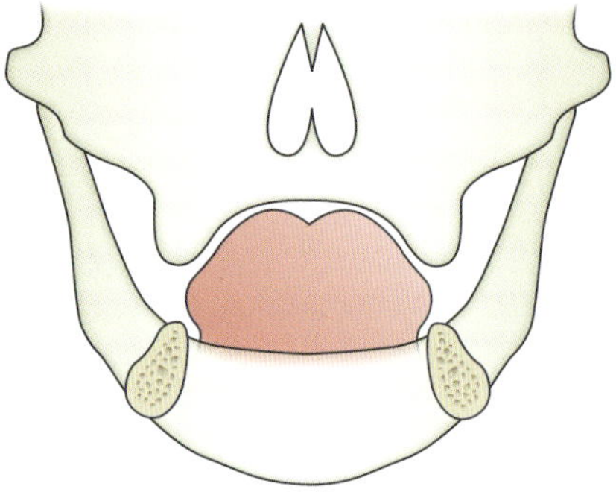

안정 시 정중앙에서 본 혀

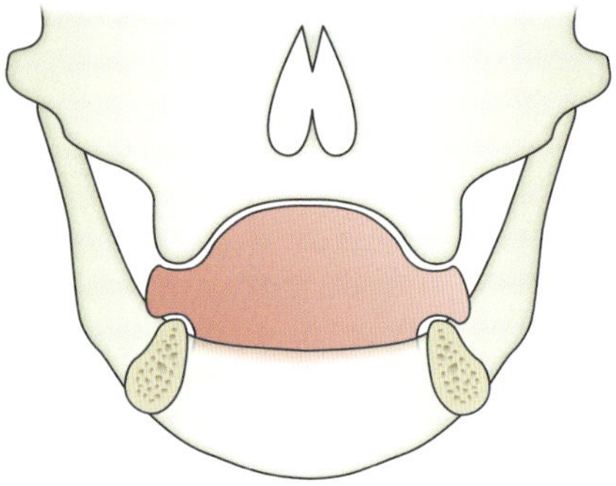

연하 시의 혀. 설근부가 부풀어 오른다.

구강 내에서 가장 감각이 예민한 것은 혀이다. 따라서 가능한 한 얇게 함으로써 방해가 되지 않는 쾌적한 의치를 만들 수 있다.

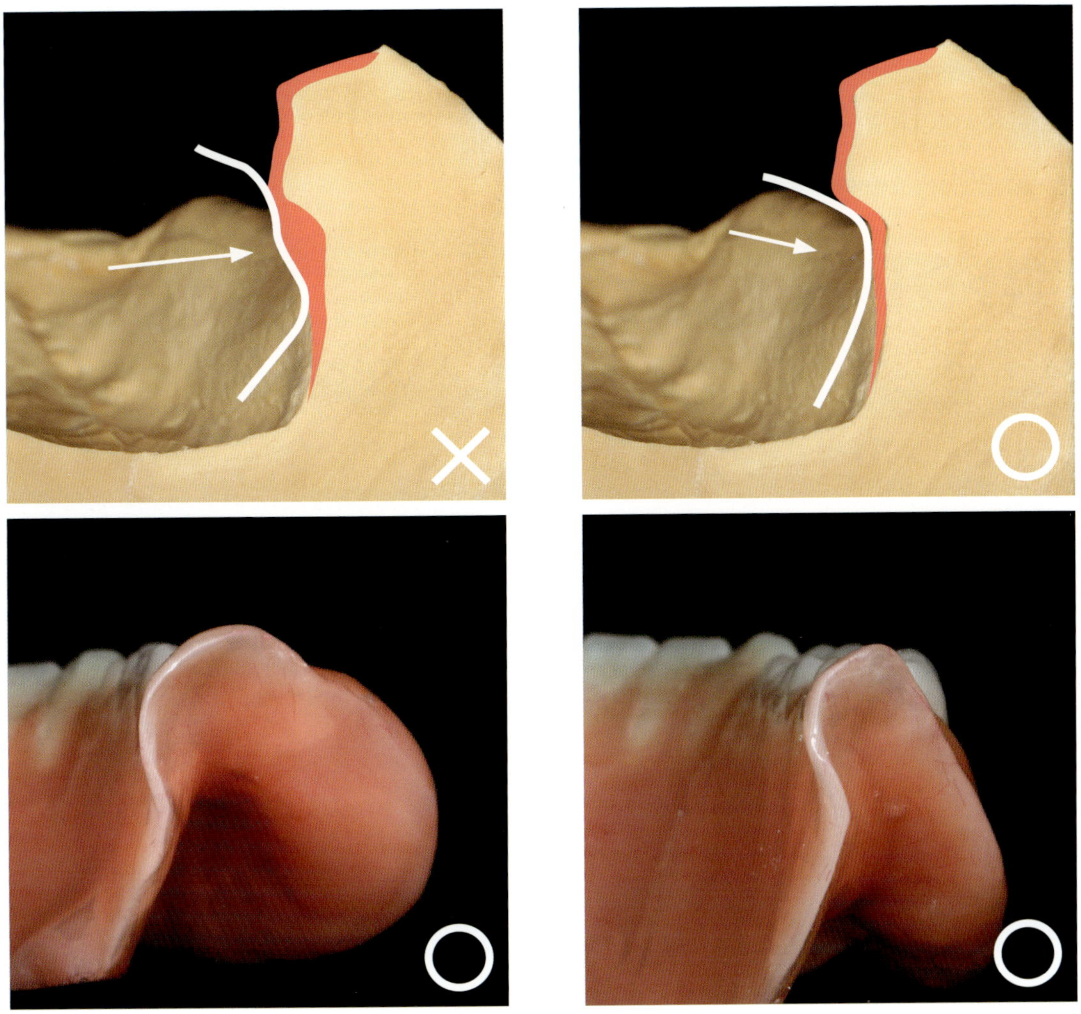

Q 34

의치 형태

골융기가 있는 하악 증례의 의치상 변연 설정에 대해 자세히 설명해주십시오.

A

골융기를 의치상으로 덮고 설측의 의치상 변연을 구강저 점막과 접촉하도록 하여, 점막에서의 의치상 변연 전체 봉쇄를 목적으로 하여 흡착 의치를 완성시킵니다.

골융기 위의 점막은 얼마 되지 않아 변변치 못하기 때문에, 장착 전에 릴리프를 하더라도 의치를 사용하고 있으면 점막에 대한 침하 현상이 일어나게 되므로 부딪치는 곳이 생기기 쉽습니다. 거기서 통증이 사라질 때까지 같은 부위의 의치상 내면을 가공·삭제·조정하여 릴리프를 해갑니다. 골융기로 설방이 좁아진 데다 같은 부분을 의치상으로 덮고 있기 때문에 설방이 더욱더 좁아졌습니다. 그래서 혀의 위화감이나, 이로 인한 혀의 후퇴위를 조금이라도 감소시키기 위해서 내면의 조정이 끝나면 골융기 해당부의 의치상 설측 연마면을 가능한 한 얇게 만들어줍니다.
도저히 내면을 릴리프할 수 없을 때는 골융기부를 가공·삭제·조정하여 안정된 의치로서 사용합니다. 골융기가 남아 있는 정도이므로 치조제 흡수는 그다지 진행되지 않을 것이기 때문에 밀착에 의해 충분한 유지를 할 수 있을 것입니다.
단, 개인적으로는 그 정도까지의 증례를 직접 본 적은 없습니다.
또한 무치악의 경우에는 시간이 지남에 따라 골융기가 소실되는 것으로 보입니다.

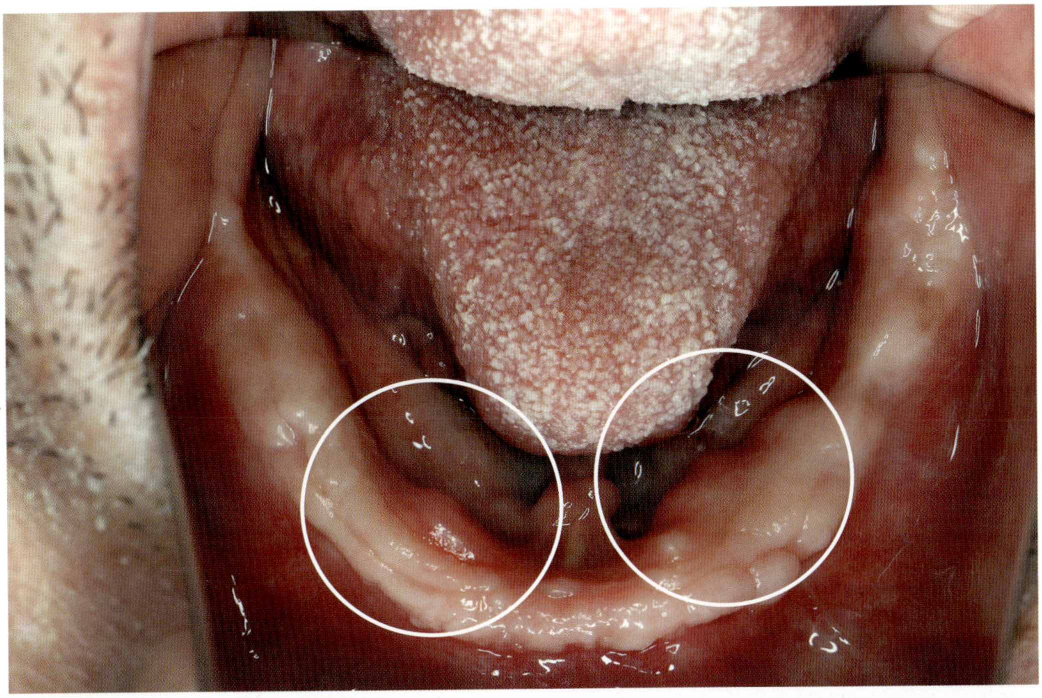

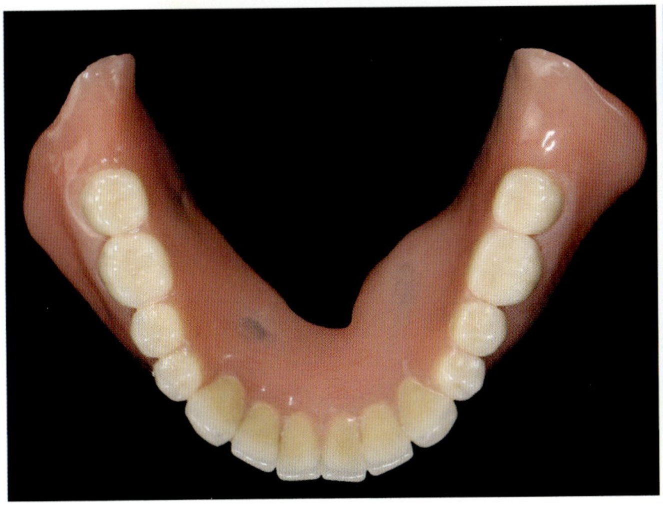

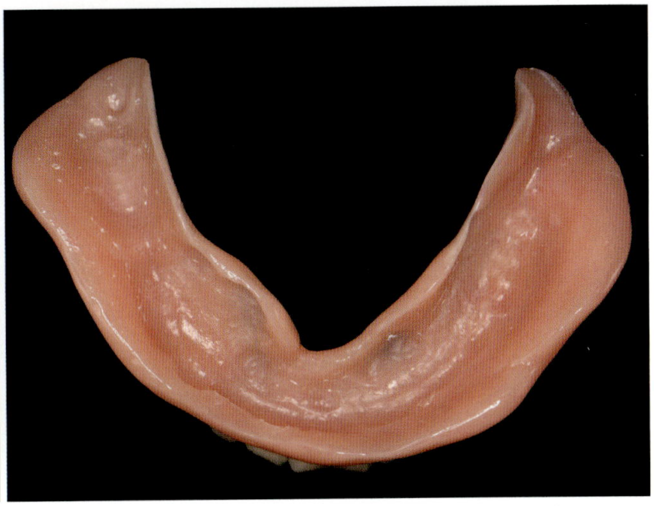

의치 변연은 하악 융기를 덮어 구강저 점막과 접하게 됨으로써 점막에 의한 의치 변연 전체 봉쇄가 가능해져 흡착을 달성할 수 있다.

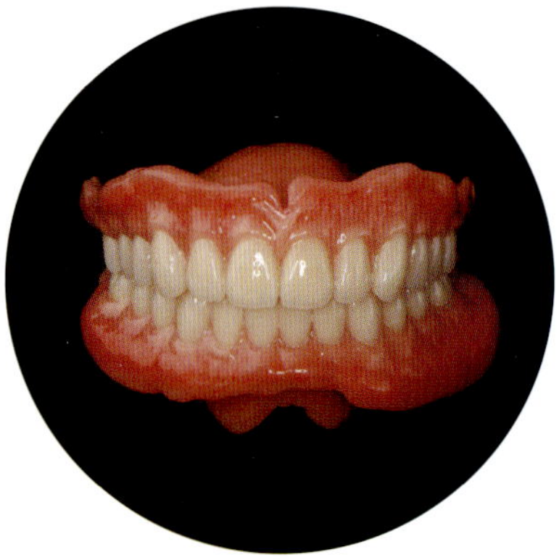

기공

일반적으로 치과기공사는 주로 딱딱한 석고 모형을 상대로 일을 하고 있다. 그러나 실제 상대는 부드러운 구강점막이고, 그 움직임을 감각적으로 이해하기는 좀처럼 쉽지 않다. 따라서 총의치 치료는 치과의사와 치과기공사의 밀접한 연계를 빠뜨릴 수 없다. 서로 의견을 교환할 수 있는 좋은 관계를 만드는 것이 중요하다.

8

Q 35

기공

인상체에 석고를 붓는 방법을 알려 주세요.

A

예비 인상은 2회에 걸쳐 석고를 부어줍니다. 정밀 인상은 인상체 변연에서 5mm 떨어져서 박싱을 합니다.

예비 인상에의 주입법

인상체는 알지네이트 덩어리이므로, 석고의 무게에 의한 변형이 예상된다.
이를 감소시키기 위해 두 번에 걸쳐 석고를 붓는다.

① 가장자리를 덮는 정도로 적은 양으로 얇게 석고를 바른다.

② 경화된 후 석고를 더하고, 석고의 무게가 인상체에 영향을 주지 않도록 점막면을 아래로 하여 다시 경화시킨다.

1차

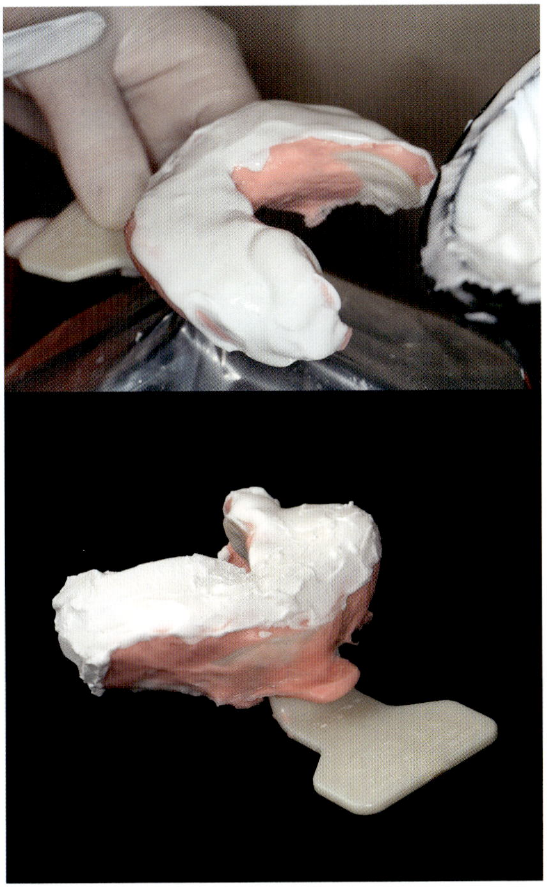

2차

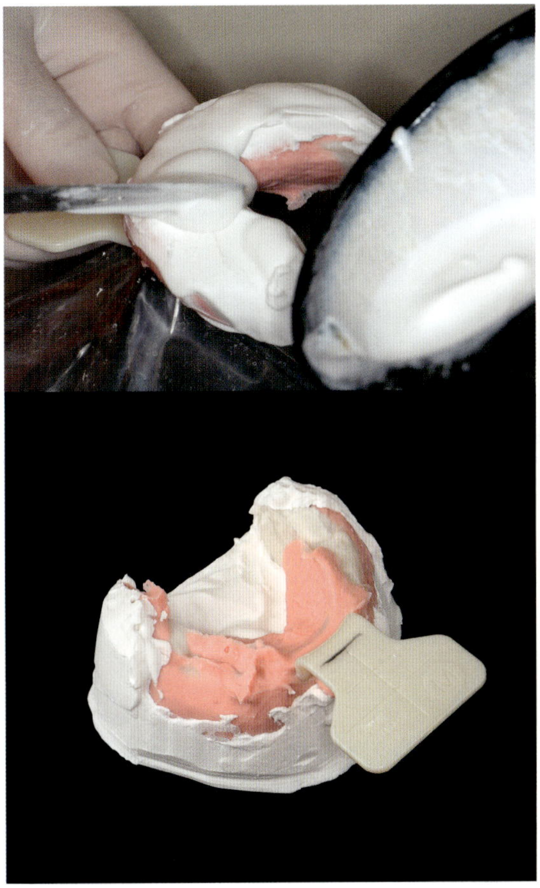

정밀 인상에의 주입법

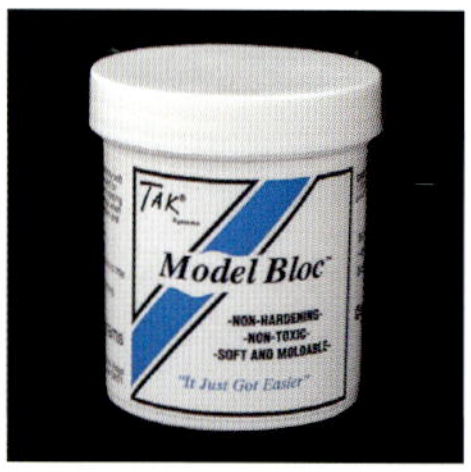

Model Bloc
(TAK Systems)

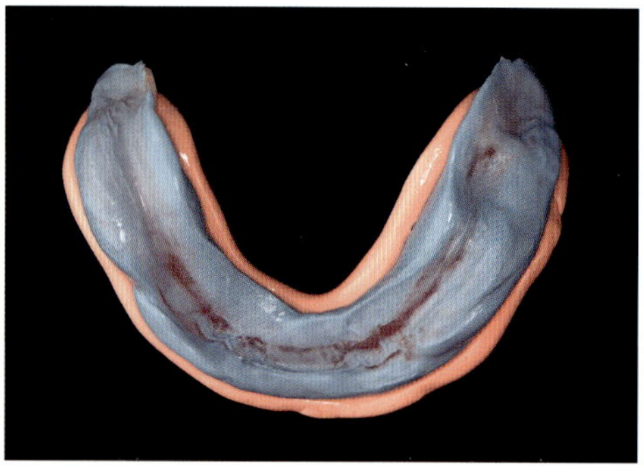

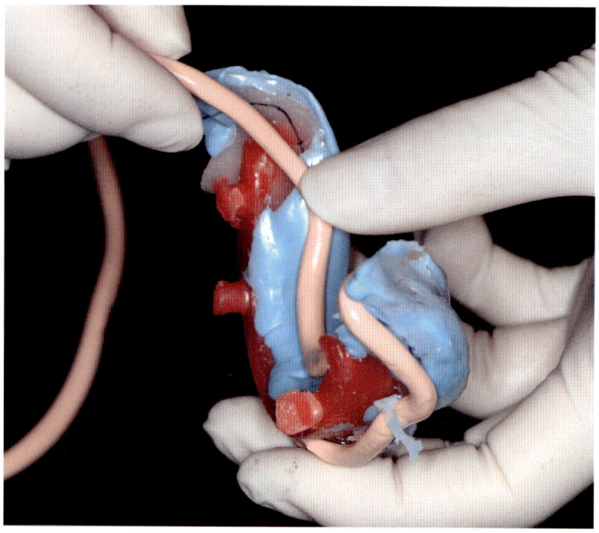

먼저 박싱을 한다. Model Bloc을 끈 모양으로 만들어 놓고, 인상체 변연에서 5mm 정도 떨어져서 붙인다. 접착제는 필요하지 않고, 재이용이 가능하다.
붙이고자 하는 라인을 미리 매직으로 그려두는 것도 좋다.

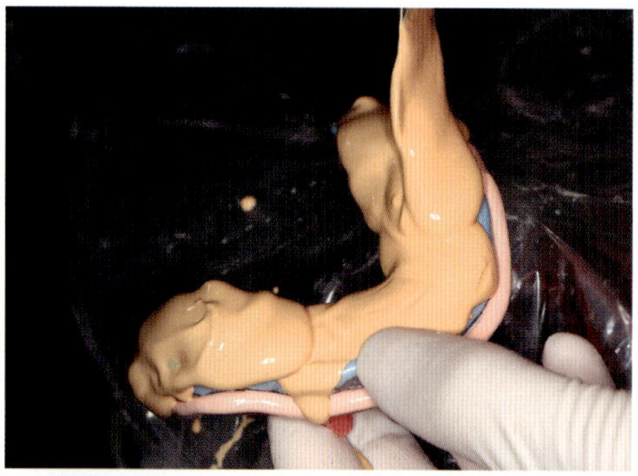

이번에는 한번에 석고를 붓는다.

인상체에 석고의 무게가 실려 변형되지 않도록 점막면을 아래쪽으로 향하게 하여 경화시킨다.

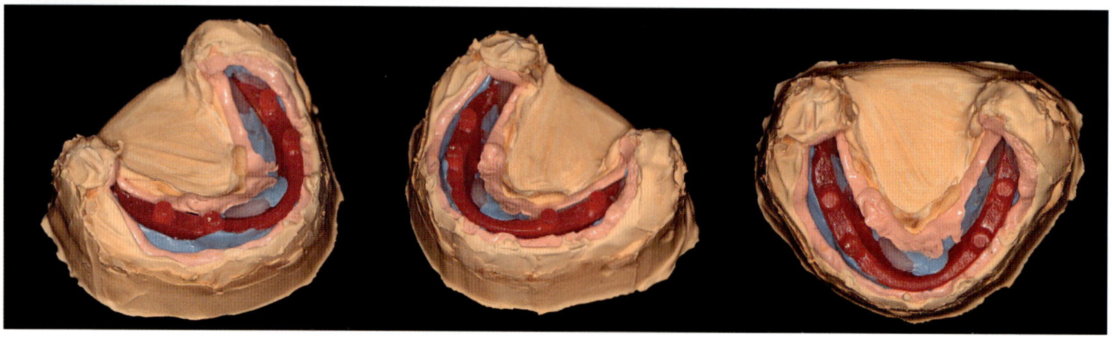

Q 36

기공

총의치의 중합 변형이 작은 레진 충전을 하고 있는 치과기공사를 찾아내는 방법을 알려 주세요.

A

JPDA(일본유상의치학회)의 지도 치과기공사 또는 인정 치과기공사를 추천합니다.

그 밖에 실력이 좋은 치과기공사도 있다고는 생각합니다만, JPDA의 지도 치과기공사 또는 인정 치과기공사는 주의 깊고 신중하게 일을 진행하는 것을 신념으로 하고 있기 때문에, 틀림없다고 생각합니다.
아래에서 검색해주십시오.
https://www.jpda.dental/supervising-doctor/

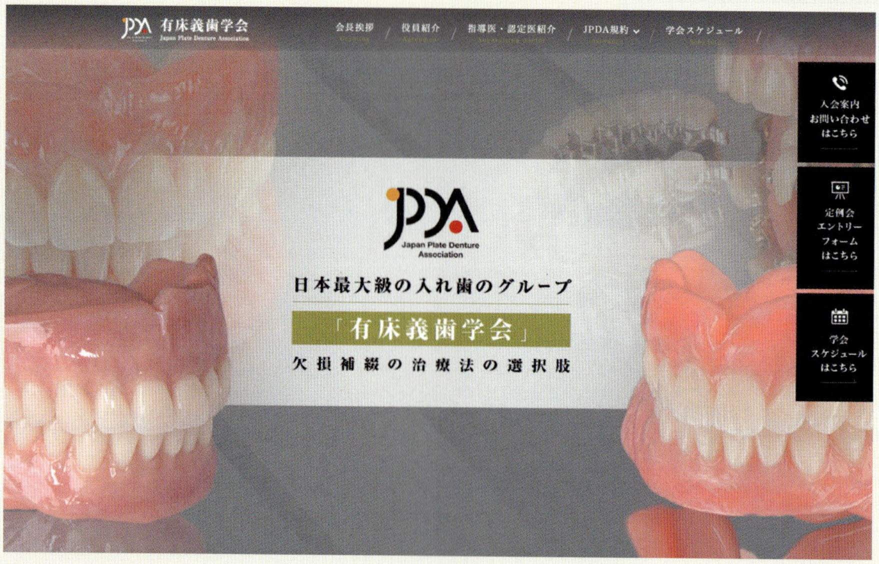

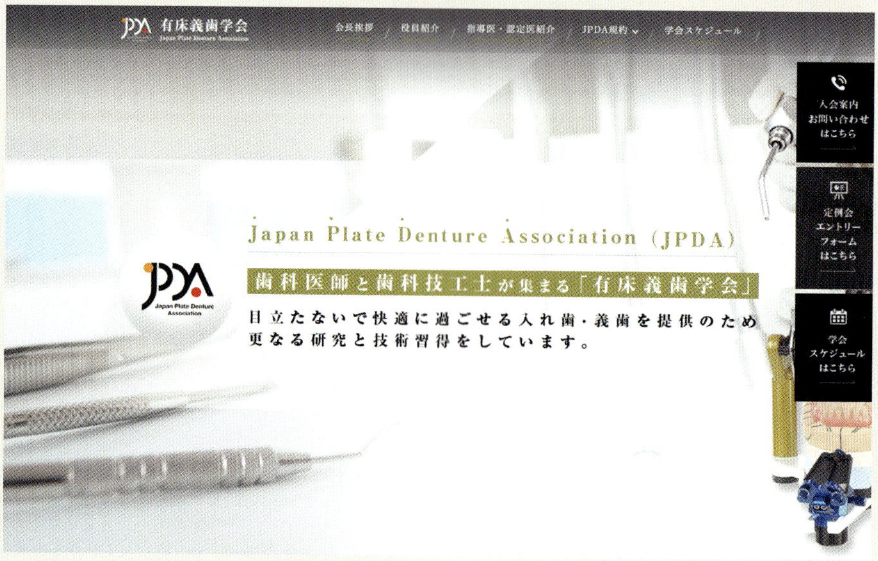

JPDA(일본유상의치학회) 홈페이지에서

Q 37

기공

티슈컨디셔닝 후 릴라이닝 방법을 알려 주세요.

A

티슈컨디셔너를 제거하고, 점막면의 레진 공간을 가공·삭제·조정하여 1mm 정도 확보하고, 그 공간에 레진을 충전합니다.

본원에서는 파라(PALA) 덴처 시스템(KULZER Japan)을 사용해 채우기 중합을 실시하고 있습니다. 사용하는 레진과 릴라이닝의 자세한 방법에 대해서는 치과기공사와 상담하십시오.

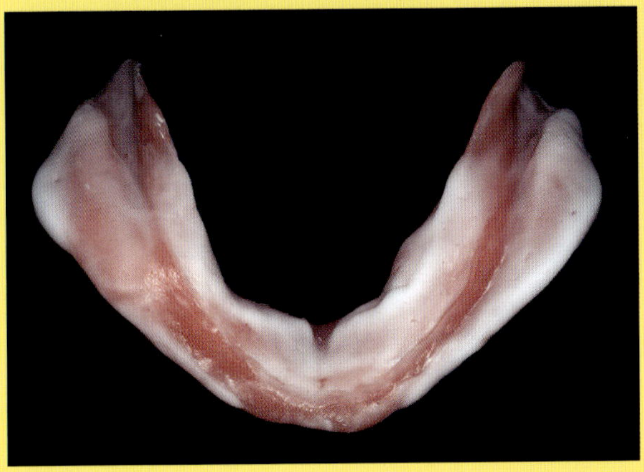

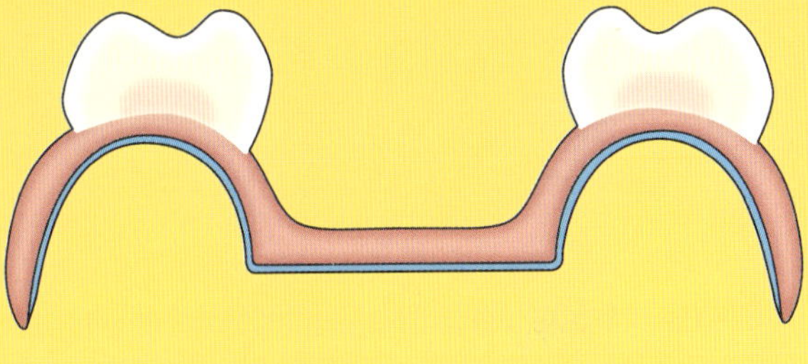

Tissue Conditioner 직접법의 도포 절차

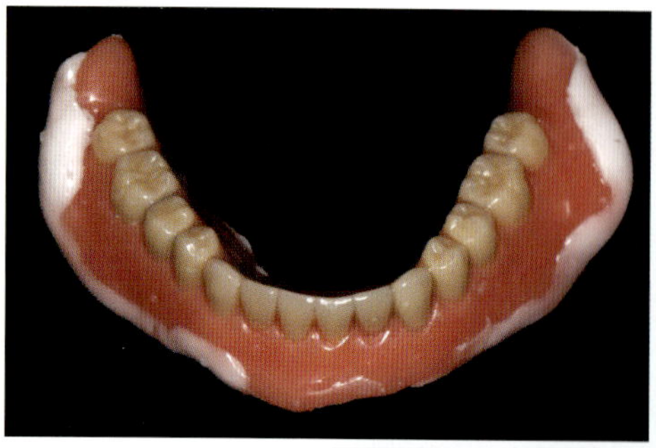

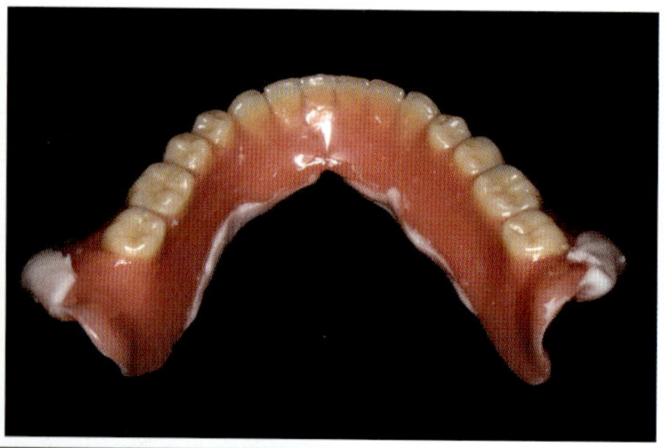

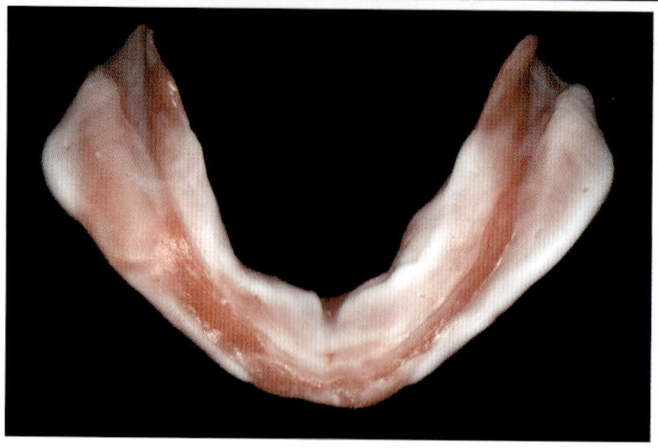

변연 도포

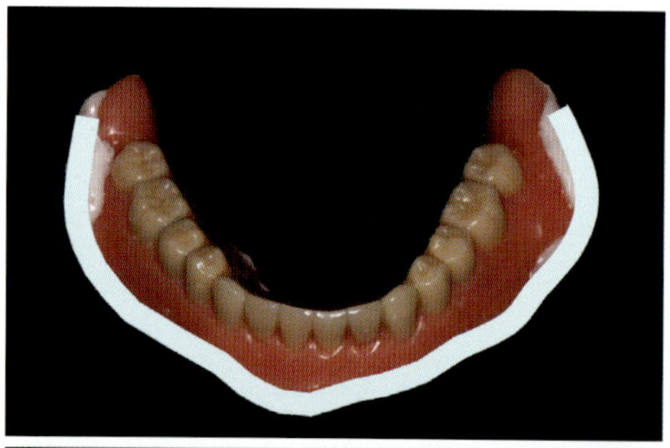

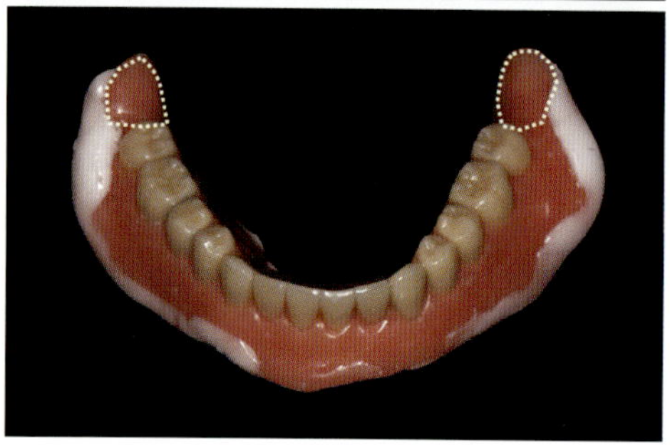

Retromolar pad 윗면은 도포하지 않음

혀와 협점막의 접근을 방해하지 않도록 한다.

아랫부분만 도포

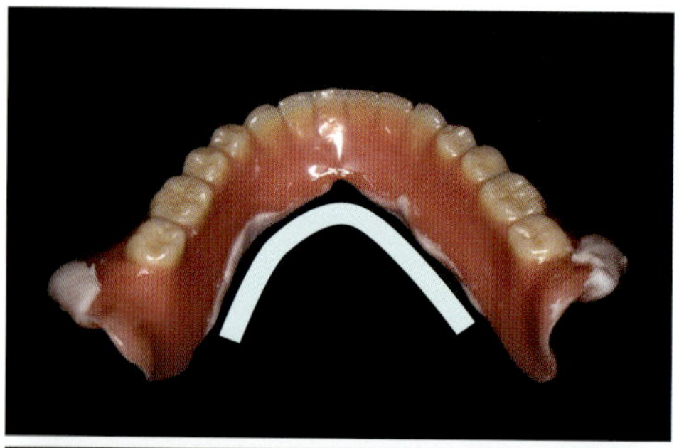

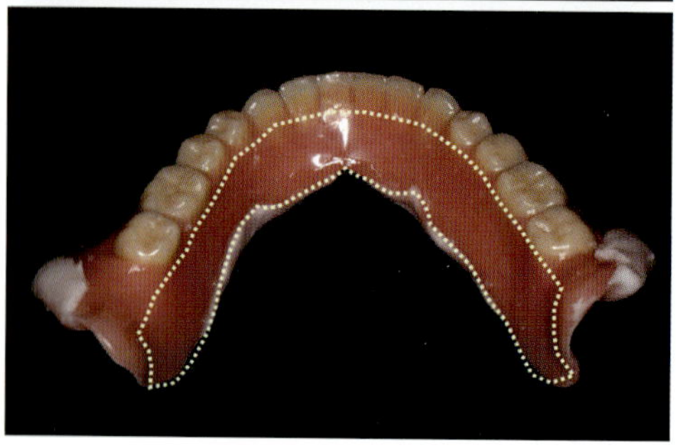

설측 연마면은 도포하지 않음

설방을 방해하지 않도록 한다.

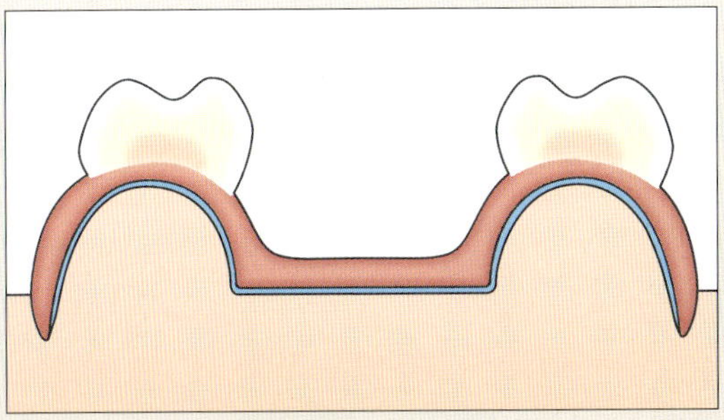

① 점막면에 석고를 채운다.

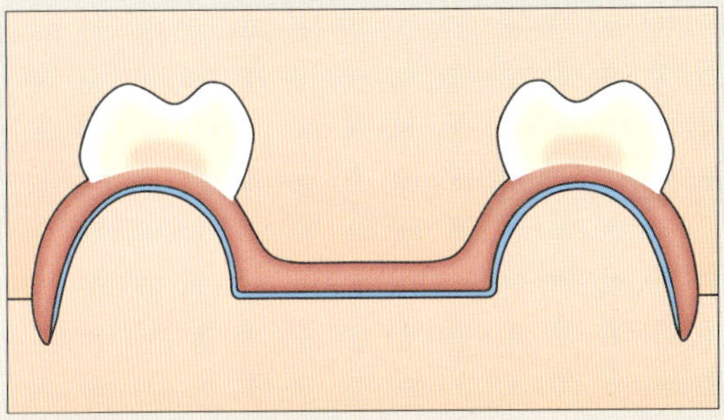

② 매몰한다.

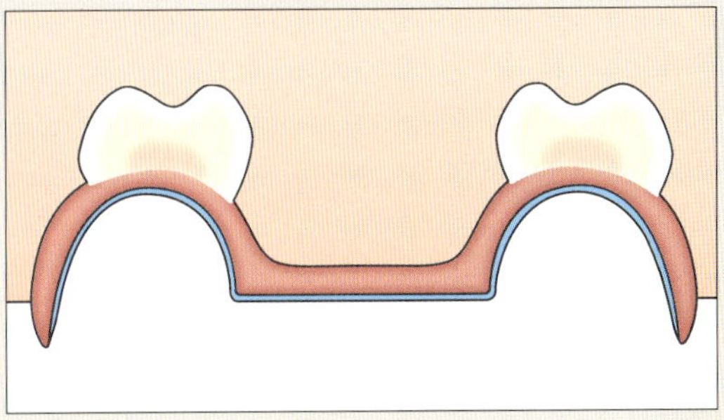

③ 받침대를 연다.

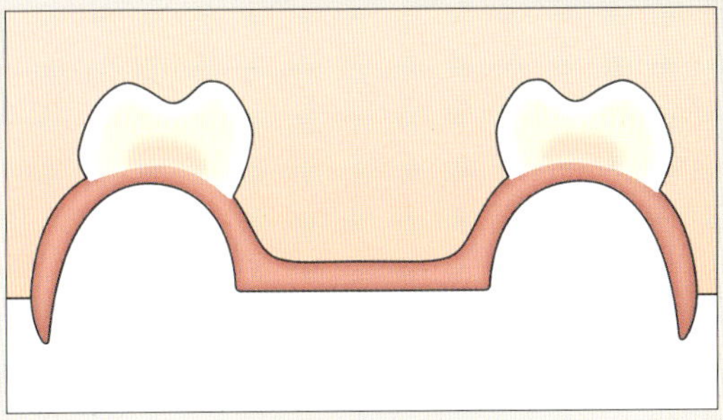

④ Tissue Conditioner를 제거한다.

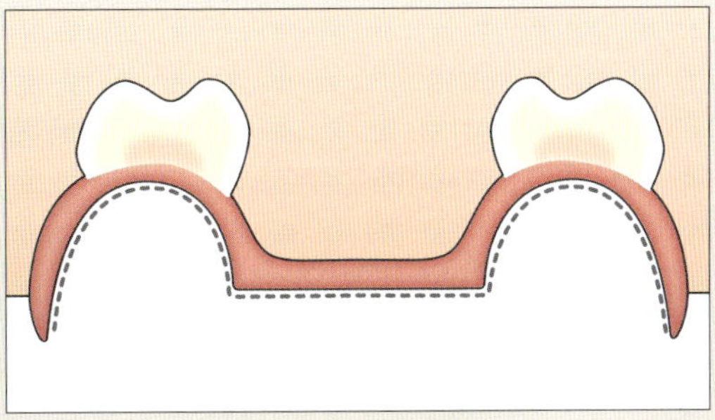

⑤ 버로 점막면을 가공·삭제·조정한다.

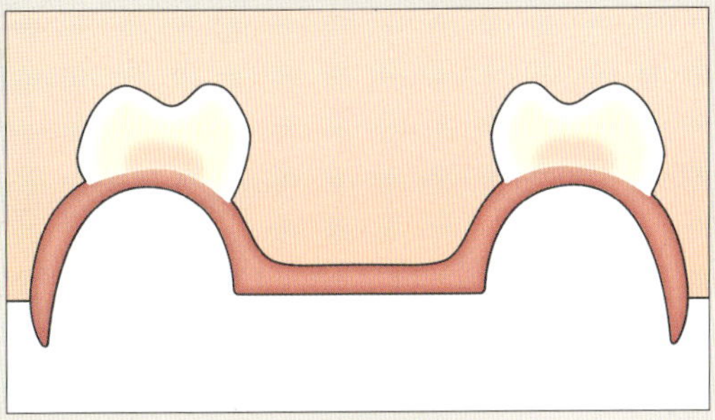

⑥ 1mm 정도의 공간을 확보한다.

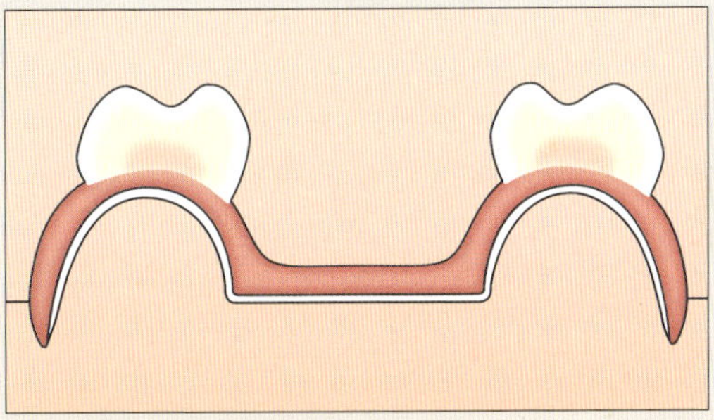

⑦ 모형을 되돌린다.

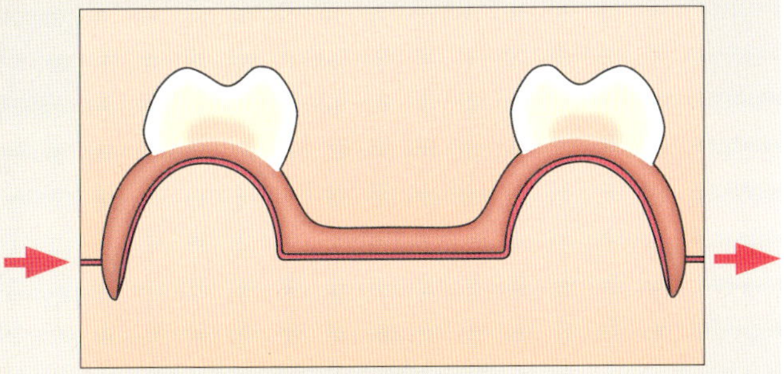

⑧ 레진을 부어 넣고 중합한다.

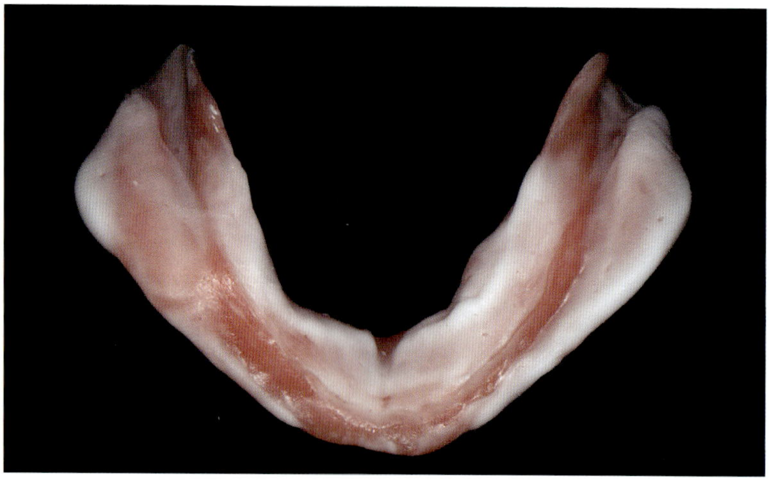

Tissue Conditioner 시작 시.

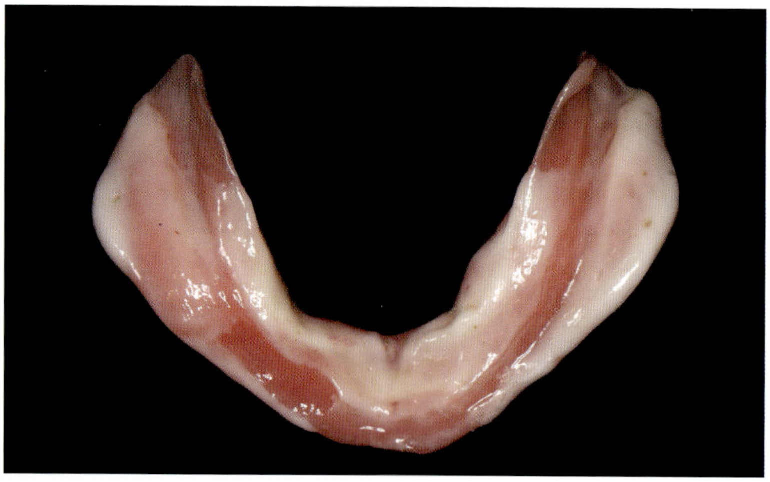

Tissue Conditioner 시작 후 2주 경과. 강하게 닿는 부분을 조정한다.

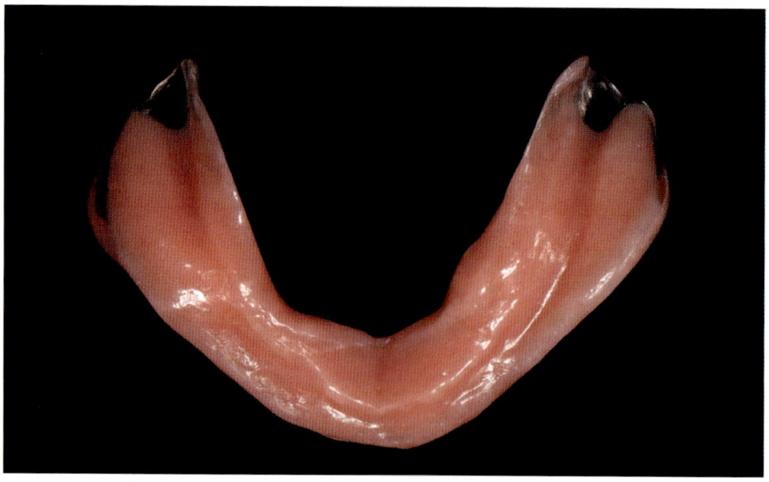

Tissue Conditioner의 점막면 형태를 그대로 옮겨 첨상한다.

난증례

치주병 치료의 진보, 무치악이 되는 연령의 지연, 평균 수명의 연장 등과 같은 요인으로 인해 눈에 띄는 고도의 치조제 흡수 증례를 비롯한 난증례가 해마다 증가하고 있는 것을 임상에서 느낄 수 있다.

구강 내 여건들이 악화되면 총의치의 흡착, 안정 및 유지가 어려워지기 쉽다.

그러나 우리 치과의사는 조금이라도 환자가 쾌적하게 의치를 사용할 수 있도록 진지하게 임하지 않으면 안 된다.

그 자세가 스킬업으로 연결된다고 생각한다.

9

Q 38

난증례

난증례의 진단과 그 대처법에 대해 알려 주세요.

A

오른쪽 페이지의 진단표 좌측 항목은 의치의 흔들림을 악화시키는 조건입니다. 해당하는 항목이 많을수록 난증례에 해당합니다.

	○	×	대처법
치조제 형태	산 모양	평평한 모양	➡Q47(p. 180)
		뾰족한 모양	➡Q31(p. 120)
치조제 폭	작지 않음	작음	➡Q47(p. 180)
치조제 점막 두께	양호함	변변치 못함	➡Q44, 46(p. 172, 178)
개·폐구 시 구강저의 움직임	그대로	올라감	➡Q17(p. 62)
		내려감	➡Q17, 18(p. 62, 72)
구륜근 세기	강하지 않음	강함	➡Q48(p. 182)
악설골근선 상부	비가동점막	가동점막	➡Q33(p. 126)
Retromolar pad 단단한 부분	1/3 이상	1/3 이하	➡Q16(p. 58)
악간 관계	Class Ⅰ	Class Ⅱ	➡Q26(p. 102)
		Class Ⅲ	➡Q30(p. 118)
악위	유도위≒교합위	불안정	➡Q22, 23, 40(p. 84, 86, 152)
		유도위≠교합위 2mm 이상	➡Q22, 23, 40(p. 84, 86, 152)

Q 39

난증례

고도 흡수 치조제 증례의 인공치 배열 요령을 알려 주세요.

A

치조제가 흡수된 측에서 의치가 불안정해지기 때문에, 흡수된 측의 의치를 우선하여 안정에 유리하도록 인공치를 배열합니다.

상 · 하악 모두 앞쪽으로 경사짐

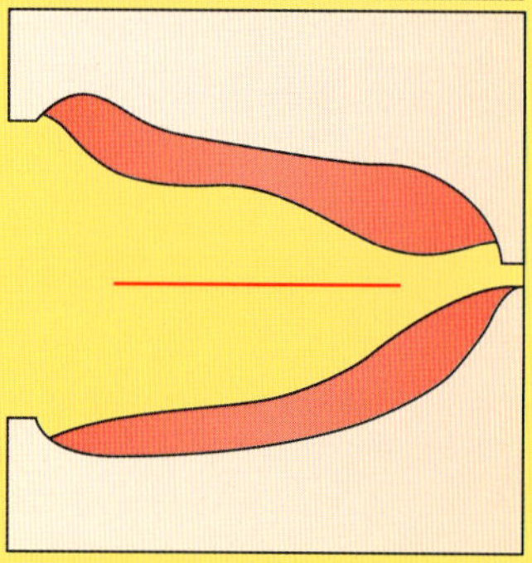

2등분선에 교합 평면을 설정

상악만 앞쪽으로 경사짐

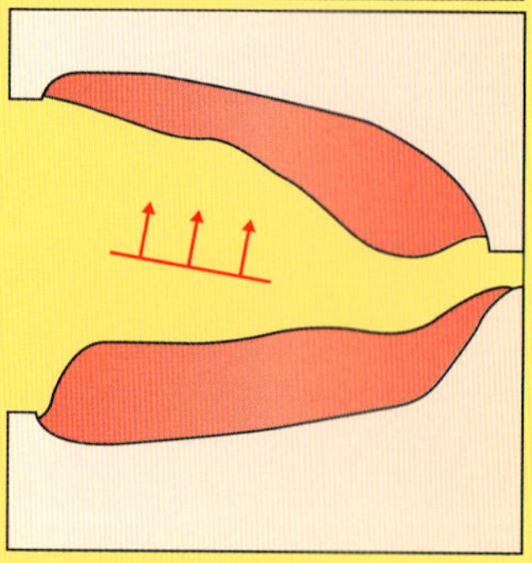

흡수된 상악 치조제 쪽으로 힘의 벡터가 수직에 가깝도록 교합 평면을 설정

하악만 앞쪽으로 경사짐

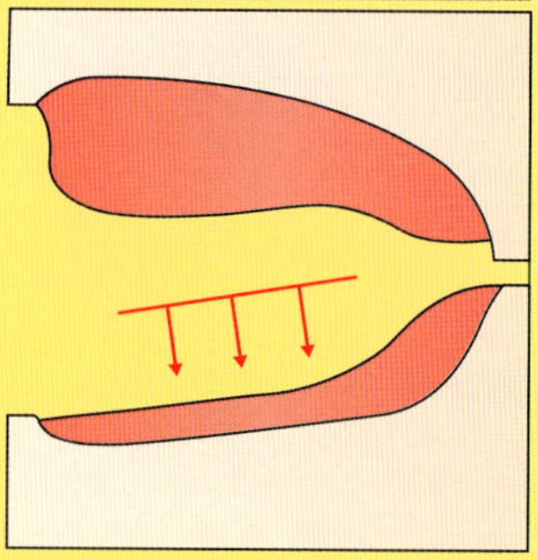

흡수된 하악 치조제 쪽으로 힘의 벡터가 수직에 가깝도록 교합 평면을 설정

[참고문헌]
堤 嵩詞, 平岡秀樹 : 総義歯患者の「なんともない」を求めて一時代は患者満足度一. 医歯薬出版, 東京, 2014. 130. より改変

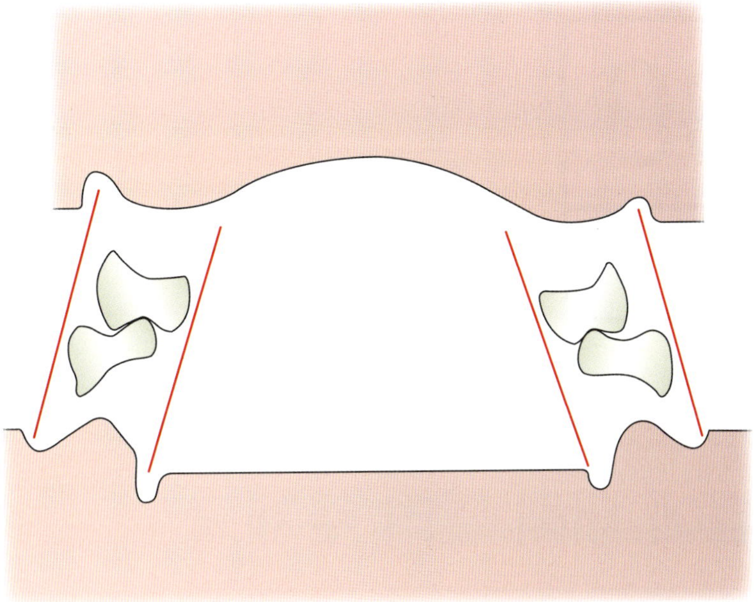

상악이 흡수되어 있을 때는 상악 의치가 안정되도록 교차교합으로 인공치를 배열한다. 중증 가동조직(flabby tissue)에도 적응한다.

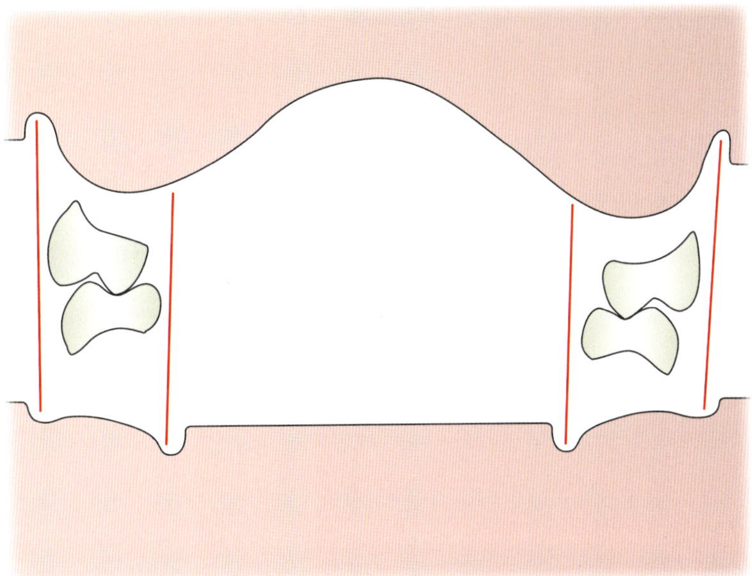

하악이 흡수되어 있을 때는 하악 의치가 안정되도록 치조제 폭 중앙에 인공치를 배열한다.

Q 40

난증례

난증례에서 치료용 의치의 개념과 활용 방법에 대해 알려 주세요.

A

아래의 상황에서 치료용 의치를 사용합니다.

① 교합 불안정 또는 악위의 변화가 예상되는 경우

② 고도 흡수 치조제 증례로 의치가 움직이기 쉬운 경우

악위의 불안정이나 악위가 크게 변화할 수 있는 교합에 관한 난증례에서는 인공치의 교환 가능성이 높기 때문에 치료용 의치를 권장합니다.
또한 고도 흡수 치조제 증례에서도 의치를 장착한 후 점막면의 조정이 많기 때문에, 치료용 의치로 조정하여 안정된 후 본 의치로 이행하는 것이 이상적입니다.

플랫 테이블 치료용 의치 제작법

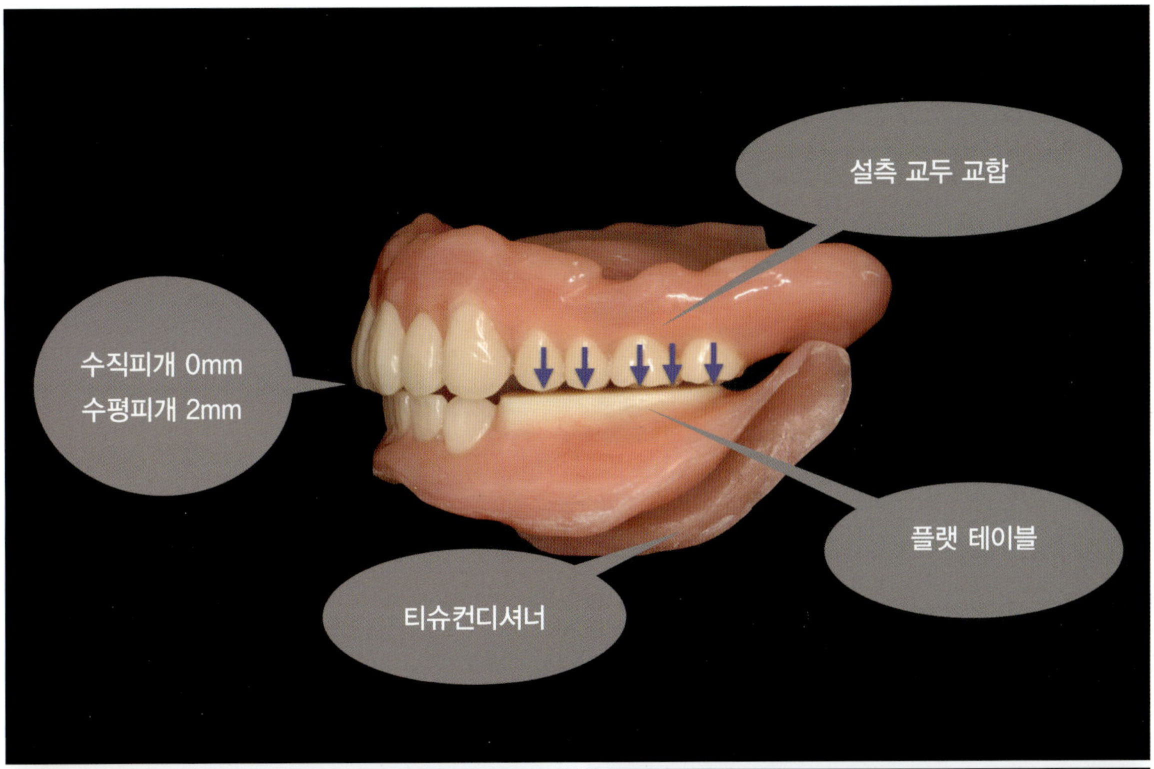

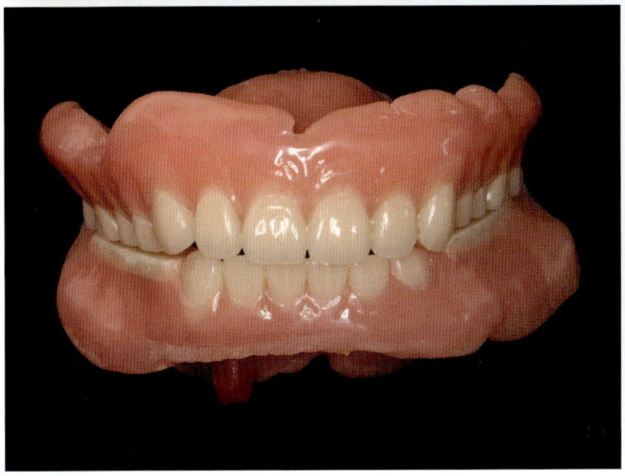

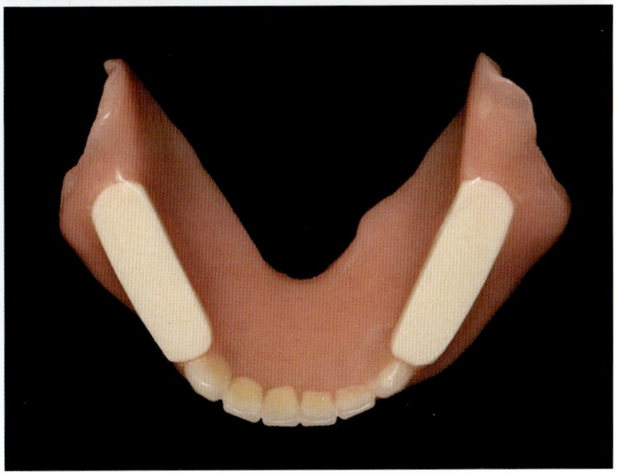

강도가 약한 레진으로 플랫 테이블을 제작하여 상악 구치 인공치의 설측 교두만 접촉하도록 한다. Apex point와 tapping point가 2mm 이상 떨어져 있는 경우는 tapping point에서 악위를 설정한다.

악위가 불안정한 경우에는 chin point 변법 등의 유도위로 악위를 설정한다.

어느 정도 플랫 테이블에 흔적이 생길 때까지는 양측성 균형교합이 되지 않아 통증이 발생하기 쉬우므로 티슈컨디셔너를 이장한다.

플랫 테이블 제작법

교모 촉진을 위해 레진을 약화시킨다.

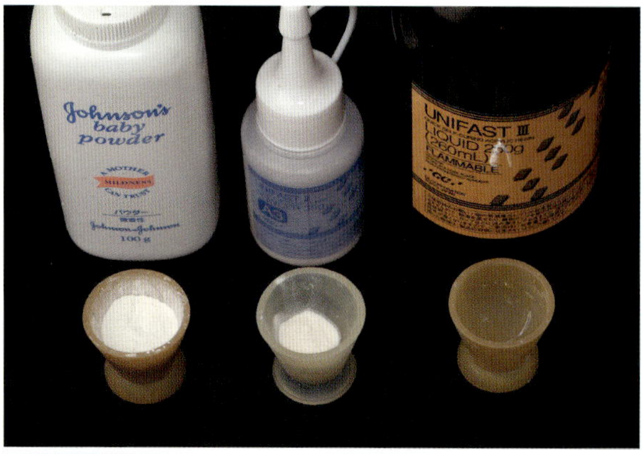

분말 베이비 파우더: 유니패스트Ⅲ(GC)
7:3

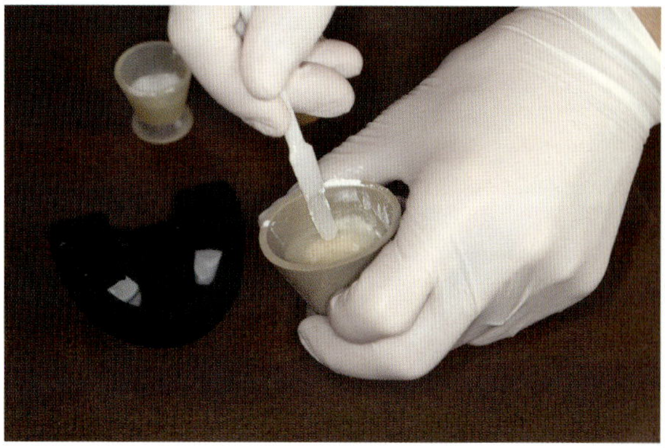

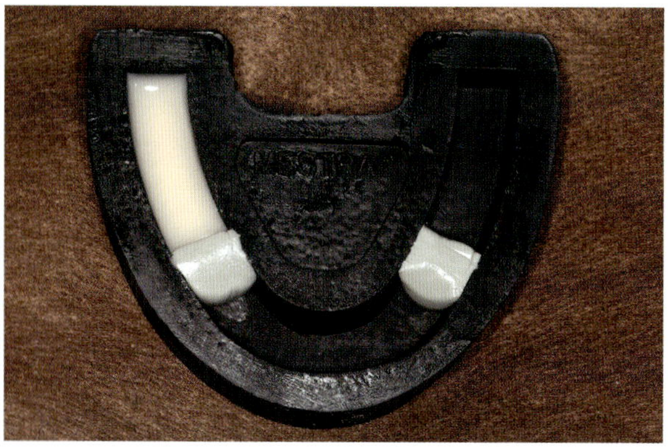

분말과 액체를 혼합하여 교합상용 wax rim 틀의 구치부로 흘려 넣는다.

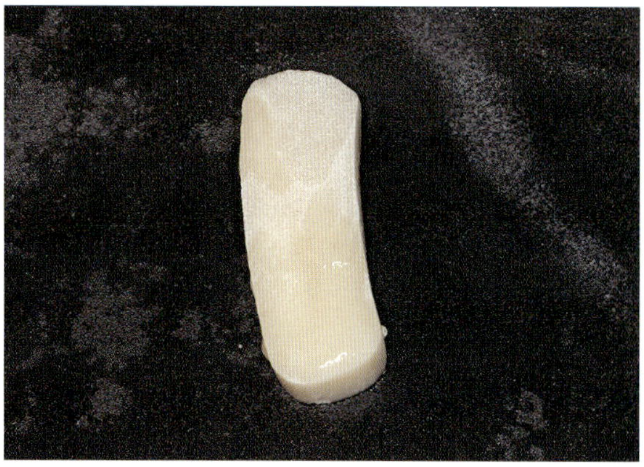

버와 내수 페이퍼 #300으로 모양을 정돈한다.

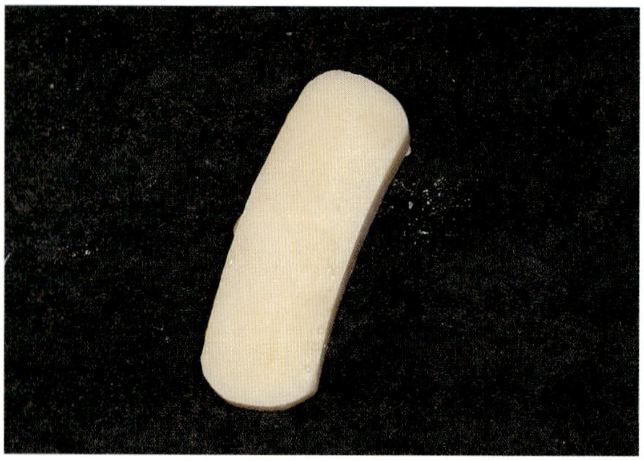

플랫 테이블

Tapping 수습 후 새로운 의치 제작

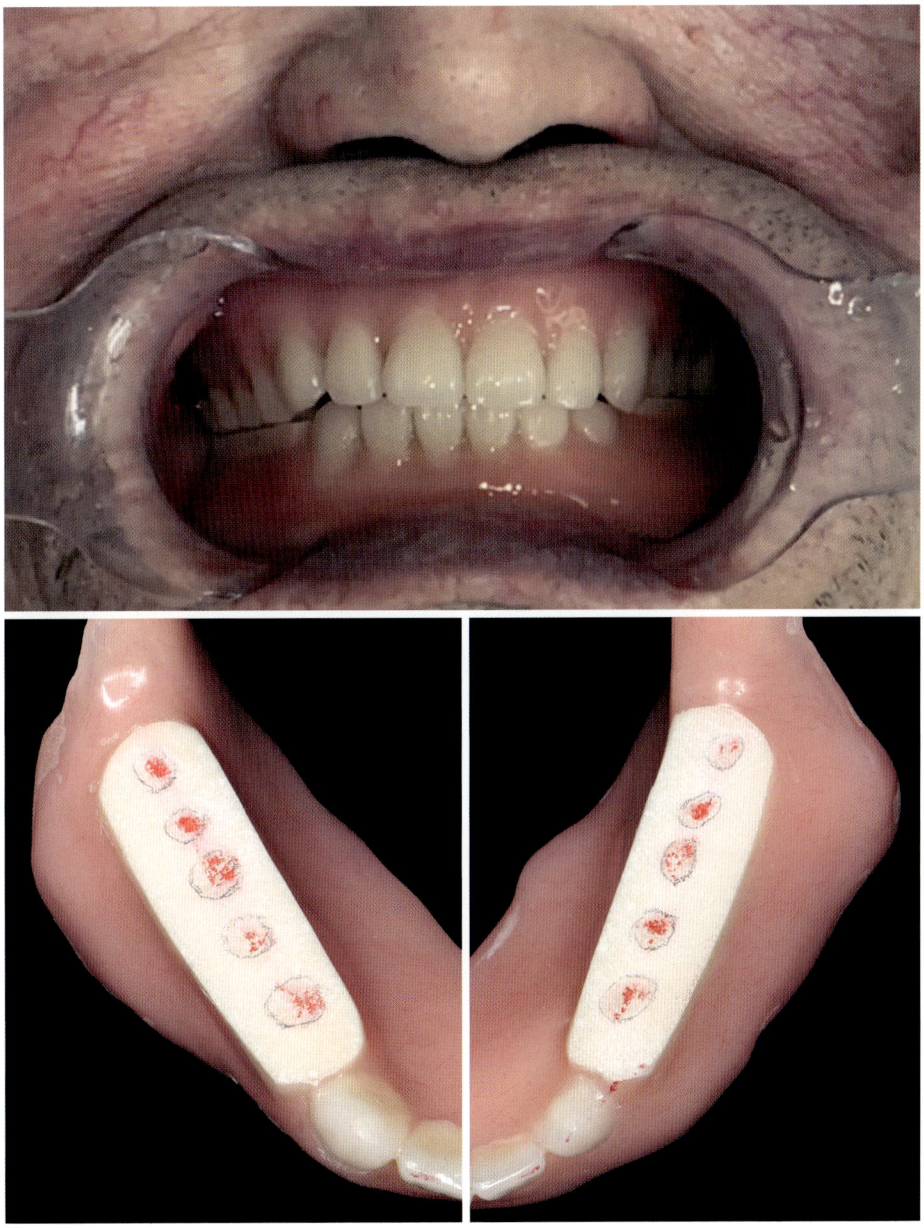

교합이 안정되어 플랫 테이블에 압흔이 형성되었다.

교합기에 리마운트한다.

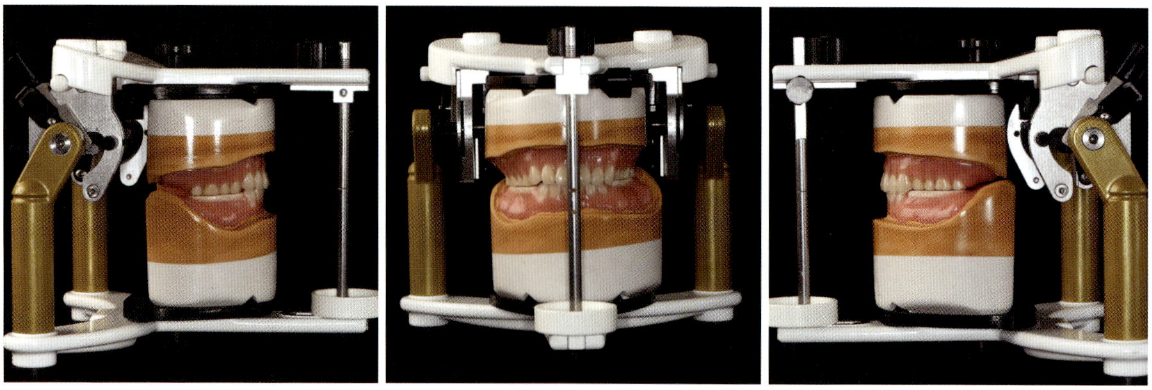

플랫 테이블과 전치부 인공치를 삭제한다. 왁스로 하악 전치, 구치부 인공치를 배열한다.

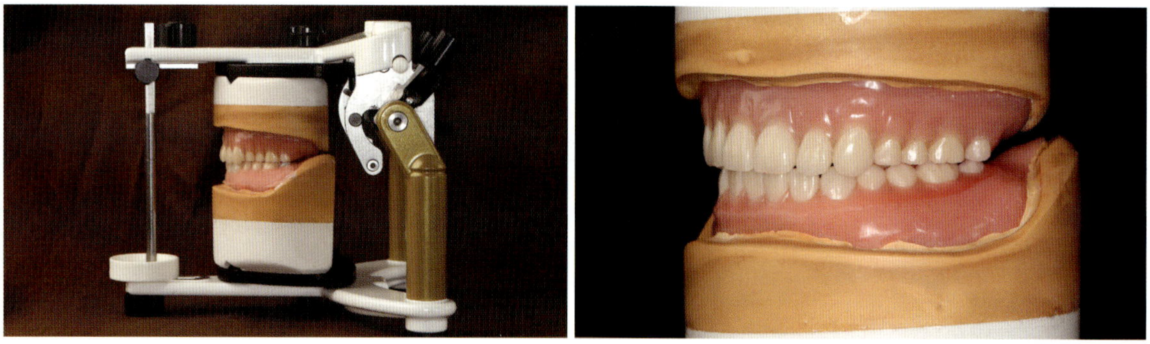

점막면에 석고를 넣는다.

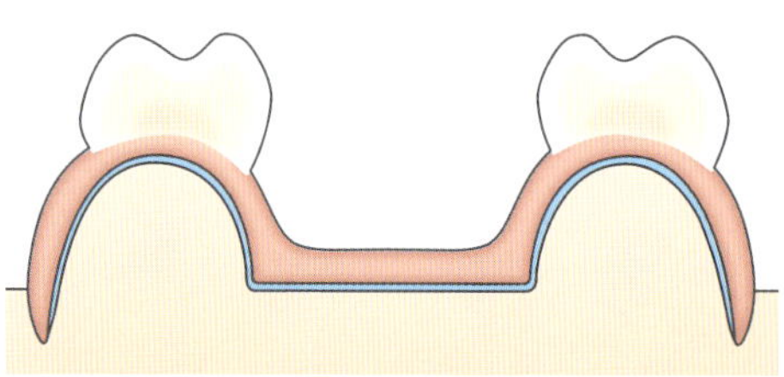

석고 또는 실리콘 인상재로 매몰한다.

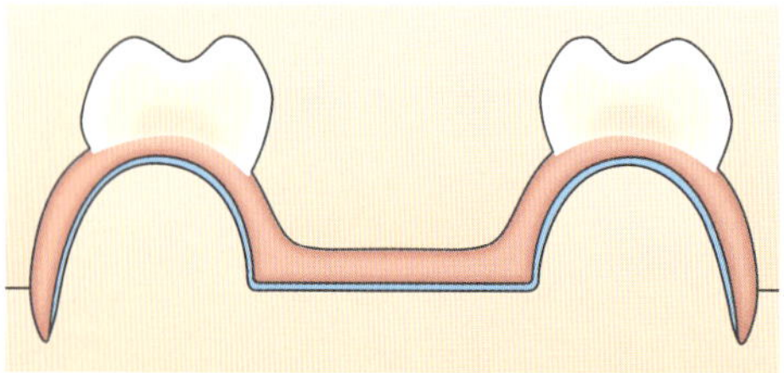

받침대를 열어 의치와 티슈컨디셔너를 제거한다.

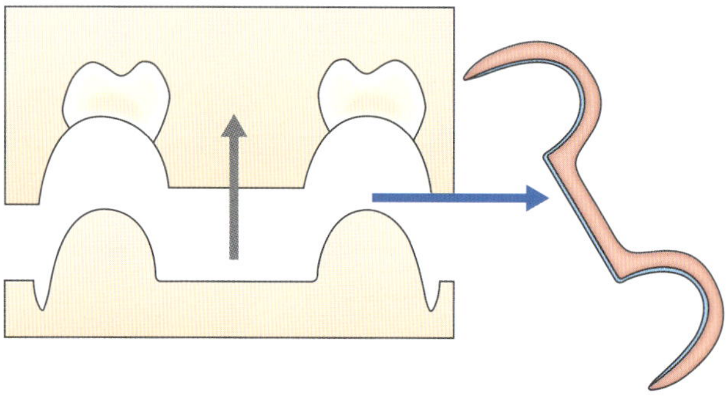

레진을 부어넣어 중합한다.

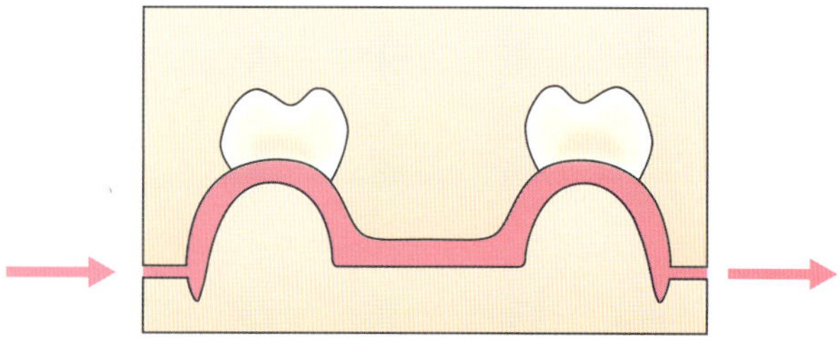

파라(PALA) 덴처 시스템(KULZER Japan)으로 중합한다.

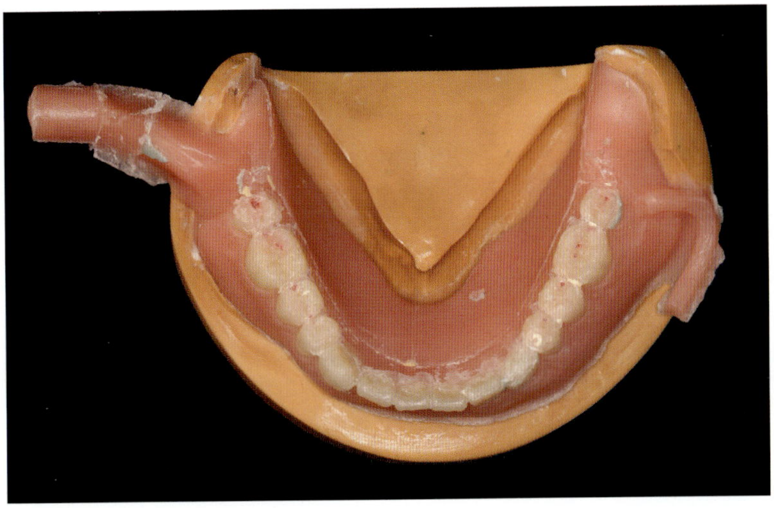

교합기에 리마운트하여 중합 변형의 들뜸분을 교합 조정한다.

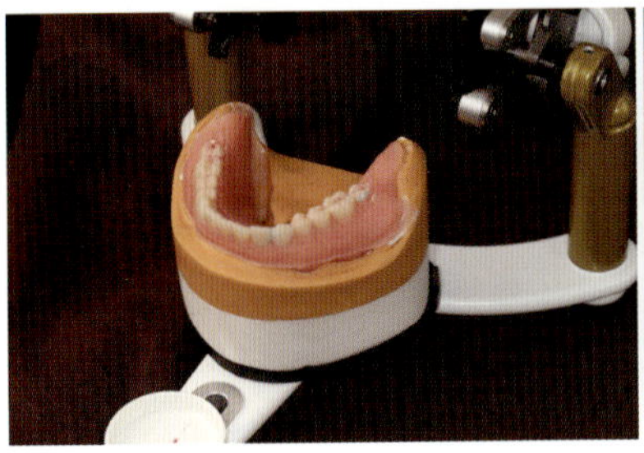

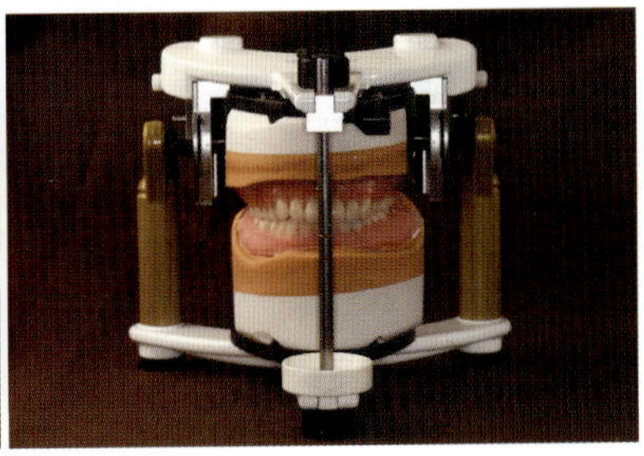

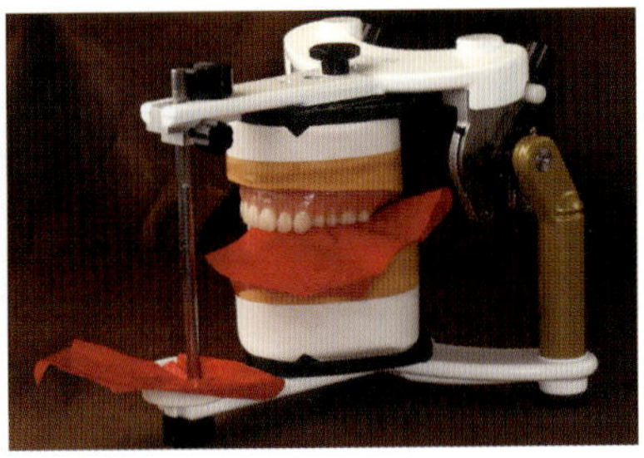

치료용 의치의 교합과 형태를 반영한 하악 신의치를 완성한다.

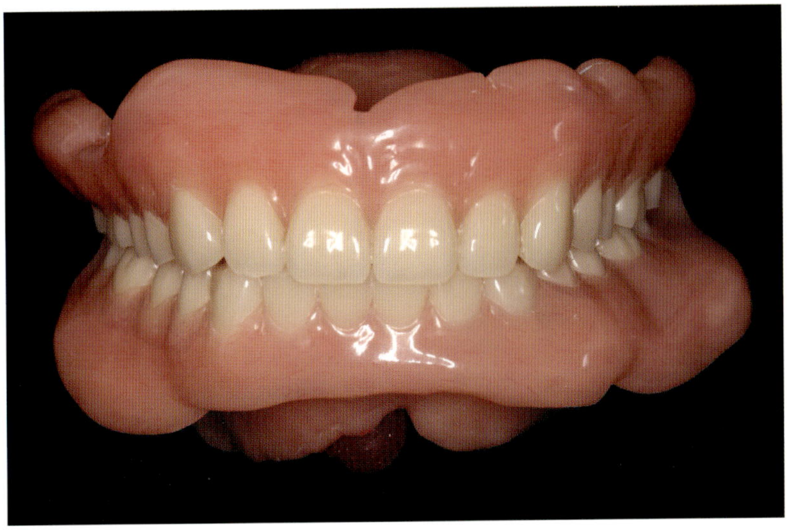

필요에 따라 동시에 상악도 재제작한다.

Q 41

난증례

구토반사가 있는 환자의 의치 설계 등에 대해 알려 주세요.

A

구토반사가 멈출 때까지 상악 총의치의 구개 후연을 짧게 조정해 갑니다.
이른바 무구개 의치입니다.

상악 총의치의 움직임이 구토반사를 유발할 수도 있기 때문에 우선은 적합이 좋은 안정된 의치를 제작합니다. 거기에다 구토반사가 멈출 때까지 구개 후연를 짧게 조정해갑니다. 짧게 하면 밀착 면적이 작아져, 그만큼 안정도가 떨어지므로 최소한의 가공·삭제·조정으로 마무리합니다.
미리 기구를 사용하여 구개부의 어느 부위까지 구토반사가 일어나는지 만져서 확인하는 것도 좋습니다.

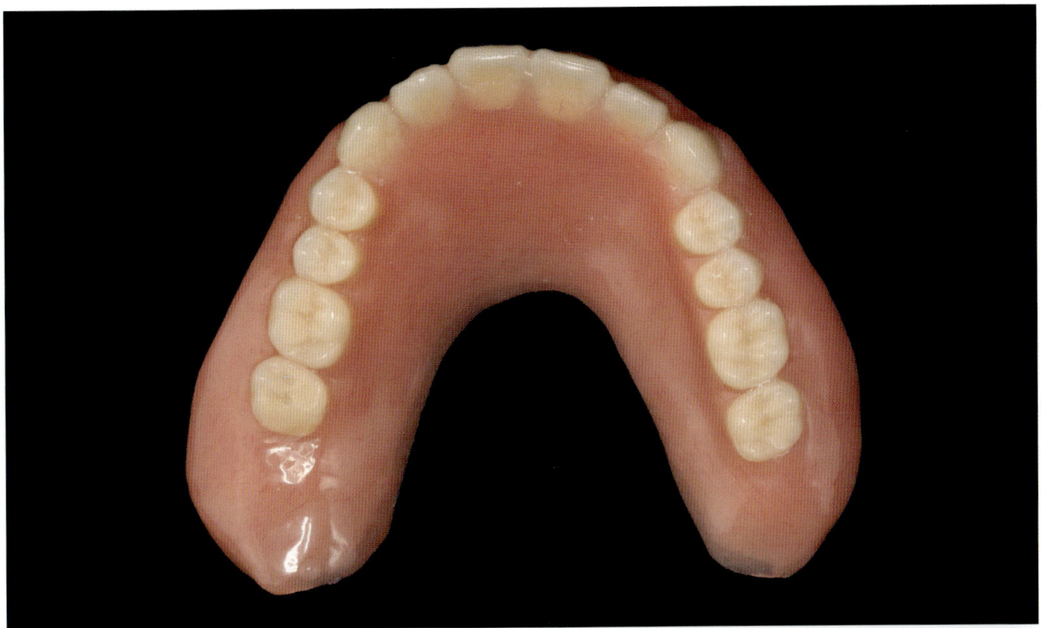

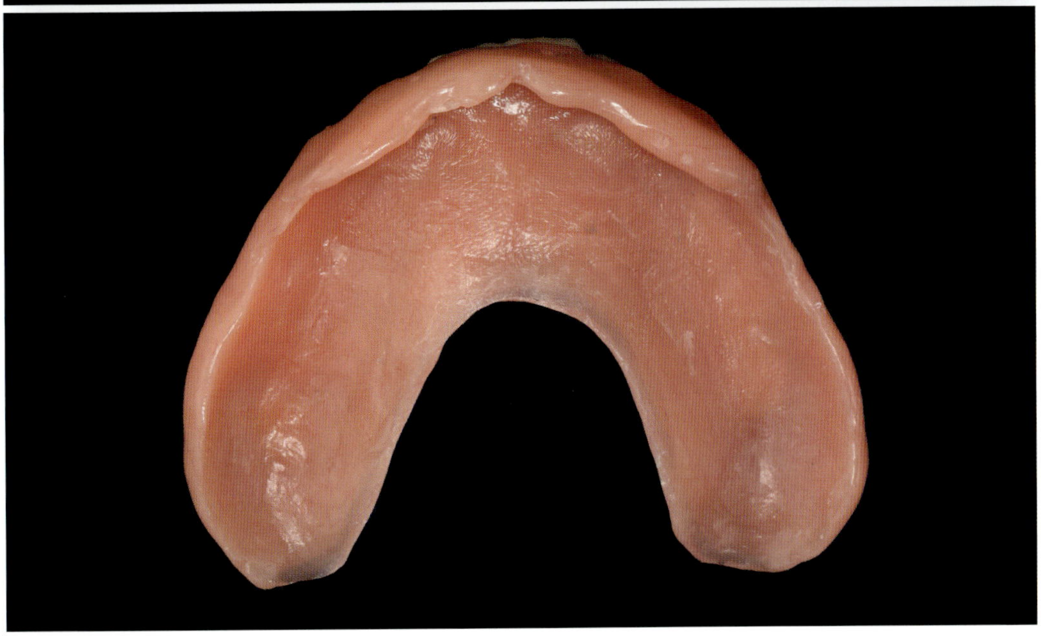

구개 후연을 짧게 하면 그만큼 유지력이 떨어지므로, 최소한의 가공·삭제·조정으로 마무리합니다. 그러나 반대로 높이와 폭이 있는 좋은 조건의 치조제로 편측성 교합 균형을 얻을 수 있는 증례에서는 구강 내 감각을 우선하여 적극적으로 크게 구개부를 제거한 무구개 의치를 권장한다는 생각도 있습니다.

[참고문헌]
矢崎秀明 : 複製義歯を応用した咬座印象法による総義歯の臨床. 医歯薬出版. 東京, 2004.
矢崎秀明 : 矢崎正方の総義歯に学ぶ一咀嚼運動理論・咬座印象・無口蓋義歯ー. 医歯薬出版. 東京, 1995.

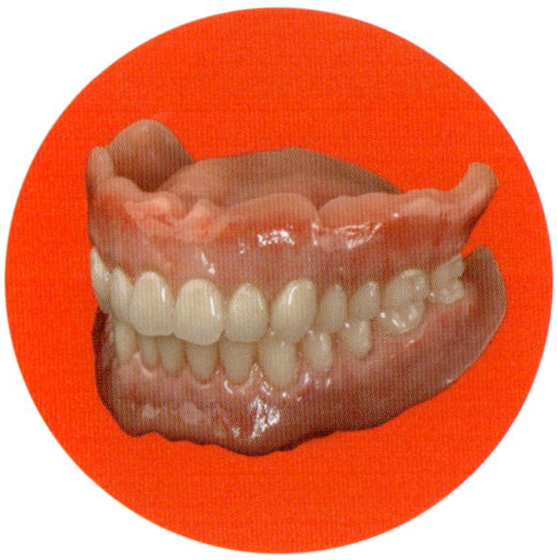

조정 · 유지관리

새로운 의치 장착 후에 조정을 한다.
딱딱한 의치에 비해, 상대는 부드러운 구강점막이다.
의치를 사용하면 반드시 침하 현상(점막에 가라앉음)이 일어나며, 기능 시에는 점막 위에서 3차원적으로 움직여 기능을 한다.
또한 적절한 교합 고경의 안정된 의치를 장착함으로써 악위가 변화할 수 있다.

10

Q 42

조정·유지관리

의치 장착 시 환자에게 전달해야 하는 중요한 내용을 알려 주세요.

A

처음에는 부딪히는 곳이 나오거나 나오기 쉽다는 것을 반드시 설명합니다.

새로운 의치를 장착하면 침하 현상(점막에 가라앉음)이 일어납니다. 또한 의치를 사용해 실시하는 생리적·기능적 운동에 의해 의치가 기울어지게 됩니다.
따라서 장착 시에 아무리 딱 맞는 의치라도 장착 후 1~2주까지는 부딪치는 곳이 나오기 쉽다는 것을 반드시 환자에게 설명합니다.
특히 장착 후 1, 2일은 침하 현상이 심하기 때문에 장착 후 다음 날과 1주일 후, 그리고 2주일 후에는 재조정하기 위해 병원에 방문해주는 것을 기본으로 하고 있습니다. 물론 증례에 따라 기간이나 횟수는 변경됩니다.

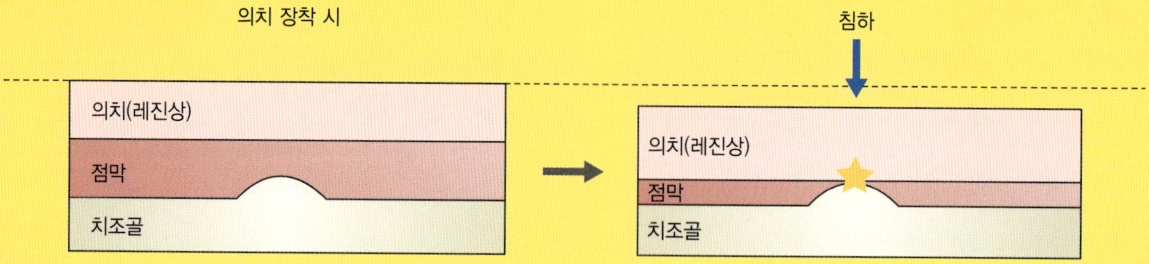

교합력이 강한 증례

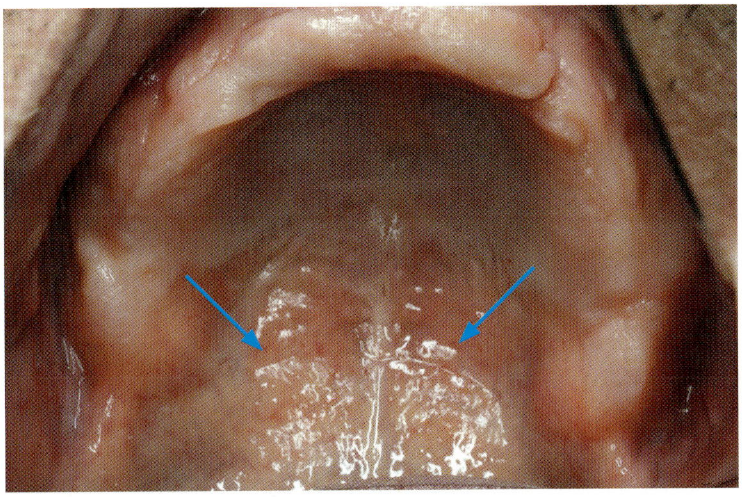

구개 후연에 심한 침하 현상에 의한 압흔이 확인된다.

치조제가 가늘고 높은 증례

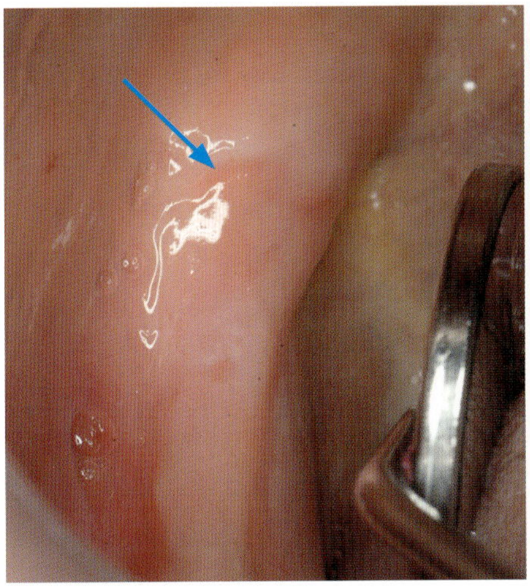

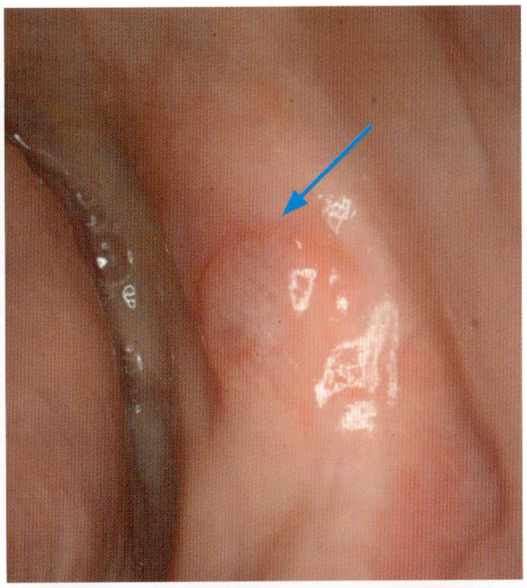

교합력에 대항하는 수평면이 적기 때문에 침하 현상이 심하다.
전체적으로 침하하기 때문에 retromolar pad에 강하게 부딪치는 것이 특징이다. 같은 부위에 궤양이나 압흔이 생기기 쉽다. (→ p. 120)

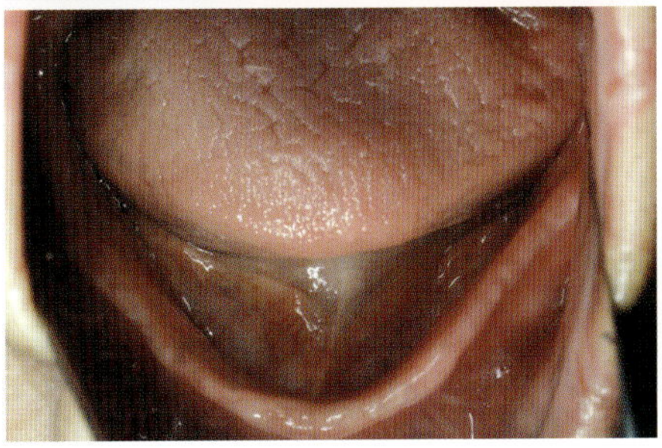

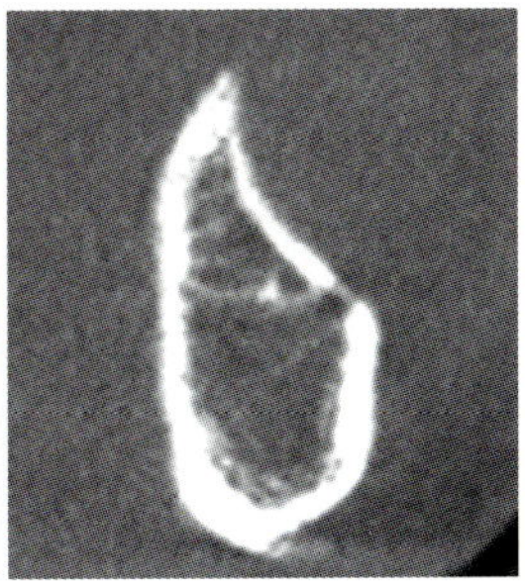

Q 43

조정·유지관리

의치 장착 후에 통증을 호소하는데, 핏체커나 PIP로도 원인을 알 수가 없는 경우의 해결 방법을 알려 주세요.

A

원인

① 환자의 통증부 설명이 부적절한 경우

② 의치가 움직여서 부딪침이 일어난 경우

③ 의치가 이공을 압박하는 경우

해결방법

①, ②는 구강 내부를 관찰하고, 궤양이나 하얗게 변색된 점막을 찾아 릴리프 합니다.

③은 이공에 해당하는 의치상을 릴리프 합니다.

의치가 부딪치는 곳이 한 곳뿐인 경우에도 환자는 의치 전체가 닿아서 아프다고 호소하는 일이 자주 있습니다. 또한 아픈 곳을 손가락으로 가리키도록 부탁해도 원인과 전혀 다른 부위를 가리키는 경우도 적지 않습니다. 따라서 환자의 호소는 참고 정도로만 들어둡니다. 또한 저작 등으로 의치가 움직여 부딪침이 일어나는 경우, 손으로 의치를 치조제 쪽으로 누르거나 교합시키는 것만으로는 PIP 등의 검사에서 나타나지 않을 수 있습니다. 해결책으로는 구강 내부를 잘 관찰하여 통증 부위인 궤양이나 하얗게 변색된 점막을 찾습니다. 거기에 루즈나 인주 등으로 마킹하고 의치를 밀어서 전사하여 의치의 해당 부위를 삭제합니다. 사실 익숙하지 않으면 그것들을 발견할 수 없습니다. 구강점막의 변화를 보는 눈이 중요하기 때문에 평소에 잘 관찰해 두도록 합니다.

① 환자의 통증부 설명이 부적절하다.
② 의치가 움직여서 부딪침이 일어난다.

구강 내를 관찰하여 궤양이나 하얗게 변색된 점막을 찾아 릴리프 한다.
사실 익숙하지 않으면 판별이 어렵다.

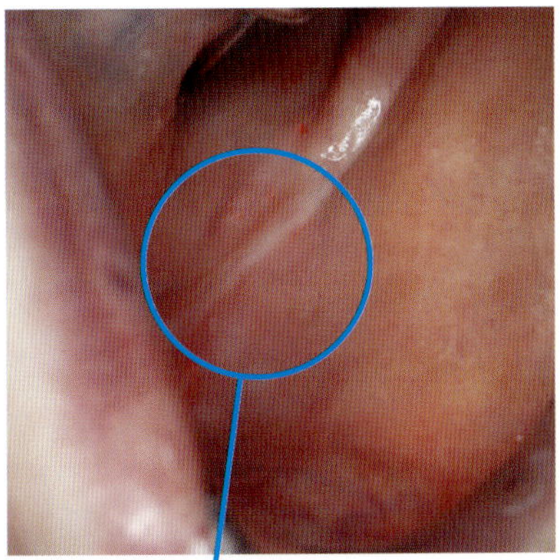

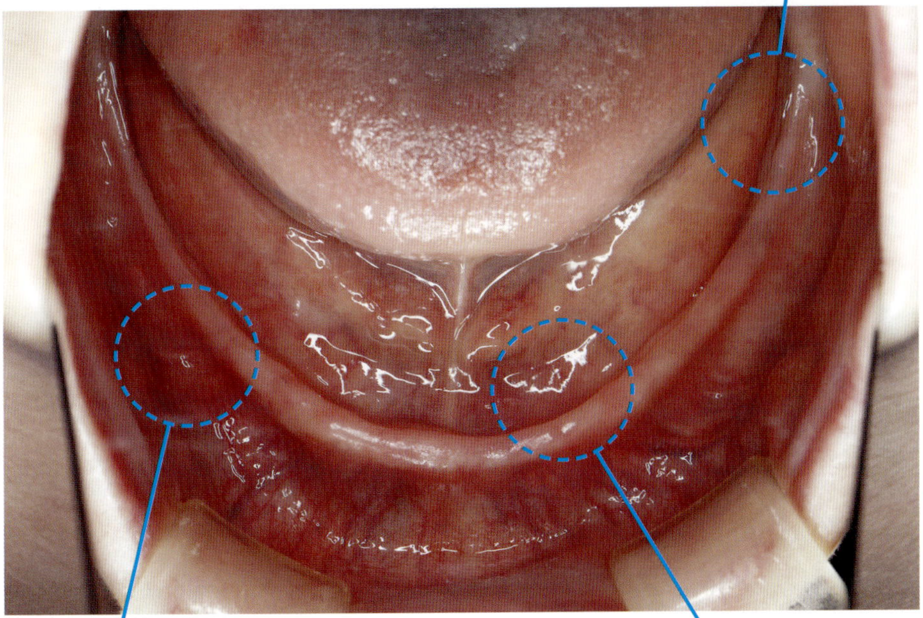

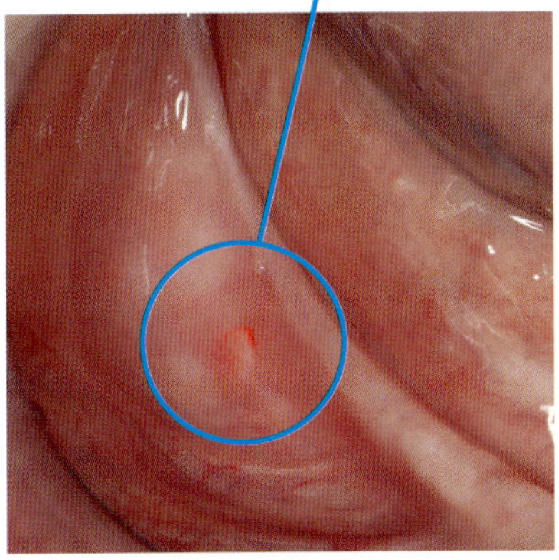

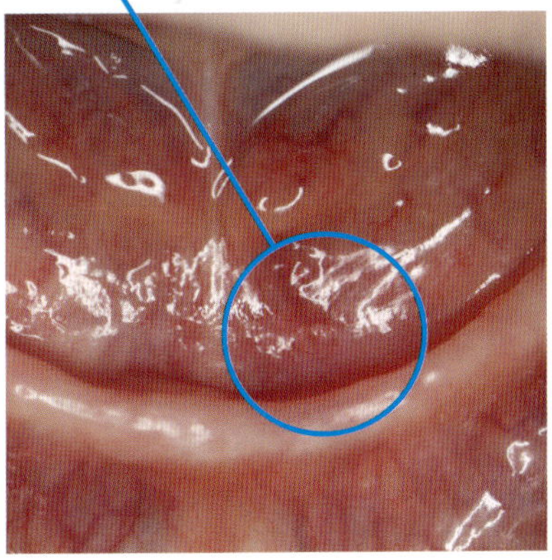

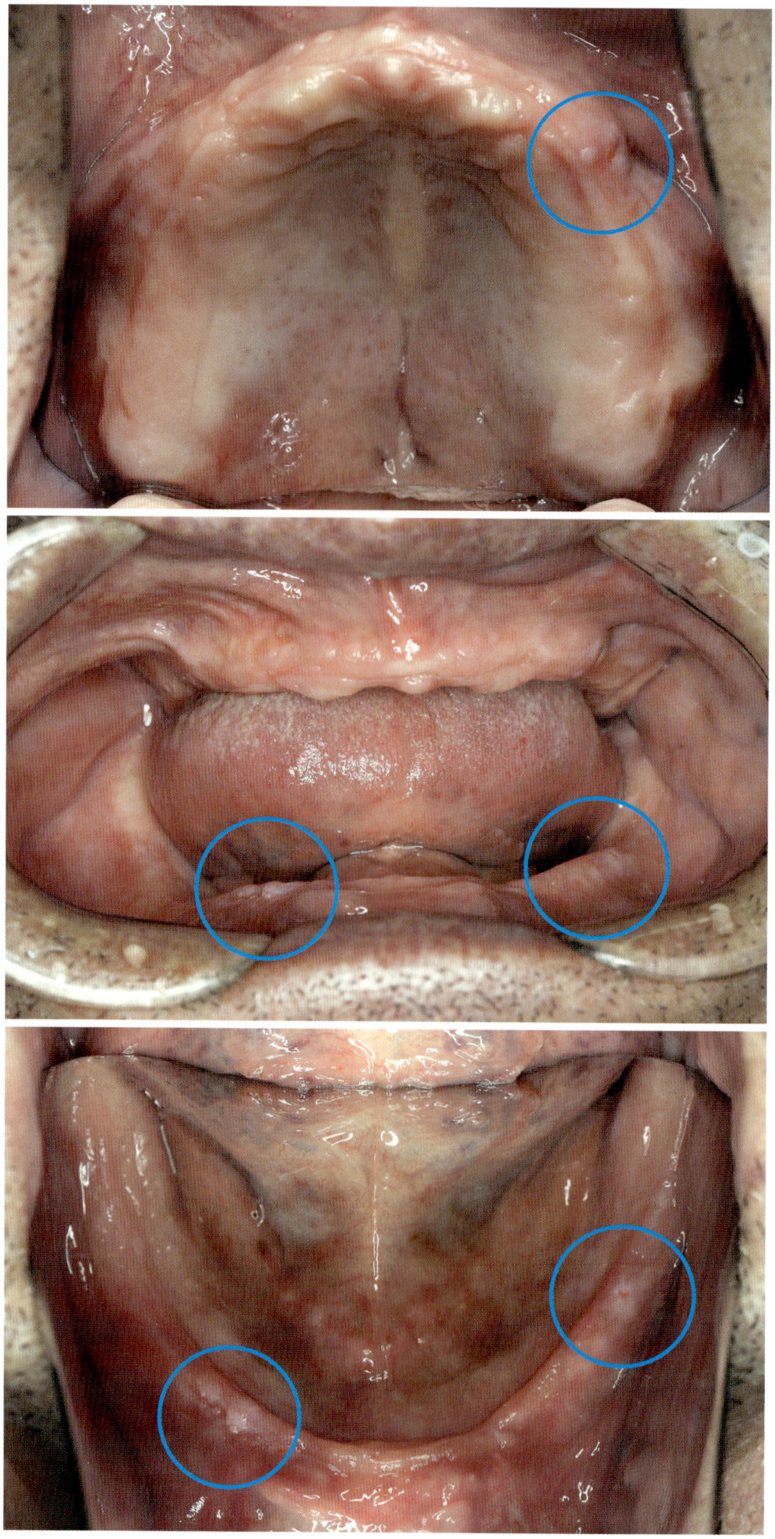

구강 내 궤양을 찾는 눈을 키우자!

③ 의치가 이공을 압박하고 있다.

이공 해당부의 의치상 릴리프

이공은 보통 하악 #5 치아의 근첨 하부에 위치하는 것이 일반적이지만, 치조제 흡수가 진행되면 치조제 위로 나타나는 경우가 있다.
의치에 따라서는 이공을 압박하면 저림 또는 마비감이나 전격적으로 심한 통증이 발생할 수 있다.
이런 경우 치조제 점막에 궤양 등은 생기지 않는다.
이공을 찾는 방법은 간단하다.
하악 치조제를 대구치부에서 소구치부를 향해 만져보면서 나아간다. 그러면 점막 아래에 퐁당 구멍이 뚫려 있는 감촉을 얻을 수 있는 부분을 찾을 수 있다. 이것이 이공이다. 또 이때 환자는 통증을 호소한다.
이 부분을 루즈나 인주로 마킹한 뒤 의치를 눌러서 전사하고, 이 부위를 릴리프 한다. 이때 신경의 위치를 고려하여 근심 협측을 향해 크게 피하도록 릴리프 하는 것이 포인트다.

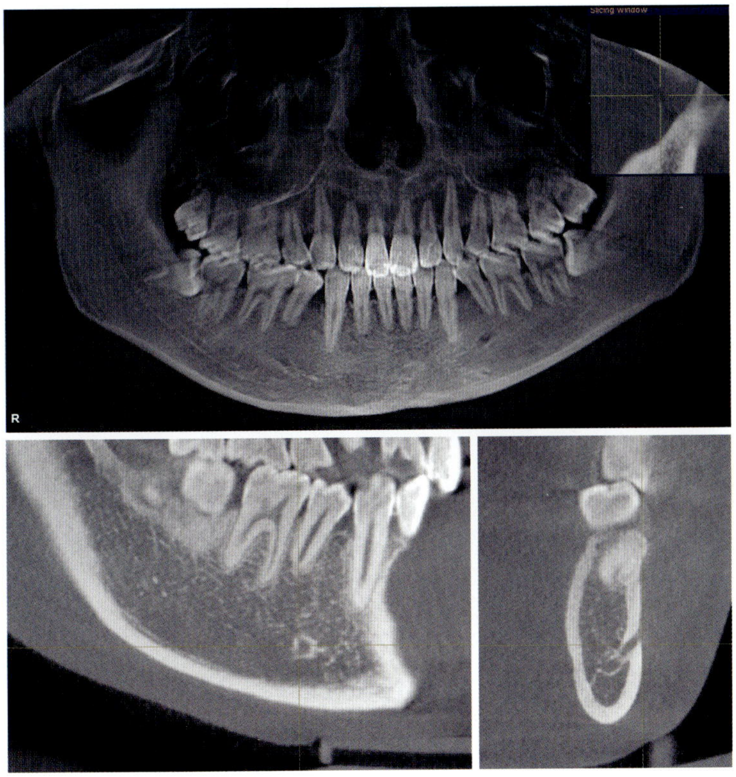

증례 1

이공을 의치가 압박함으로써, 악골 밖에 이신경이 지배하고 있는 입꼬리로부터 정중부까지의 턱·입술(턱끝부)에 저림을 호소한다.

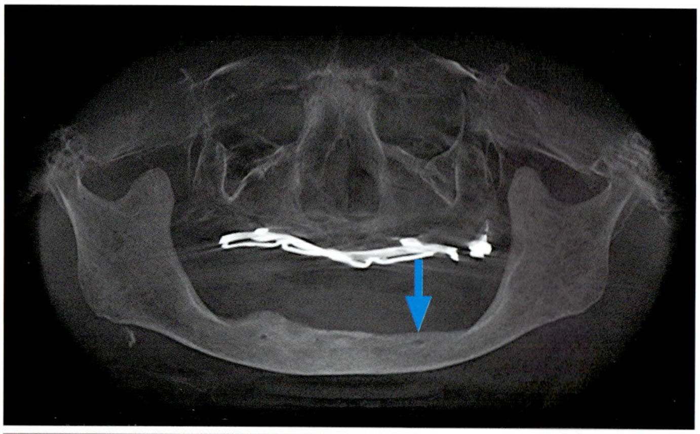

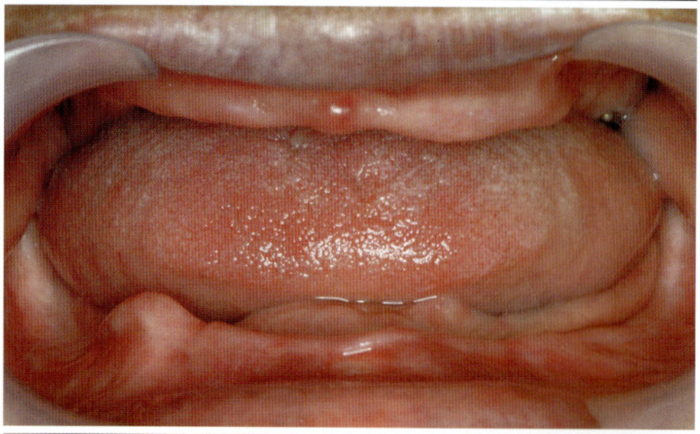

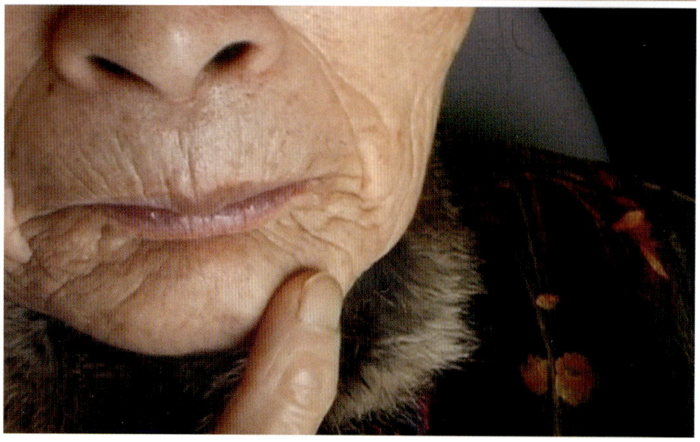

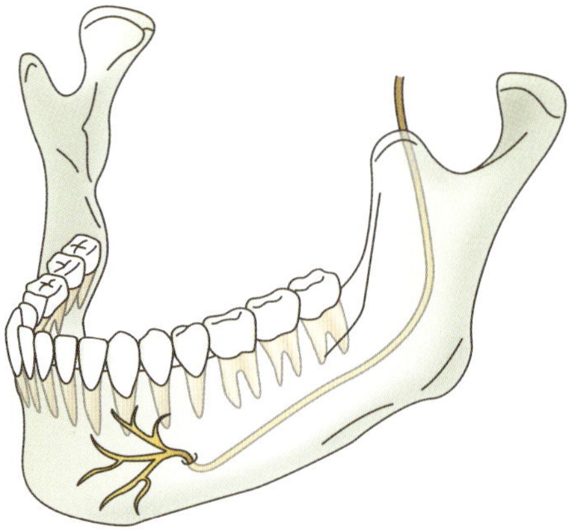

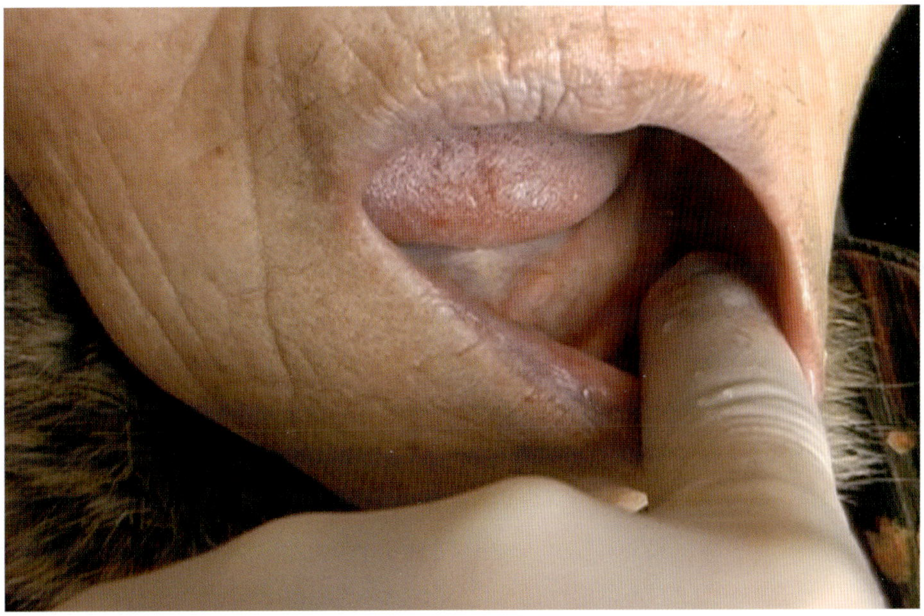

하악 치조제를 대구치부에서 소구치부를 향해 만져보면서 나아간다. 그러면 점막 아래에 퐁당 구멍이 뚫려 있는 감촉을 얻을 수 있는 부분을 찾을 수 있다. 이것이 이공이다. 또 이때 환자는 통증을 호소한다.

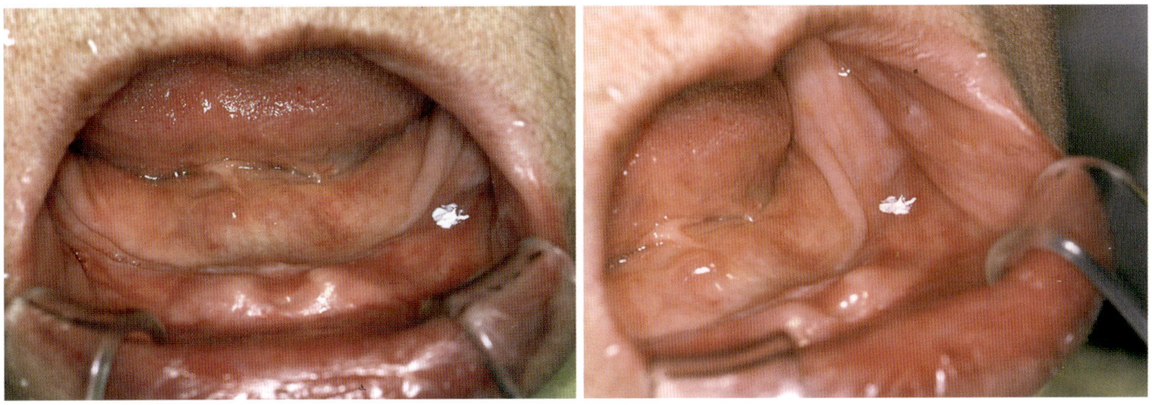

이 부분을 PIP 등으로 마킹한 뒤 의치를 눌러 전사하고, 이 부위를 릴리프 한다. 이때 신경의 위치를 고려하여 근심 협측을 향해 크게 피하도록 릴리프 하는 것이 포인트다.

증례 2

평소에는 아프지 않지만, 식사를 하면 가끔 심한 통증이 온다.

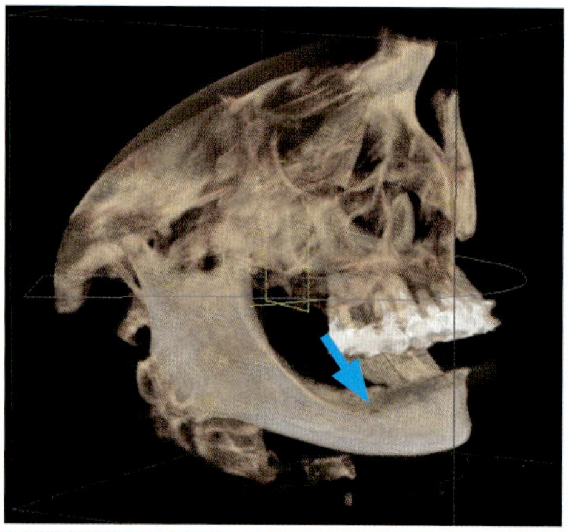

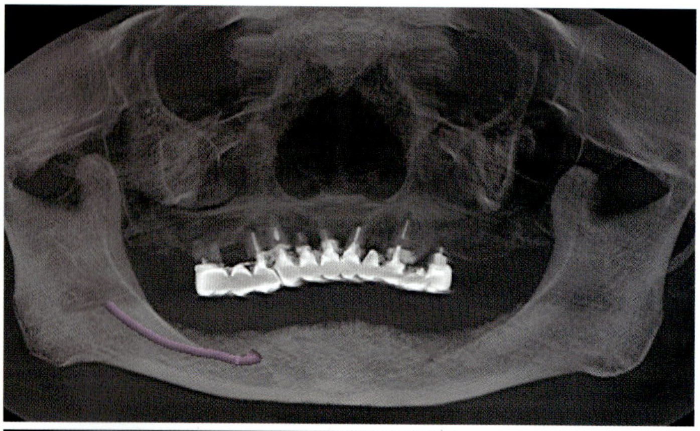

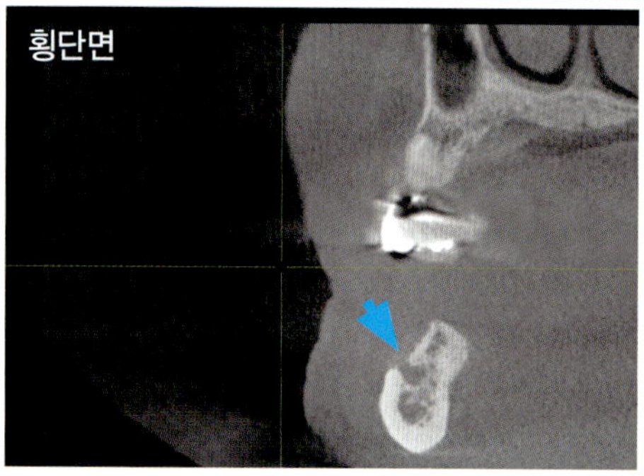

협측에 이공이 뚫려 있다.

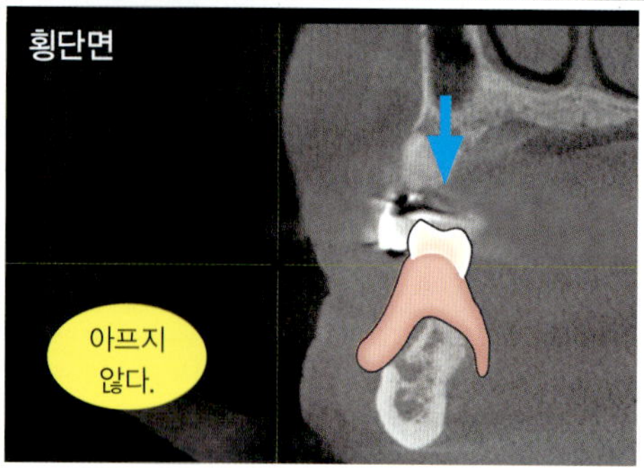

수직으로 힘이 가해져도 아프지 않다.

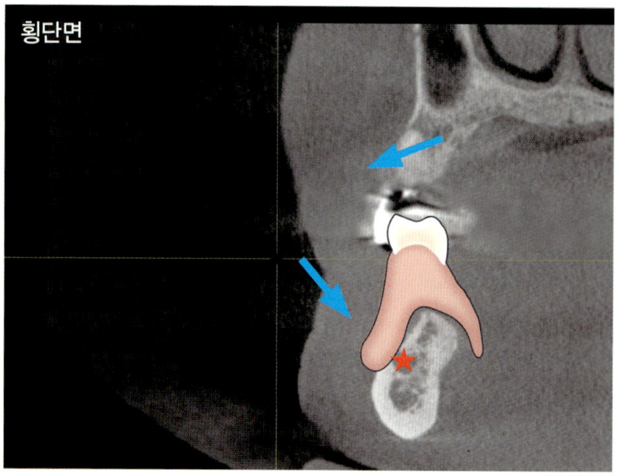

저작 시 의치가 기울어지면 이공이 압박되어 통증이 발생한다.

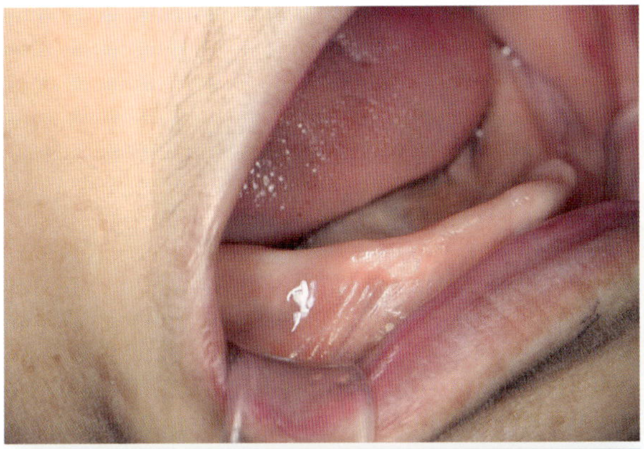

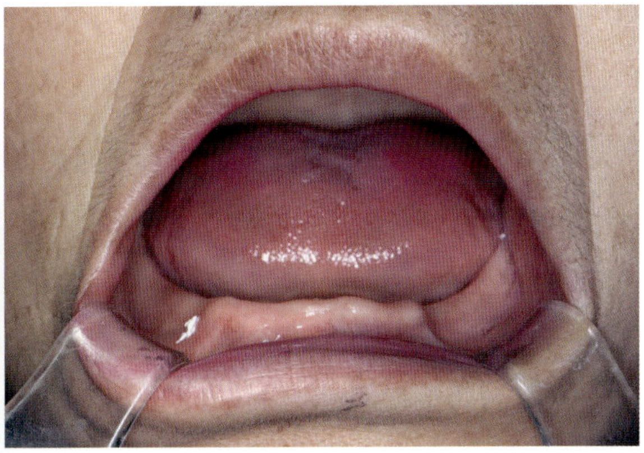

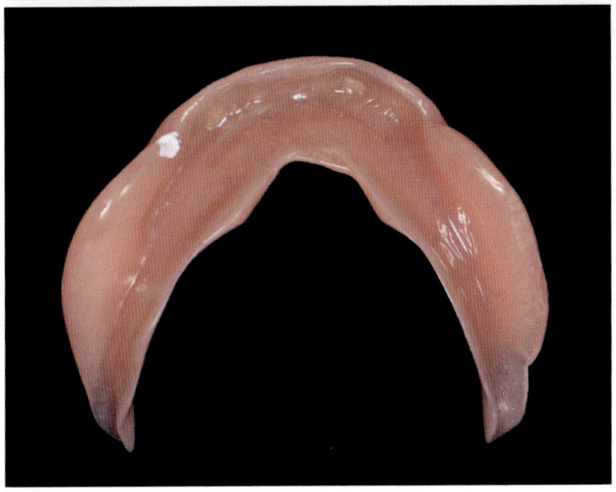

하악 치조제를 손가락으로 더듬어 악골의 오목한 부분을 찾고, 이 부위를 PIP 등으로 마킹한 뒤 의치를 밀어 전사하고, 이 부위를 릴리프 한다.

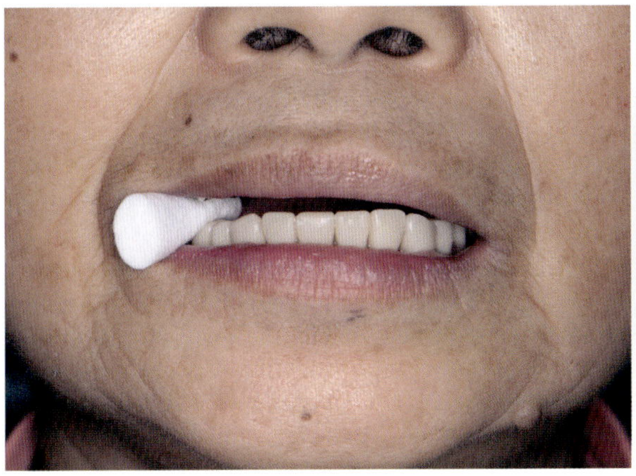

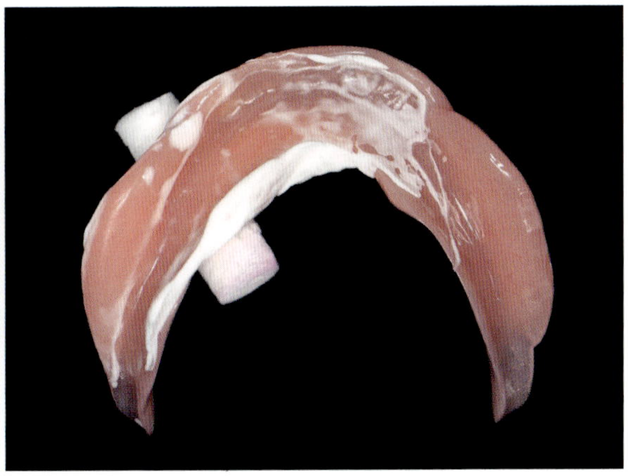

의치에 핏체커를 도포하고, 거즈나 코튼 롤(cotton roll)을 물게 하여 릴리프를 확인한다.

Q 44

조정·유지관리

치조제 흡수가 뚜렷하고 치조제 점막이 얇아 통증이 생기기 쉬울 때의 대처법에 대해 알려 주세요.

A

설측 교두 교합으로 배열하여 상악 구치부 인공치의 협측 교두 내사면과 하악 구치 인공치 협측 교두 외사면의 간극(clearance)을 크게 잡아주세요.

음식물 파지 효과는 저하되고 저작기능(masticatory function)이나 먹기 쉬운 정도에 대한 주관적 평가는 저하됩니다.

뚜렷한 치조제 흡수 등으로 점막이 얼마 되지 않고 변변치 못한 증례에서는 의치의 약간의 움직임으로도 통증 및 궤양을 일으키기 쉬우므로, 우선 설측 교두 교합으로 힘의 벡터가 치조제에 대해 수직으로 작용하도록 합니다. 의치가 측방으로 움직이면 점막이 비틀리게 되어 통증이 나타나기 쉽지만, 치조제에 수직으로 짓누르는 동안은 그다지 통증이 발생하지 않습니다.

여기에 저작 시 의치에 측방압이 가해지지 않도록 상악 구치부 인공치의 협측 교두 내사면을 깎아내고, 하악 구치부 인공치 협측 교두 외사면과의 간극을 확보합니다.

이 간극을 증가시킬수록 음식물 유출 효과가 높아지고 의치의 안정성과 음식물 파쇄 능력은 향상됩니다. 반면 일반적으로 음식물 파지 효과는 저하되고 저작기능이나 먹기 쉬운 정도에 대한 주관적 평가도 저하되지만, 일단 통증이 있다면 그런 것을 따질 상황이 아니므로 이 간극의 거리를 환자와 상의하여 결정하십시오.

물론 편측성 균형교합과 양측성 균형을 잘 맞춘 흡착 의치를 제작했다는 것을 전제로 한다는 것은 말할 것도 없습니다. 그래도 궤양이나 통증이 가라앉지 않을 때는 연성 이장재를 사용합니다.

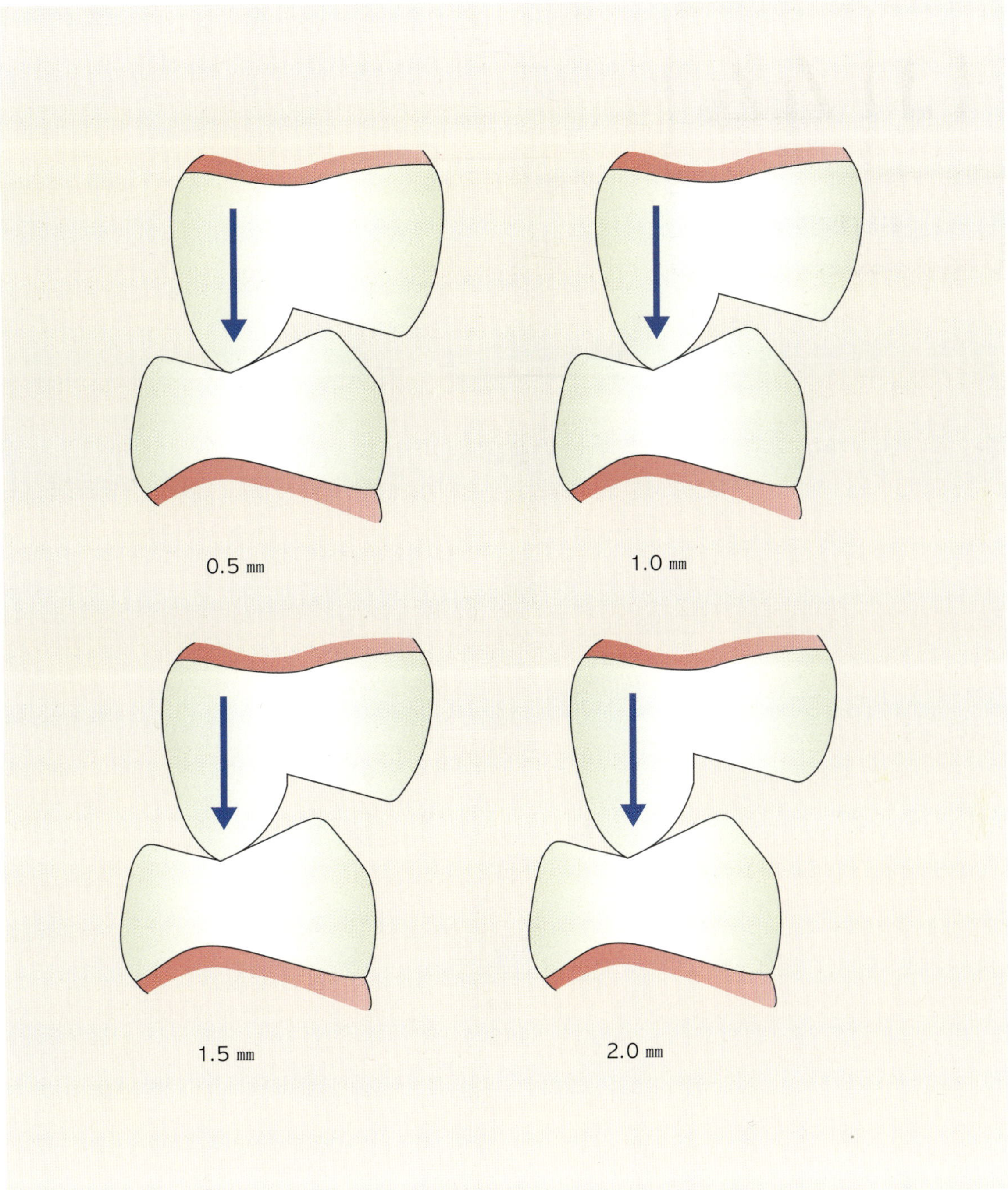

활주 간극을 증가시키면 저작 시 의치의 측방압이 감소하여 의치의 흔들림이 감소한다.

[참고문헌]
菅原佳広, 小出 馨, 佐藤利英：リンガライズド・オクルージョンにおける滑走間隙量が咀嚼機能に及ぼす影響. 日本補綴歯科学会誌, 46 (3) : 357-366, 2002.

Q 45

조정·유지관리

의치(특히 껌)의 착색이나 오염 제거 방법에 대해 알려 주세요.

A

용도에 따라 의치 세정제를 구분하는 것이 중요합니다.

착색에는 알칼리성 의치 세정제, 치석 제거에는 산성 의치 세정제가 효과적입니다. 용도에 따라 선택하십시오.
반대로 선택하면 효과가 없습니다.

알칼리성 의치 세정제로 착색을 제거한다.

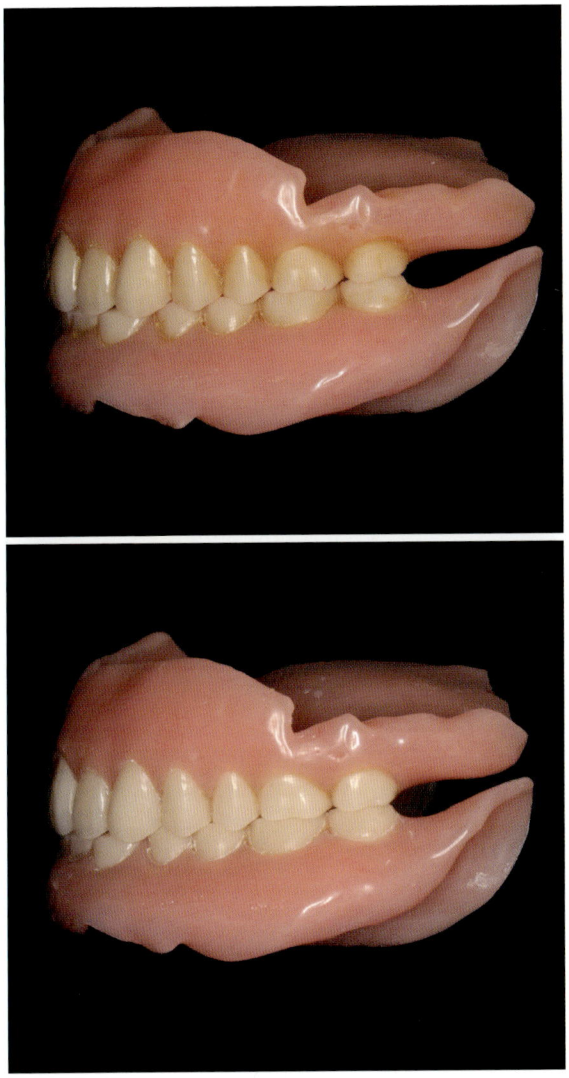

산성 의치 세정제로 치석을 제거한다.

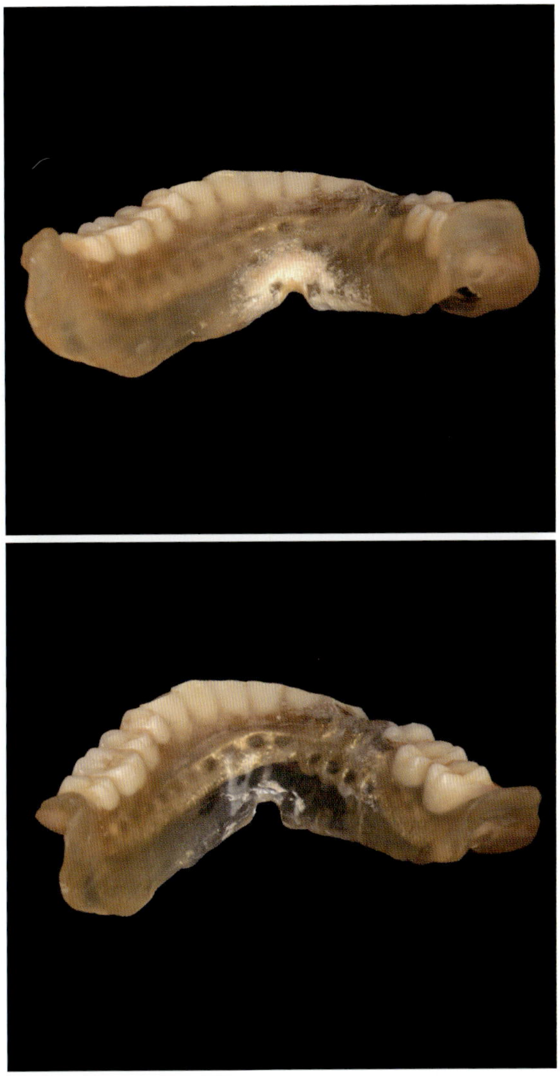

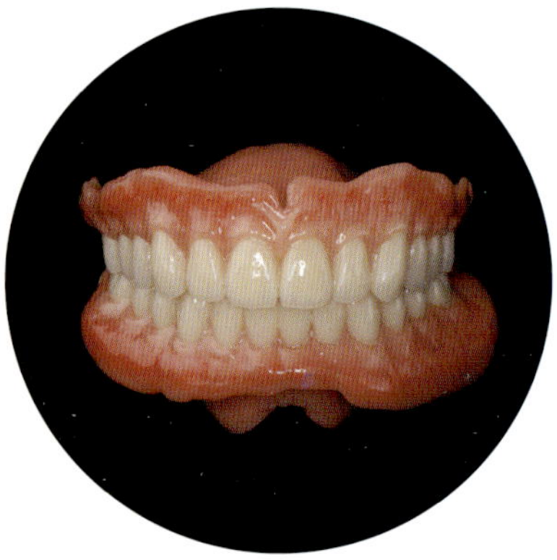

기타

이 '흡착' 하악 총의치는 드디어 세계에서도 인지도가 높아져 영어로 SEMCD(Suction-Effective Mandibular complete Denture)라고 불린다.

즉 일본에서 세계로 발신되는 콘텐츠 'Cool Japan!'이라는 것이다. 전서인 "What is Suction Denture?"와 "This is Suction Denture!"의 한국어판과 러시아어판도 발간되었다.

게다가 대만, 한국, 중국에서도 강연을 하고, 러시아 강연도 예정되어 있다.

이 방식이 세계의 표준이 되기를 간절히 바라는 바이다.

11

Q 46

기타

연성 이장재의 적응 증례에 대해 알려 주세요.

A

원인

① 점막이 얼마 되지 않아 변변치 않고 궤양이나 통증의 발생이 가라앉지 않는 증례

② 구강건조증(dry mouth) 증례

③ 교합 불안정 증례

④ 구순 운동 장애 증례

우선 일반 의치상용 레진으로 제작하는 것을 목표로 하고, 연성 이장재는 최후의 수단으로 사용해주십시오. 연성 이장재는 장기 사용으로 인한 재질 경화와 오염이 문제가 되어 정기적인 교환이 필수적이기 때문입니다.
통증이 낫지 않으면 씹을 수 없기 때문에 연성 이장재를 사용하지 않을 수 없는데, 나아지면 딱딱한 일반 레진이 힘이 들어가 씹기 쉽다고 하는 환자도 있습니다.

'팔레트 레진 소프트'(GC)를 추천합니다.

필자가 아는 한, 연성 이장재 중에서 가장 곰팡이가 적고 연성이 지속된다.
단, 구개열 환자용 가열 중합형 연성 레진이므로 첨상에 대해서는 보험 적용이 안 된다.

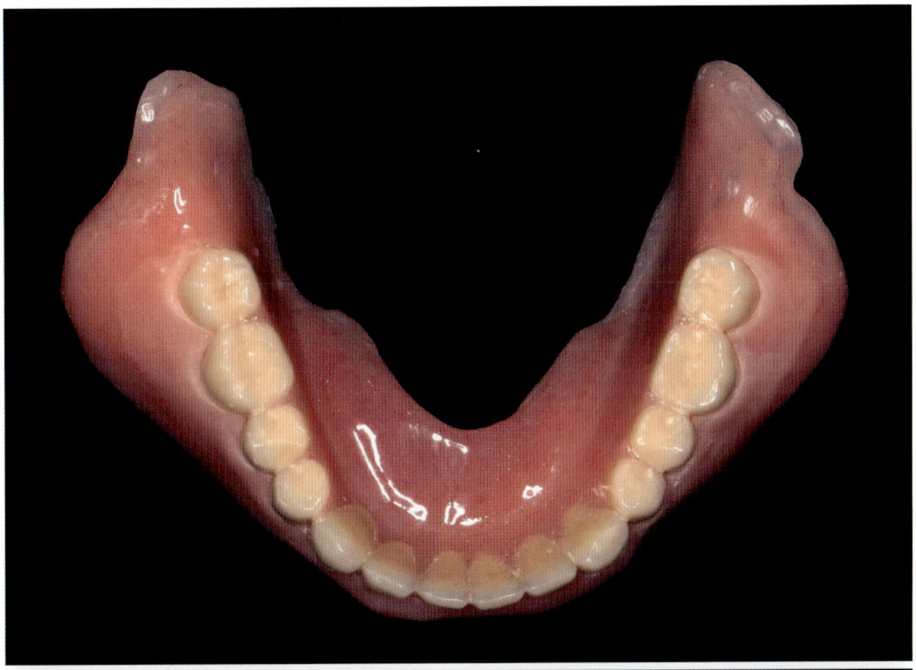

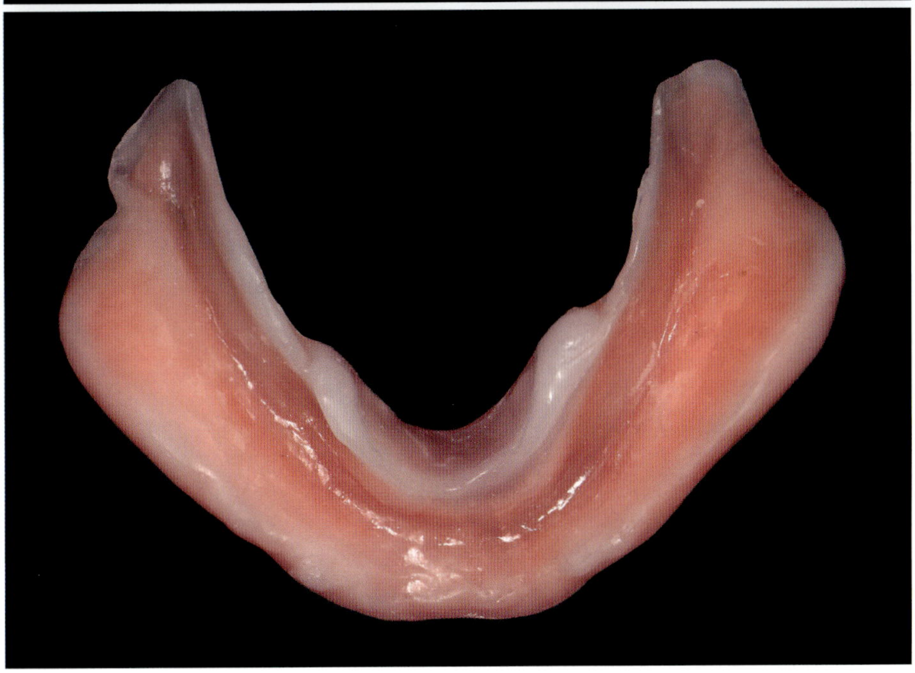

Q 47

기타

납의치 시착 시에는 흡착(하악)되는데, 완성된 의치 장착 시에는 흡착이 되지 않는 이유는 무엇인가요?

A

레진의 중합 변형이 크고, 의치상 내면이 치조제 점막과 부적합하게 되었다고 생각됩니다.

특히 치조제 흡수 증례에서는 치조제 형태가 평탄해지고 폭도 좁아지기 쉽습니다. 그러면 그것을 보충하는 의치의 볼륨도 증대하므로 의치의 레진 양이 많아지기 때문에 당연히 중합 수축량도 커지고 의치 전체로서 변형이 커집니다. 독자분들이 생각하는 것 이상으로 레진은 많이 변형됩니다. 시험 삼아 핏체커를 점막면에 도포해보세요. 그래서 밀착·흡착하면, 첨상으로 대응합니다.

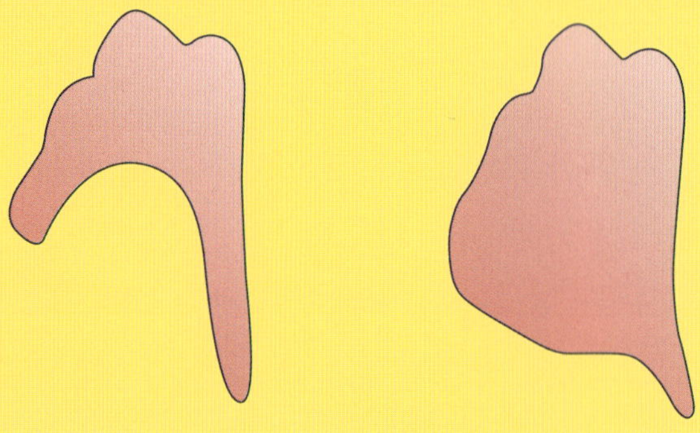

레진 양이 많다. → 레진 중합 변형이 크다. → 접합이 좋지 않다. → 밀착이 되지 않는다. → 흡착이 되지 않는다.

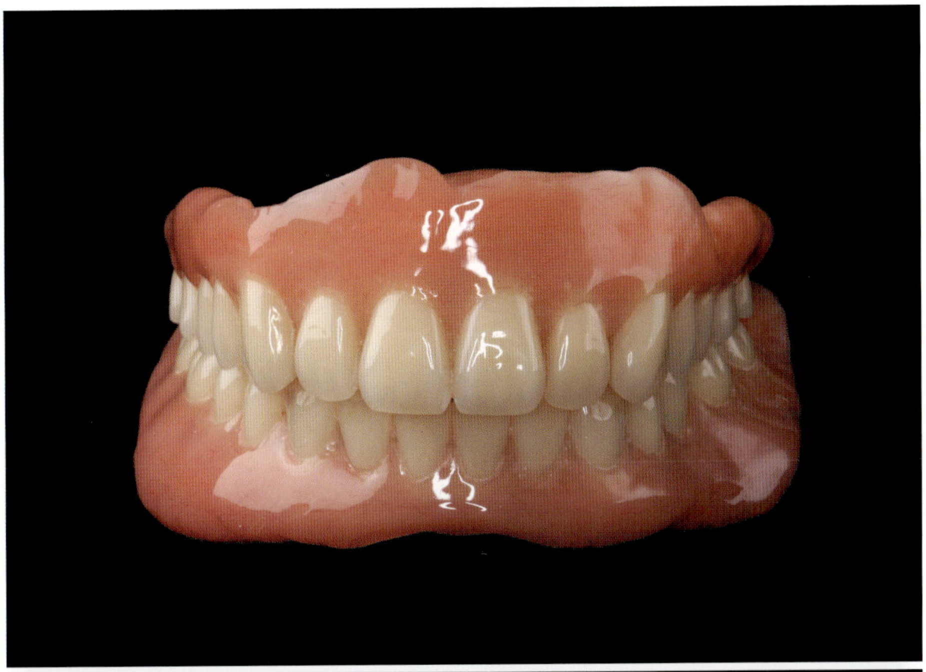

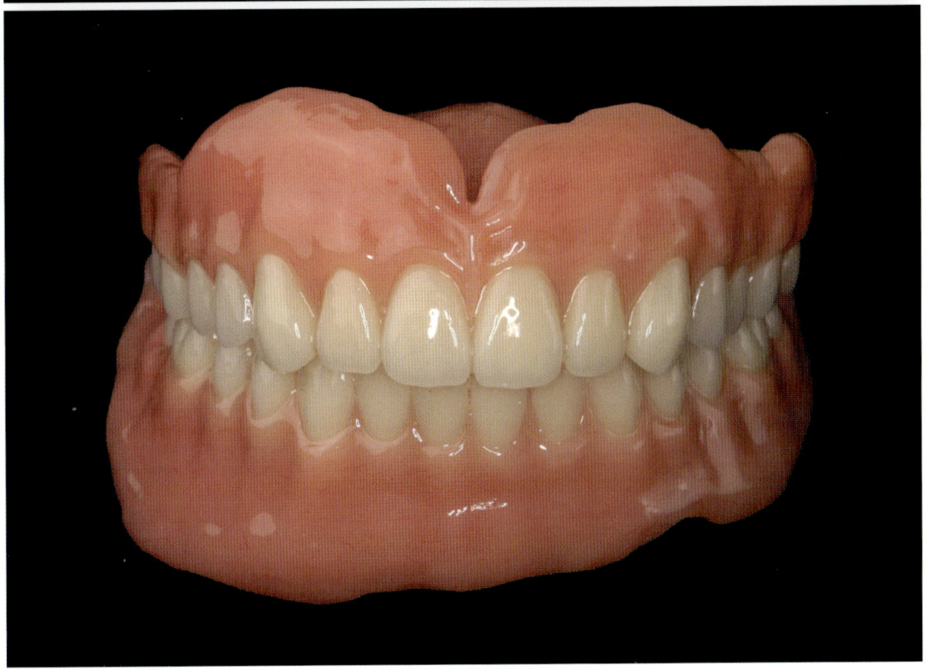

치조제의 흡수량이 많으면 의치의 레진 양도 증가하고, 중합 수축에 의한 변형량도 커진다.

Q 48

기타

흡착인상법으로 의치를 제작했는데도 입을 벌리면 하악 총의치가 들뜨게 되는데, 어떻게 하면 좋은가요?

A

들뜸의 대부분의 원인은 구륜근이 강한 증례이며, 입을 벌리면 아랫입술에 의해 의치 순측면이 밀려 올라감으로써 발생합니다. 핏체커를 같은 부위에 도포하여 환자에게 입을 벌리게 하고, 그대로 의치를 시술자가 유지합니다. 그러면 압력을 받는 부분이 핀 포인트로 나타납니다. 그 부위를 의치가 들뜨지 않게 될 때까지 가공·조정해갑니다.

흡착 하악 총의치의 들뜸 원인

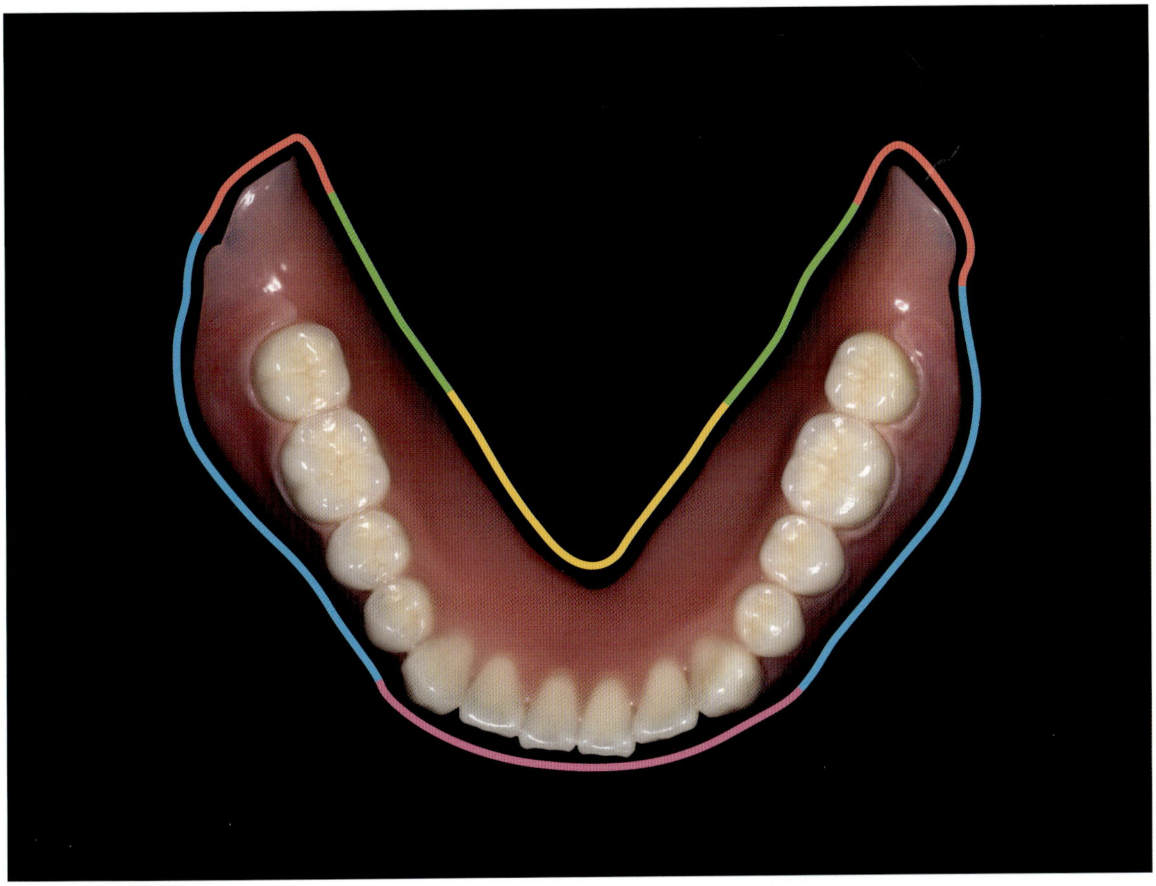

협측부	×
설하주름부	×
악설골근선부	△
Retromolar pad부	△
순측부	○

매뉴얼에 따라 흡착 인상법을 시행하여 제작하였는데도 입을 벌릴 때 하악 총의치가 들뜨는 원인은 대부분 의치상 순측부이다. 따라서 여기에 걸리고 있는 외력만 점검하면 된다.
드물긴 하지만, retromolar pad부와 악설골근선부가 원인인 경우도 있다.

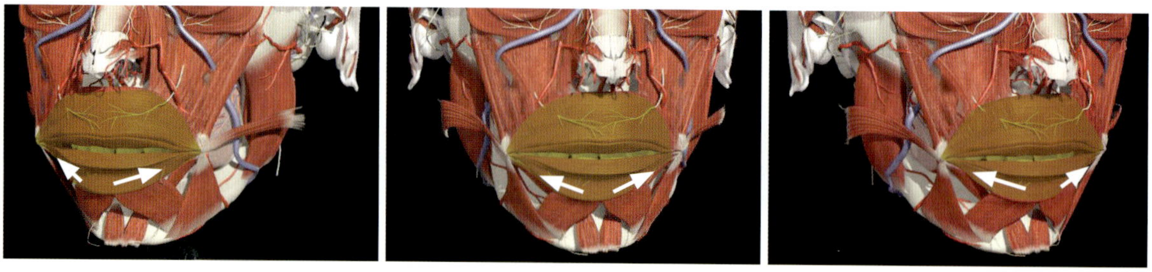

(Barry Berkovitz, et al: INTERACTIVE HEAD & NECK, CD-ROM, Primal Pictures Ltd, London, UK, 2003.에서 전재)

구륜근

구륜근 등에 의해 입꼬리 견인 시나 입을 벌렸을 때 하악 총의치의 후방 이동을 촉진하는 힘이 발생한다.

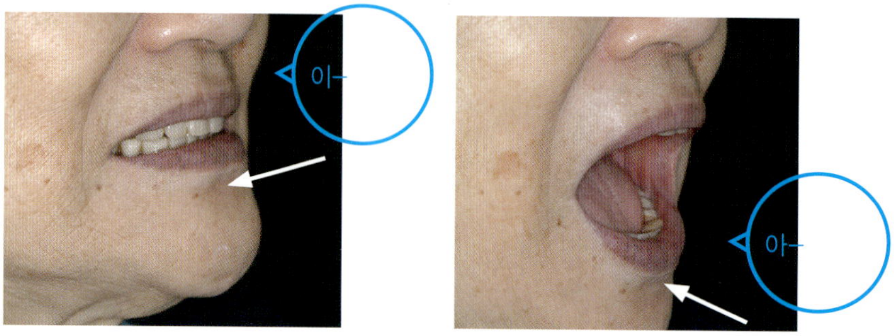

구체적으로는 '이-'라고 발음하거나 '아-'라는 발음과 입을 벌렸을 때에 하악 총의치의 후방 이동을 촉진하는 힘이 일어난다.

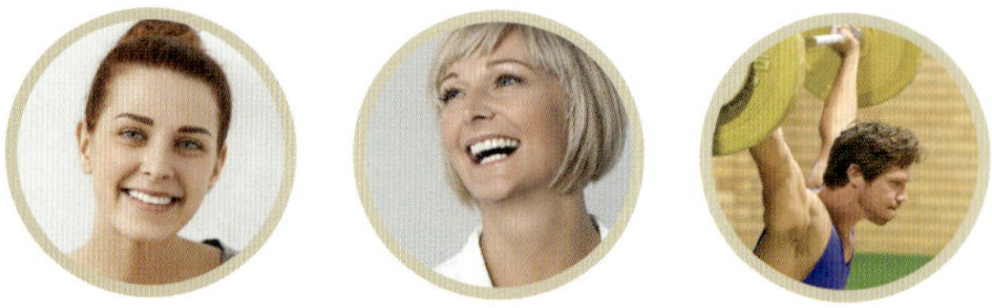

따라서 미소를 짓거나 웃거나 몸에 힘을 주고 기세를 부릴 때도 생길 수 있다.

일반적인 증례

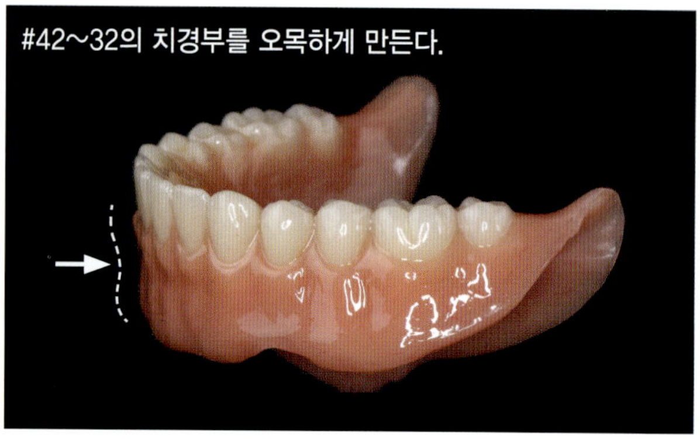

통상의 증례에서는 개구 시나 입꼬리 견인 시에 일어나는 구륜근 등에 의한 하악 총의치의 후방 이동을 촉진하는 힘을 경감시킨다는 목적으로, 미리 의치 제작 시 치과기공사 측에 의해 #42~32의 치경부를 약간 오목 형태로 만들어 두는 정도로 충분하다. 일반적인 증례에서 오목 형태를 너무 많이 부여하면 음식물 찌꺼기가 남게 되므로 주의한다.

구륜근의 힘이 강한 증례

원인 특정법

우선 구륜근의 힘이 강하기 때문에 하악 총의치가 들뜨는지 확인한다. 아랫입술을 앞으로 당겨 의치에 닿지 않도록 한 상태에서 입을 벌리고 다무는 동작을 해본다. 잡아당겨서는 의치가 들뜨지 않고, 손을 떼고 입을 벌리고 다무는 동작을 할 때 의치가 들뜨게 되면 구륜근의 힘에 의해 아랫입술을 누르는 것이 원인이다.

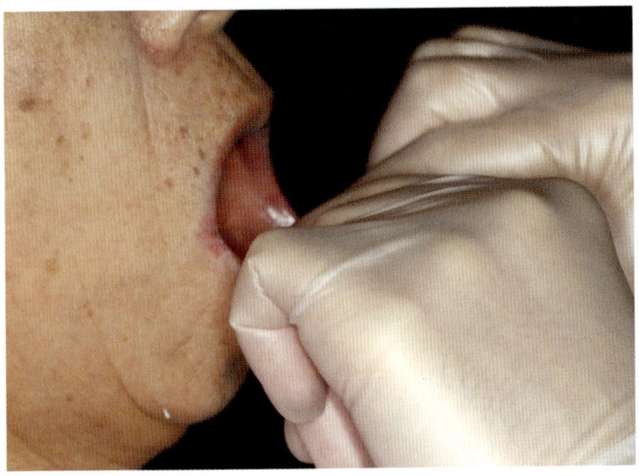

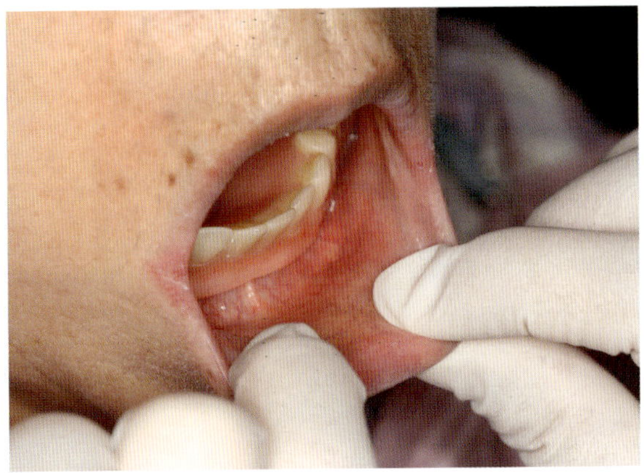

일반적으로 구륜근이 강한 증례에서는 아랫입술이 단단하고 두꺼우며, 당기면 저항이 강한 경향이 있다. 상악에서도 똑같다.

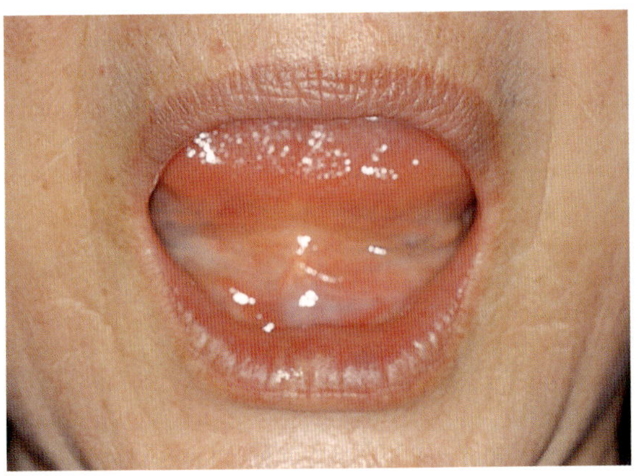

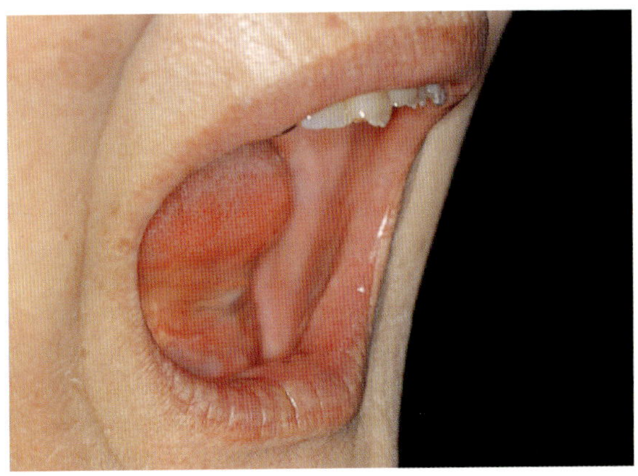

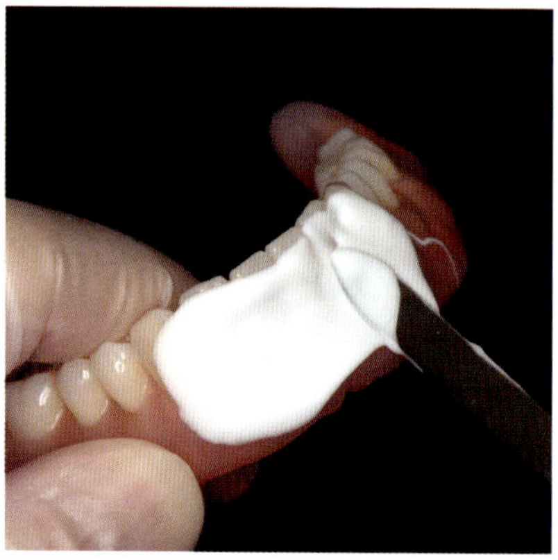

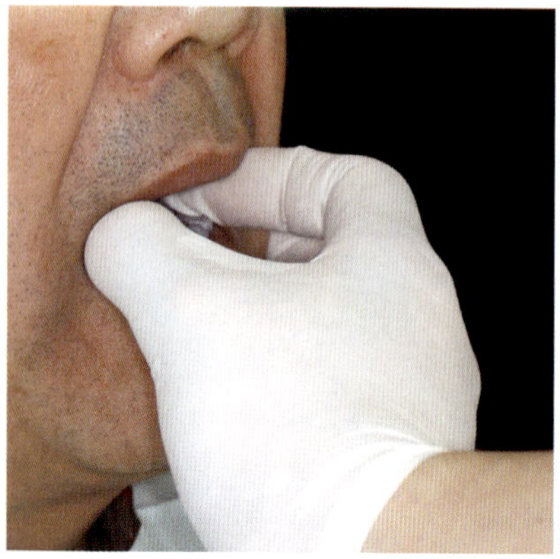

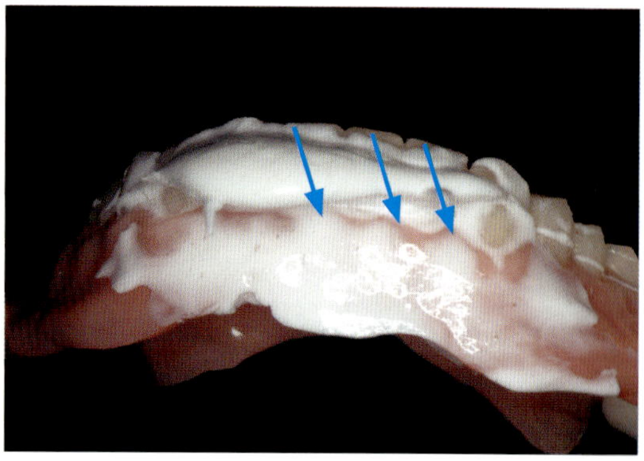

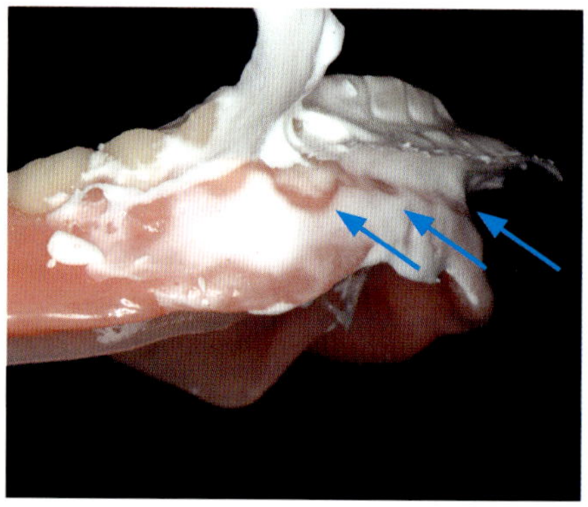

❶ 핏체커를 하악 총의치 전치 순측면에 도포한다.

❷ 구강 내에 삽입한다.

❸ 환자에게 입을 벌리게 하고, 의치가 들뜨지 않게 시술자가 잡아준 후 경화될 때까지 기다린다.

❹ 핏체커가 도포되지 않은 부위에서 아랫입술의 수압부를 핀 포인트로 특정할 수 있다.

❺ 의치가 들뜨지 않게 될 때까지 같은 부분을 가공·삭제·조정해 나간다.

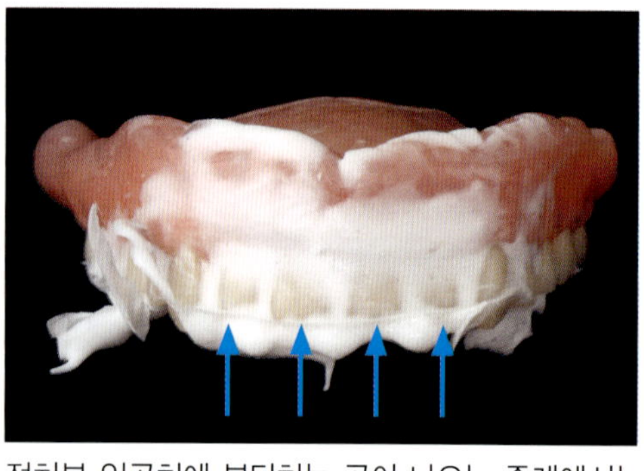

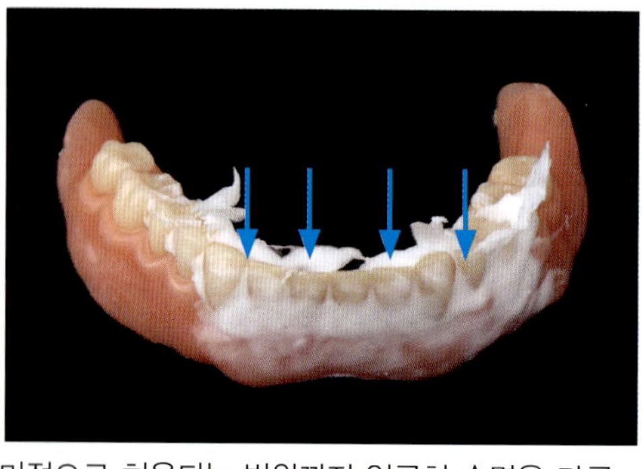

전치부 인공치에 부딪치는 곳이 나오는 증례에서는 심미적으로 허용되는 범위까지 인공치 순면을 가공·삭제·조정한다.

그래도 하악 총의치가 들뜨는 경우에는 리마운트해서 전치부 인공치를 가공·삭제·조정하고, 안쪽으로 다시 배열한다.

상악 총의치가 낙하하는 경우도 마찬가지이다.

마치는 글

최근에 특히 의치 치료 임상에서 이원성의 문제나 환자의 고령화에 의해 현저한 치조골 흡수 증례가 급격히 증가하고 있다고 느낀다. 즉 일반적인 방법으로는 대응하기 어려운 증례가 증가하고 있는 것을 나타낸다. 또한 디지털 치과학의 일환으로서 밀링과 3D 프린팅 디지털 덴처가 대두되고 있다. 총의치계의 하나의 전환기가 왔다고 생각한다. 그러나 이 디지털 덴처가 난증례에 대처하는 비장의 카드가 되지 않을까 생각한다. 이에 대해서는 다음 기회에 저술하고자 한다.

이 책은 특히 많은 분들 덕분에 발간될 수 있었다. Kuroiwa Akihiro(黒岩昭弘) 사장이 이끄는 '일본악교합학회' 유지, 제가 지부장을 맡고 있는 '일본악교합학회 도호쿠 지부' 멤버, Kobayashi Waiichi(小林和一)선생님이 이끄는 '무당벌레 S.G.' 멤버, Kimura Junko(木村純子) 선생님이 이끄는 '츠키이치 모임(月一会)' 멤버, '카츠시 학원(勝史塾)' 멤버, 'GC 총의치 핸즈온 세미나' 스태프, 본원 스태프, 아내 Yoko(陽子), 그 외 관련된 모든 분들, 그리고 제작에 분투하고 노력해주신 덴탈 다이아몬드 편집부의 Anzai Kiyoyuki(安斎清幸) 씨, 디자이너 Kaneko Toshiki(金子俊樹) 씨, 대표이사 사장 Kano Yu(濵野 優) 씨에게 깊이 감사하고자 한다.

2021년 3월